高等医药院校教材

医 学 统 计 学

（第 3 版）

主　　编：陈启光　陈炳为

副主编：闵　捷　余小金

编　　者：（按章节顺序）

孙金芳　白志茂　余小金　闵　捷

刘　沛　苏春娟　陈炳为　许碧云

陈启光

东南大学出版社

南　京

内 容 提 要

全书分为绪论、统计资料的整理与描述、统计表与统计图、研究设计基础、常用概率分布、统计推断基础、方差分析、分类资料的假设检验、非参数统计方法、简单直线相关与回归、多元线性回归与 logistic 回归、临床试验中的统计学应用基础、诊断试验评价、随访资料统计分析及统计方法的综合运用等。书末附有 15 个统计表，每章节都有 SPSS 操作、小结与复习思考题。

本书适用于医学院除预防专业外各专业本科、非预防专业硕士研究生、非学历硕士研究生及成人继续教育学生，也可作为参考书供临床医师使用。

图书在版编目(CIP)数据

医学统计学/陈启光,陈炳为主编. —3 版. —南京：东南大学出版社,2013.8(2021.11 重印)
ISBN　978－7－5641－4381－7

Ⅰ.①医… Ⅱ.①陈… ②陈… Ⅲ.①医学统计－统计学－高等学校－教材 Ⅳ.①R195.1

中国版本图书馆 CIP 数据核字(2013)第 150938 号

东南大学出版社出版发行
(南京四牌楼 2 号　邮编 210096)
出版人：江建中
江苏省新华书店经销　　江苏凤凰数码印务有限公司印刷
开本：787mm×1092mm　1/16　印张：15.75　字数：413 千字
2013 年 8 月第 3 版　　2021 年 11 月第 15 次印刷
ISBN　978－7－5641－4381－7
印数：51001－51300　定价：30.00 元
(凡因印装质量问题,可直接与营销部调换。电话:025-83791830)

第 3 版前言

《医学统计学》自 2002 年初版及 2007 年修订为第二版以来,作为在江苏省内外高等医学院校本科医学条件下教学用书,得到了广大教师与学生的鼓励与支持,其中既有肯定的意见,又有友好的建议与批评。读者普遍认为该书内容简洁严谨、重点突出、思路清楚、实用性强,适用于医学专业本科、专科及成人继续教育学生的医学统计学课程教学。同时他们对该书提出了很多宝贵意见,认为有必要增加一些应用性较强的部分多元统计分析内容。原书的编委们通过多年的教学实践并接受广大读者对该书所提出的意见,经过认真讨论,认为有必要对该书进行修订。通过这次修改,该书也可作为医学专业硕士研究生、非学历硕士研究生使用。

本书编委们希望修订后的教材除了继续保持原教材的特点外,还能反映医学统计学的学科发展,并对学生今后的科研工作有实用价值。为此,我们增加了"多元线性回归与 logistic 回归"与"SPSS 简介"两章。此外,在"统计推断基础"一章中增加了正态性检验的方法;在"分类资料的假设检验"一章中增加了多组率的两两比较,在"诊断试验设计与统计分析方法"和"医学随访资料的统计分析方法"两章中分别增加了 ROC 曲线和 Cox 回归等内容。进入 21 世纪以后,现代统计分析的工具已经发展到以计算机为主,并要求医学工作者能具备应用相关的统计软件处理医学科研数据的能力。编委们考虑到 SPSS 统计软件包具有菜单式操作而无需编写程序,读者学习和使用较为简单和易于掌握的特点,因此,本书在每章节的最后一节中增加了相应章节统计分析方法的 SPSS 操作。

本书教学课件以及例子的 SPSS 数据可以从东南大学出版社的网站(http://www.seupress.com)下载。

本书在修订的过程中得到了东南大学出版社和张慧编辑的大力支持,我们表示衷心感谢!

我们敬请广大师生和读者对本书不足之处提出宝贵意见。

编　者

2013 年 5 月

目　　录

1　绪论

1.1　引言

　　客观世界总是处于永恒的变化之中,生物体间的差异也是客观存在的,只有从变化中去认识世界,才能对它有深刻的了解。事物的变化就其现象来说,有必然和偶然之分,且往往因偶然性(不确定性)掩盖了必然性,妨碍了我们对客观规律的认识。统计学的根本任务在于揭露隐藏在偶然现象背后的必然性,是认识世界的重要手段。具体地说,统计学是研究数据的搜集、整理与分析的科学,面对不确定数据作出科学的推断或预测,直至为采取一定的决策和行动提出依据和建议。也就是说,统计不是孤立地研究各种现象,而是通过一定数量的观察,从这些现象里研究事物间的相互关系,阐明事物客观存在的规律性,从而对同类事物加以估计或预测。因此,统计研究须在一定数量观察的基础上进行。

　　人类实践是统计学产生的源泉,人类认识又是统计学发展的动力。统计学起源于 17 世纪中叶,最初的统计是一种计数活动,意指事实与数据,称为古典统计学。在西方,统计学(statistics)一词源于 state,意指政府部门对国情的叙述,内容无非是人口出生和死亡信息、财富和军事等,其研究方法主要采用形式逻辑的比较法和文字记述。18 世纪后叶,开始重视数字资料和图表描述,标志着近代统计学的开始,其研究方法主要是建立在大样本上的大量观察法。其间,误差理论和大数法则得到了发展。然而,大量观察法并非适用于所有情况,例如:武器的试验,某些产品的检查等不容许也不可能进行大量的实验观察,其局限性和不足在应用中不断暴露。直到 1908 年,英国统计学家戈赛特(W. S. Gosset,1876—1937)在 Biometrika 杂志上以笔名 student 发表了小样本统计量的经验分布(t 分布),开始了小样本统计的研究,从而使统计学由“描述统计”向“推断统计”发展,开创了现代统计学的新纪元。上世纪 50 年代,电子计算机技术的发展和普及,促进了统计方法的应用和发展。当今信息社会,对有效地搜集数据,进行精确分析和可靠推断,作出科学决策,有着更广泛的需求,统计学原理和方法几乎应用到自然科学和社会科学的各个领域,产生了许多应用性分支,如经济统计学、工业统计学、农业统计学、生物统计学等。

　　医学统计学是以医学理论为指导,借助统计学的原理和方法研究医学现象中数据的搜集、整理、分析和推断的一门应用性学科。医学统计学、生物统计学和卫生统计学既有区别,又有交叉,三者均为统计学原理和方法在互有联系的三个学科领域的应用,其中生物统计学应用于整个生物学范畴的有关研究,比医学统计学范围更广;卫生统计学应用于医学与卫生学领域社会性方面的有关研究,包括健康统计和卫生服务统计,如医学人口统计、疾病统计和生长发育统计,以及卫生资源利用、医疗卫生服务需求、医疗保健体制改革等方面的统计学问题等。

1.1.1　医学统计学的主要内容

　　医学研究和统计学的关系日益密切,可以说,几乎没有一个医学科研项目用不上统计思维与方法;同时,几乎所有的统计学原理与方法均可在应用中找到直接或间接的用途。根据目前

医学生学习与科研的现状,本书着重介绍以下主要内容:

(1) 医学研究统计设计:进行医学科研设计,除应用必要的专业知识外,还必须应用医学统计设计的基本原理,对实验的每个环节进行周密设计,目的在于创造一致的对比条件,有效地控制实验误差,以较少的人力、物力和时间取得较好的效果。本书结合新药试验介绍了临床试验中的设计。详见第4、12章。

(2) 分布理论:是统计学的基础理论,主要用于探讨生物学指标和疾病等的分布规律,为选择相应的统计分析方法(如假设检验、统计建模、质量控制、疾病监测方法等)提供依据,是制订临床参考值范围,研究疾病等在空间上、时间上或人群中的分布规律的重要手段。详见第5章。

(3) 统计描述:对原始资料的一般性描述,如数据的平均水平、离散程度、分布形状等,以期得到初步的了解和直观印象,可用相应指标或统计图表表示。详见第2、3章。

(4) 参数估计与假设检验:是推断统计学的重要组成部分。参数估计是指在大多数医学科研中,需要根据样本信息对研究对象的全体(称之为总体)的某些参数(如均数、率、参考值范围等)作出恰当的估计。假设检验是对资料是否来自具有某种属性的总体进行检验,常用于新药鉴定、病因分析、理化检验方法和技术水平的考核等。包括 t 检验、方差分析、χ^2 检验以及秩和检验等。详见第6、7、8、9章。

(5) 相关与回归:主要研究两变量之间的关系,常用于病因学研究,发育或生理功能评价,以及各种预测、趋势分析等。包括线性相关、直线回归、多元线性回归与 logistic 回归。详见第10、11章。

(6) 诊断试验:对机体的体液、细胞等进行化验是临床诊断的重要措施,诊断试验的科学评价是正确认识某诊断试验在临床上的应用价值的重要方法。详见第13章。

(7) 随访资料的生存分析:"生存"的时间及状态(生存或死亡)是临床随访研究工作者关心的主要指标。生存分析主要用于分析随访对象的生存规律及影响生存期长短的危险因素,并对截尾数据所提供的关于生存时间的不完全信息进行有效的分析。包括生存率的估计、Log-rank 检验、Cox 回归等。详见第14章。

(8) 综合应用:学习统计学的目的是为了正确应用。本书对各种统计分析方法进行了系统讲解,但在介绍各种统计分析方法时都是单一的,即一种方法用于解决一类问题。本书最后一章从实际出发,就综合应用各种方法解决具体的实际问题的分析策略进行了讲解,目的是为了帮助读者提高解决实际问题的能力。详见第15章。

1.1.2 学习医学统计学的目的与要求

学习医学统计学,并非要使人们成为统计专业人员,其目的在于以医学理论及其研究内容为载体,培养医学生的医学统计学思维,即学会如何从医学实际出发,运用统计理论和方法,分析阐述某个医学实际问题。具体表现为树立起生物个体变异的观念,学会从不确定性和概率的角度去考虑问题,具备从个别到一般的归纳推理型思维;学会结合专业问题合理严密地设计试验,并通过精细的试验观察获得可靠、准确、完整的资料;学会正确运用统计方法充分挖掘资料中隐含的信息,并能恰如其分地作出理性概括,写成具有一定学术水平的研究报告或学术论文,提高自身的科研素养和医学研究能力。

1.1.3 如何学好医学统计学

统计学的思维是用变异与不确定性、机遇与概率的观点去考虑问题,在相同的基础上去比较、分析,依据概率用逻辑推理得出结论,属归纳推理型思维。这在一定程度上与人们在其他学科学习和日常生活中养成的确定性的、偏于演绎推理型的思维方法有所不同,初学统计应注意这一点。

统计离不开数字,每个数字都有其实际意义。表面上看起来杂乱无章的数字,其间往往隐含着内在的规律。因此,不要厌烦数字,应重视原始数据的完整性和准确性,对数据处理持严肃、认真、实事求是的科学态度,反对伪造和篡改统计数字。

统计亦离不开公式和计算。统计学中的公式都是由实际问题引申出来的,一般都有其实际意义,虽不要求掌握其数学推导,但了解其直观意义、用途和应用条件是必要的,学习时要留心有关解释,并多加思考,有助于对公式的理解和正确应用。学习医学统计学还应该多做练习,本书的每一章均配有一定数量的习题,通过做练习,帮助大家学会思考,熟悉概念,学会正确运用统计方法处理实际问题。统计中遇到的计算并不复杂,而且,现在有很多统计分析软件包,可以省去繁琐的计算,但如果对统计概念理解不透,统计方法选择不当,对计算机打印出的结果亦不会有更深刻的认识。因此,我们在了解软件包输入、输出的同时,做一些简单的、数据量少的练习是必要的,只有这样才能加深对书本知识的理解,体会出其中滋味。

正确应用统计方法,能帮助我们正确认识客观事物,阐明事物的固有规律,从而把感性认识提高到理性认识。但统计不是万能的,它决不能改变事物的本来面目,把原本不存在的规律"创造"出来。有些人在进行试验之前没有充分考虑,收集了一些不准确、不可靠或不全面的资料,希望用统计方法来弥补,这是不可能的,统计只能认识规律而不能"创造"规律。

最后必须注意,统计分析手段需要有正确的医学理论作指导,不能将医学问题归结为纯粹的数量问题,否则会归纳出错误的甚至是荒谬的结论。要知道,医学统计学是科学研究的一种工具,它所面对的问题必须来自医学领域;统计学上所得到的结论都具有概率性,它不能证明什么,但可提高研究者的分辨能力和判断能力,为科学决策提供依据。

1.2 几个基本概念

1.2.1 同质

性质相同称为同质(homogeneity),否则称为异质或间杂(heterogeneity)。观察单位间的同质性是进行研究的前提,也是统计分析的必备条件。缺乏同质性的观察单位是不能笼统地混在一起进行分析的,如将不同性别正常成年人的红细胞计数或血红蛋白水平混在一起分析是不对的,由于性别不同,这些指标相应的参考值范围不同,而使所得结果没有意义。

不同研究中或同一研究中不同观察指标对观察对象的同质性的要求不同,即同质是相对的。例如,男性身高与女性身高有着本质的差别,因此,在考虑身高这一指标时,不能把不同性别的人混在一起,此时,不同性别表示不同质;而在研究白细胞计数这一指标时,因性别对该指标没有影响或影响甚微,故可以把不同性别的白细胞计数放在一起分析。又如,在某新药的临床试验中,计算有效率的观察病例必须患同一疾病,甚至具有相同的病型、病情、病程等,对同质性的要求很严格;而计算不良反应发生率时,通常可将不同病种的病例合起来统计,此时对同质性的要求只有一条:按规定服用该新药。

1.2.2 变异

宇宙中的事物千差万别,各不相同,即使是同质事物,就某一观察指标来看,各观察单位(亦称个体)之间也有差别,这种同质事物间的差别称为变异(variation)。变异是宇宙事物的个性反映,在研究生物学和医学现象中尤为重要。例如,研究儿童的生长发育时,同性别、同年龄段儿童的身高,有高有矮,各不相同,称为身高的变异。由于观察单位通常是观察个体,故变异亦称个体变异(individual variation)。变异表现在两个方面:其一,个体与个体间的差别;其二,同一个体重复测量值间的差别。

变异是由于一种或多种已知或未知的不可控因素以不同程度、不同形式作用于生物体的综合表现。如果我们掌握了所有因素对生物体的作用机制,那么生物体的某指标观察值就是可预测的了。有些指标的变异原因已被人们认识,例如,染色体决定了新生儿的性别。有些指标的变异原因被认识一部分。例如,人的身高受遗传和后天营养的影响,但尚有一部分影响因素是未知的。更多的情况下,影响变异的因素是未知的。就每个观察单位而言,其观察指标的变异是不可预测的,或者说是随机的。观察指标用变量(variable),或称随机变量(random variable)表述。当观察值的个数达到足够多时,其分布将趋于稳定,并最终服从于总体分布。换句话说,虽然每个个体的变异表现出一定的随机性和不可预测性,但变异并不等于杂乱无章,指标的变异往往是有规律可循的,当所观察的个体数足够多时,观察值的分布将出现一定的规律性,这是总体的反映。从这个意义上讲,变异也是医学研究中必须运用各类统计指标并进行统计分析的缘由,统计学就是探讨变异规律,并运用其规律性进行深入分析的一门学科,可以说,没有变异就没有统计学。

1.2.3 总体、个体和样本

总体(population)是根据研究目的所确定的同质观察单位的全体;个体(individual)是构成总体的最基本的观察单位;样本(sample)是从总体中随机抽取的一部分个体;样本中所包含的个体数称为样本含量(sample size)。

例如,调查某地某年正常成年男子的红细胞数,则观察对象是该地这一年全体正常成年男子,观察单位是该地该年的每个正常成年男子,观察值(变量值)为测得的红细胞计数,该地该年全部正常成年男子的红细胞计数构成了一个总体,其同质基础是同一地区、同一年份、同为正常人、同为成年男性。现从中抽取了 20 名男子,测得其红细胞数,则构成了一个样本含量为20 的样本。这里的总体明确规定了时间、空间、人群范围内的有限个观察单位,称为有限总体(finite population)。有时,总体是设想或抽象的,如研究某种辅助疗法对肾移植病人生存时间的影响,这里总体的同质基础是同为肾移植病人,同用某种辅助疗法,总体包括设想用该辅助疗法的所有肾移植病人的治疗效果,没有时间和空间范围的限制,因而观察单位是无限的,称为无限总体(infinite population)。医学研究中,很多是无限总体,要直接研究总体的情况是不可能的。即使是有限总体,如果包含的观察单位过多,为节省人力、物力、财力和时间,通常都采取从总体中随机抽取样本,根据样本信息来推断总体特征的方法,这是统计推断的根本内容。从总体中抽取部分观察单位的过程称为抽样(sampling),为保证样本的代表性,抽样应遵循随机化(randomization)原则。

1.2.4　变量、随机变量与资料类型

医学科学研究感兴趣的不是观察单位(个体)本身,而是研究总体中每个个体的某个(些)指标或特征。这些特征或指标表现了观察单位的变异性,称为变量(variable)。变量的取值称为变量值或观察值,由变量值构成资料。

例如,以人为单位,调查某地某年新生儿,"性别"变量的观察结果有男和女;"体重"变量的观察结果有大有小;"身长"变量的观察结果有长有短;"是否畸形"变量的观察结果有正常、可疑、畸形;"血型"变量的观察结果有 A、B、O、AB 型;"母龄"变量的观察结果亦有大有小;"母亲曾生胎次"变量的观察结果可取 0,1,2,…;"母亲文化程度"变量的观察结果有文盲、小学、初中、高中、大学等。可见,变量的取值可以是定量的,如体重(千克)、身长(厘米);亦可以是定性的,如性别(男或女)。按变量取值的特性,可将变量分为数值变量和分类变量,不同类型的变量所构成的资料须采用不同的统计方法对其进行描述和分析。

(1) 数值变量(numerical variable):或称定量变量,其取值是定量的,表现为数值大小,一般有度量衡单位。上述体重、身长、母龄、胎次均属数值变量,由数值变量构成的资料称定量资料或计量资料。常用第 6、7 章的统计分析方法。

(2) 分类变量(categorical variable):又称定性变量或名义变量,其取值是定性的,表现为互不相容的类别或属性,有两种情况:

① 无序分类(unordered categories)。包括:a. 二分类。如上述"性别"变量,表现为互相对立的两种结果。b. 多分类。如上述"血型"变量,表现为互不相容的多类结果。常用第 8 章的统计分析方法。

② 有序分类(ordered categories)。各类别之间有程度上的差别,或等级顺序关系,有"半定量"的意义,亦称等级变量。严格地讲,等级之间只有顺序上的差别,而无数值的大小,故等级之间是不能度量的。如上述"母亲文化程度"、"是否畸形"变量。常用第 9 章的统计分析方法。

假如一个变量的取值依赖于随机现象的基本结果,则称此变量为随机变量,常用大写字母 X,Y,Z 等表示,其取值用小写字母 x,y,z 等表示。随机现象是概率论和数理统计的研究对象,在一定条件下,并不总是出现相同结果的现象称为随机现象。由定义可见,随机现象的结果至少有两个,至于哪一个出现,人们事先并不知道,这是随机性的特征。所谓"基本结果",是指随机现象会出现的最简单的结果。抛硬币、掷骰子是两个简单随机现象,如抛一枚硬币,可能出现正面,也可能出现反面,至于哪一面出现,事先并不知道;正面和反面是抛一枚硬币的两个基本结果。如果一个随机变量的取值仅可在数轴上排列出有限个或可数无穷多个孤立点,则称其为离散型随机变量;如果一个随机变量的可能取值充满数轴上的一个区间,则称其为连续型随机变量。

根据分析需要,在有关专业指导下,各类变量间可以相互转化,以满足不同分析目的或不同分析方法的需要。如上述"体重"变量属数值变量,如按体重小于 2 500 g 为低体重儿,大于或等于 2 500 g 为非低体重儿,则"体重"变量可视为二分类变量。临床上很多检验指标如白蛋白、尿中红细胞等,可以用具体的数值表示,亦可按临床上的具体表现,将其分为一、＋、＋＋、＋＋＋的等级。

1.2.5 统计量与参数

由样本所算出的统计指标称为统计量(statistic)。例如,为了解健康成年男子每升血液中的白细胞数,对一群正常成年男子进行检验,将所得的一系列数值算出的一个算术均数(样本均数)是一个统计量;反映该组数据的变异程度的标准差(样本标准差)亦是一统计量。又如,为研究唐氏综合征的发生率,观察了某年某地出生的所有新生儿,根据该畸形的发生数及新生儿总数求得的唐氏综合征发生率(样本率)是一个统计量。由这些统计量可以估计总体均数、总体标准差、总体率等。这些总体的指标称为参数(parameter)。

总体参数是事物本身固有的、不变的,而统计量则随着试验的不同而不同,但统计量的分布是有规律的,这种规律是统计推断的理论基础。详见第6章。

1.2.6 抽样误差

由于总体中个体间存在着变异,因此从同一总体中随机抽取若干个个体所组成的样本,其统计量如均数、标准差或样本率等,与相应的总体参数不一定恰好相等。如从某地某年7岁男童的总体中随机抽取含量为120的样本,算得其平均身高(统计量)为128.64 cm,这个数不一定恰好等于该地该年7岁男童身高的总体均数(参数)。又如,从某地随机抽取500人,查出乙肝表面抗原(HBsAg)阳性率为10.2%(统计量),这个率不一定恰好等于该地人群中 HBsAg 的阳性率(参数);如果再抽取500人,查出的 HBsAg 阳性率(统计量)一般也不会正好等于10.2%。这种样本统计量与总体参数间的差别,或不同样本的统计量之间的差别称为抽样误差(sampling error)。

由于生物体的变异总是客观存在的,因而样本的抽样误差是不可避免的,但抽样误差的规律是可以被认识的,因而是可以控制的,"统计推断"就是运用抽样误差的这种规律对总体的某些特征进行估计和推断。

一般来说,样本含量愈大,抽样误差就愈小,用样本推断总体的精确度就愈高。当样本无限接近总体时,抽样误差就会逐渐消失。详见以后各章。

1.2.7 频率与概率

在 n 次随机试验中,事件 A 发生了 m 次,则比值:

$$f = \frac{m}{n} = \frac{\text{事件 } A \text{ 发生的次数}}{\text{试验的总次数}} \tag{1.1}$$

称为事件 A 在这 n 次试验中出现的频率(frequence)。m 称为频数,频率常用小数或百分数表示,显然有:$0 \leq f \leq 1$。医学上通常所说的患病率、病死率、治愈率等都是频率。

如检查某药品的合格率,其结果如下:

表 1.1 不同样本例数下所检验某药的次品率

抽出样品数 n	50	100	600	1 500	6 000	9 000	18 000
次品数 m	0	2	7	19	56	93	176
次品率 $f(\%)$	0	2	1.17	1.27	0.93	1.03	0.98

可以看到,抽到次品数的多少具有偶然性,但随着抽取的样品数逐渐增加,次品率 f 将愈来愈接近常数 1%。

实践表明,在重复试验中,事件 A 的频率随着试验次数的不断增加将愈来愈接近一个常数 p,频率的这一特性称为频率的稳定性。

频率的稳定性充分说明随机事件出现的可能是事物本身固有的一种客观属性,因而是可以被认识和度量的。这个常数 p 就称为事件 A 出现的概率(probability),记作 $P(A)$ 或 P。这一定义称为概率的统计定义。它是事件 A 发生的可能性大小的一个度量。容易看出,频率为一变量,是样本统计量,而概率为常数,是总体参数。实践中,当试验次数足够多时,可以近似地将频率作为概率的一个估计。

显然,概率 P 有如下性质:

$$0 \leqslant P \leqslant 1 \tag{1.2}$$

概率常以小数或百分数表示。事件 A 出现的概率愈接近于 0,表示 A 出现的可能性愈小;愈接近于 1,表示出现的可能性愈大。$P(A)=0$ 表示 A 为不可能事件,即 A 不可能发生;$P(A)=1$ 表示 A 为必然事件,即 A 必然要发生。

1.2.8 小概率事件及小概率原理

医学研究中,将概率小于等于 0.05 或 0.01 者称为小概率事件。这种小概率事件虽不是不可能事件,但一般认为小概率事件在一次试验中是不会发生的,这就是小概率原理。小概率原理是统计推断的一条重要原理。有关概率推断及其在统计分析中的应用详见第 6 章。

2 统计资料的整理与描述

2.1 频数表

对搜集得来的资料,无论是数值变量资料,还是分类变量资料,都要进行整理,使其条理化、系统化,以了解资料的数量特征、分布规律,便于进一步计算统计指标和分析。本节讲述数值变量资料的整理。

2.1.1 频数表的编制

所谓频数表(frequency table)是一种同时列出观察指标的可能取值区间及其在各区间出现频数的统计表。

【例2.1】 2011年某市120名7岁男童身高(cm)资料如下,试编制频数表。

126.5	132.0	133.0	128.0	134.5	125.0	120.5	135.0	132.5	128.5
132.5	126.0	127.5	132.5	138.5	134.5	126.5	129.5	129.5	131.5
129.0	132.0	133.0	134.5	127.0	122.5	131.5	135.0	132.5	126.0
131.5	129.0	127.5	133.5	126.5	121.0	128.5	136.0	128.5	130.0
130.0	128.0	132.0	125.5	126.0	139.0	129.5	135.0	127.5	133.5
131.5	131.5	128.5	144.0	128.0	140.5	129.0	128.0	132.5	129.5
134.2	123.5	125.5	127.0	123.9	130.0	120.0	122.0	131.0	122.5
133.0	131.0	127.5	129.0	124.5	122.3	118.4	123.5	127.0	127.5
130.0	130.0	133.8	121.0	130.0	129.0	123.0	125.0	130.0	121.6
117.4	123.0	132.0	126.0	128.3	126.0	123.6	118.7	134.7	120.0
123.2	126.0	126.0	122.7	133.2	126.7	126.0	130.5	131.0	125.5
127.3	122.5	127.0	126.5	132.2	128.3	123.2	128.9	138.0	137.5

频数表的编制方法如下:

(1)找出观察值中的最大值和最小值,并求出极差。本例最大值为144.0 cm,最小值为117.4 cm。最大值与最小值之差称为极差(range),记为 R。本例

$$R = 144.0 \text{ cm} - 117.4 \text{ cm} = 26.6 \text{ cm}$$

最大值与最小值反映了观察值的分布范围,极差反映了观察值分布的跨度。

（2）决定组段数、组段和组距。频数表一般设 8～15 个组段，视观察单位数的多少而定，观察数少时，组段可适当少一些，观察数多时，组段可酌情多一些，其原则是要充分反映数据的分布特征。

组距即各组的跨度，是每一组内的范围，常采用等距分组，组距可用下式估计：

$$组距 = \frac{极差}{组数}$$

为方便汇总，组距常取方便数。

各组段应界限分明，上下衔接，互不交叉，遵循"不重不漏"的原则。"不重"是指一项数据只能分在其中的某一组，不能在其他组中重复出现；"不漏"是指在所分的全部组别中，每项数据都能分在其中的某一组，不能遗漏。第一组段要包括最小值，最后一组段要包括最大值。每一组段的起点称"下限"，终点称"上限"，为避免交叉，各组段从本组段的"下限"开始（包括下限），到本组段的"上限"为止（不包括上限）。注意最后一组应同时写出下限和上限。

在组距分组中，如果全部数据中的最大值或最小值与其他数据相差悬殊，为避免出现空白组（即没有变量值的组）或个别极端值被漏掉，第一组或最后一组可采取"××以下"及"××以上"这样的开口组。开口组通常以相邻的组距作为其组距。

本例如分 10 组左右，则组距＝26.6/10＝2.66，取为 2.5。第一组段下限为 117.0，上限为 119.5，记为"117.0～"，包括最小值；第二组段下限为 119.5，上限为 122.0，记为"119.5～"；最后一组段下限为 142，上限为 144.5，记为"142.0～144.5"，包括最大值。见表 2.1 第（1）栏。

（3）列表划记。计算各组段包含的观察单位个数，即频数。各组频数之和应等于总观察数。见表 2.1 第（2）、（3）栏。

表 2.1　2011 年某市 120 名 7 岁男童身高的划记和频数

身高组段	划　记	频　数
（1）	（2）	（3）
117.0～	下	3
119.5～	正一	6
122.0～	正正下	14
124.5～	正正正下	19
127.0～	正正正正正一	26
129.5～	正正正正	20
132.0～	正正正下	18
134.5～	正下	8
137.0～	下	4
139.5～	一	1
142.0～144.5	一	1
合　计		120

2.1.2 频数分布的图示

以身高为横轴,以频数为纵轴,每一组段画一直条,直条的面积与该组频数成正比,如图2.1所示。

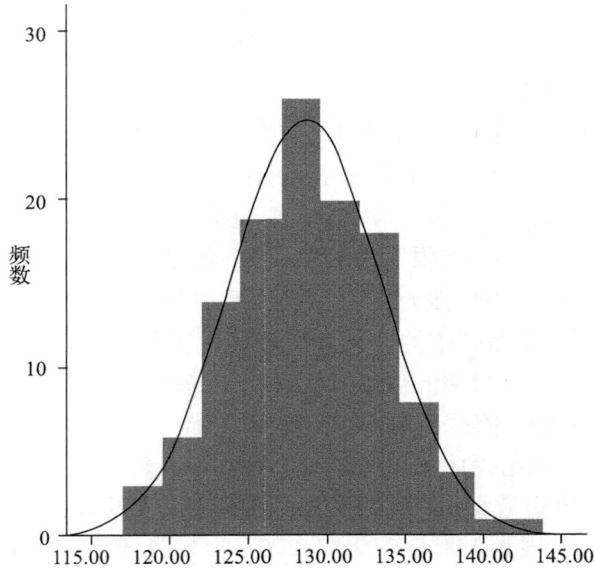

图 2.1 2011 年某市 120 名 7 岁男童身高的频数分布图

2.1.3 频数分布的分析

频数表或频数分布图作为陈述资料的一种基本形式常见于文献、科研报告、工作总结和统计报表中,被称为加工过的资料,可以代替繁杂的原始资料,便于进一步分析。对频数表的分析,主要在于以下几个方面:

(1) 有无可疑值:通过对频数分布的分析,发现某些特大或特小的离群值、可疑值。例如,有时在频数表的两端,出现连续几个组段的频数为 0 后,又出现一些特大或特小的值,使人怀疑这些数据是否准确,需进一步核查,如有错应予以纠正。

(2) 分布的类型:频数分布可分为对称分布和偏态分布两种类型。所谓对称,是指观察值向中央部分集中,以中等数据居多,左右两侧分布大体对称。所谓偏态分布(skew distribution),是指观察值偏离中央,尾部偏向数轴正侧(或右侧),称正偏态(或右偏态);反之,尾部偏向数轴负侧(或左侧),称负偏态(或左偏态)。如食物中毒引起腹泻的潜伏期,一般在几个小时之内,但也有个别拖到十几个小时的,其分布为正偏态;又如,某些慢性病患者以老年人为主,则其年龄分布偏向于年龄大的一侧,是为负偏态分布。不同类型的分布,应采用不同的统计分析方法。例 2.1 资料的分布属于对称分布。

(3) 分布特征:从频数表还可看到分布的两个重要特征,即集中趋势(central tendency)和离散趋势(tendency of dispersion)。集中趋势在表 2.1 资料中表现为 120 名男童的身高大多集中在"127～"左右;但 120 个数据仍参差不齐,从最小的 117.4 cm 到最大的 144.0 cm,且由中间向两侧逐渐减少,数据的这种分布特征体现了离散趋势。

2.2 集中趋势的描述

平均数(average)是反映一组观察值的集中趋势、中心位置或平均水平的统计指标。它是该组数据的代表,能对一群同类事物或现象的数量特征作出概括的说明,是统计学中应用最广泛、最重要的一个指标体系。

常用的平均数有均数、几何均数和中位数,分述如下。

2.2.1 均数

均数(mean)是算术均数(arithmetic mean)的简称,习惯上用希腊字母 μ 表示总体均数,用 $\overline{X}$ 表示样本均数。均数反映一组观察值在数量上的平均水平,最适用于单峰对称分布资料的平均水平的描述。

(1)未分组资料的均数计算法。即将所有观察值 $X_1, X_2, \cdots, X_n$ 直接相加,再除以总观察数 n,即均数。公式表示为:

$$\overline{X} = \frac{X_1 + X_2 + \cdots + X_n}{n} = \frac{\sum X_i}{n} \tag{2.1}$$

式中,$\sum$ 是求和的符号,$\sum X_i$ 表示对所有观察值 $X_1, X_2, \cdots, X_n$ 求和。

【例2.2】 求例2.1中120名7岁男童的平均身高。

$$\overline{X} = \frac{126.5 + 132.0 + 133.0 + \cdots + 128.9 + 138.0 + 137.5}{120} = 128.64(\text{cm})$$

(2)分组资料的均数计算法。有时我们面对的资料不是原始数据,而是经过加工整理后的分组资料,这时用加权法求均数。

$$\overline{X} = \frac{f_1 X_1 + f_2 X_2 + \cdots + f_k X_k}{\sum f_i} = \frac{\sum f_i X_i}{\sum f_i} \tag{2.2}$$

式中,f_i 是第 i 组的频数,$\sum f_i$ 表示各组段频数之和,即总观察数 n;X_i 是第 i 组的组中值,即该组的(下限+上限)/2。由于只知道有 f_i 个观察值属于该组段,而不知道具体的数值,故该组的 f_i 个观察值均以组中值代替。显然,从频数表求出的均数与直接从原始数据所求得的均数稍有出入,在有原始数据的情况下应尽量用原始数据直接计算。

【例2.3】 求表2.1资料的均数。

用公式(2.2)求频数表资料的均数:

$$\overline{X} = \frac{\sum f_i X_i}{n} = \frac{3 \times 118.25 + 6 \times 120.75 + \cdots + 1 \times 140.75 + 1 \times 143.25}{120} = 128.88(\text{cm})$$

直接求原始资料的均数为128.64 cm,两者稍有出入,但在单峰对称分布时近似程度甚好。

2.2.2 几何均数

有些医学资料,如抗体的滴度、细菌计数等,其频数分布呈明显偏态,各观察值之间呈倍数变化(等比关系),算术均数对这类资料集中趋势的代表性就差,这时宜用几何均数(geometric mean)反映其平均增(减)倍数。几何均数一般用 G 表示,适用于各变量值之间成倍数关系,但作对数变换后指标成单峰对称分布的资料。

(1)未分组资料的几何均数计算法。将 n 个观察值 $X_1, X_2, \cdots, X_n$ 直接相乘,再开 n 次方,即为几何均数。公式表示为:

$$G = \sqrt[n]{X_1 X_2 \cdots X_n} \tag{2.3}$$

当各观察值甚小(接近于 0)或过大,或当 n 较大时,连乘运算常使计算器(机)内存溢出,因而无法运算,这时可借助于对数变换来计算。即先求各观察值的对数值之算术均数,再用反对数变换得其几何均数。公式表示为:

$$G = \lg^{-1}\left[\frac{\lg X_1 + \lg X_2 + \cdots + \lg X_n}{n}\right] = \lg^{-1}\left[\frac{\sum \lg X_i}{n}\right] \tag{2.4}$$

【例 2.4】 5 人的血清抗体滴度分别为 1:10,1:20,1:40,1:40,1:160,求平均滴度。

由于数据间呈倍数关系,以用几何均数为宜。先求滴度倒数的几何均数,

$$G = \sqrt[5]{10 \times 20 \times 40 \times 40 \times 160} = 34.8$$

或 $$G = \lg^{-1}\left(\frac{\lg 10 + \lg 20 + \lg 40 + \lg 40 + \lg 160}{5}\right) = 34.8$$

故平均滴度为 1:34.8。

(2)分组资料的几何均数计算法。

$$G = \lg^{-1}\left[\frac{f_1 \lg X_1 + f_2 \lg X_2 + \cdots + f_k \lg X_k}{\sum f_i}\right] = \lg^{-1}\left[\frac{\sum f_i \lg X_i}{n}\right] \tag{2.5}$$

【例 2.5】 某地 107 人接种疫苗后抗体滴度见表 2.2 第(1)(2)栏,求平均滴度。

表 2.2　107 例试验受试者免疫后麻疹 HI 抗体滴度及平均滴度计算

抗体滴度	人数(f)	滴度倒数(X)	$\lg X$	$f \cdot \lg X$
(1)	(2)	(3)	(4)	(5)
1:1	1	1	0.000 0	0.000 0
1:8	7	8	0.903 1	6.321 7
1:16	22	16	1.204 1	26.490 2
1:32	30	32	1.505 1	45.153 0
1:64	39	64	1.806 2	70.441 8
1:128	8	128	2.107 2	16.857 6
合计	107	—	—	165.264 3

$$G = \lg^{-1}\left[\frac{\sum f_i \lg X_i}{n}\right] = \lg^{-1}\frac{165.264 3}{107} = 35.04$$

故该 107 人的平均抗体滴度为 1:35.04。

计算几何均数时注意:① 变量值中不能有 0,因为 0 与任何数的乘积均为 0,且 0 不能取对数;② 同一组变量值不能同时存在正、负值;③ 若变量值全为负值,可在计算时将负号除

去,算出结果后再冠以负号。

2.2.3 中位数与百分位数

如果资料是偏态分布的,资料中的少数数据过分偏大(或偏小),或分布不规则,一端或两端有不确定数据(开口资料)时,均数不能很好地反映这批数据的平均水平,此时用中位数表示它们的集中趋势比算术均数合理。

中位数(median,简记为 M)是将一组观察值从小到大按顺序排列,位次居中的观察值就是中位数。因而全部观察值中,大于和小于中位数的观察值的个数相同。

百分位数(percentile)是一种位置指标,以 P_X 表示,一个百分位数 P_X 将总体或样本的全部观察值分为两个部分,理论上有 $X\%$ 的观察值比 P_X 小,有 $(100-X)\%$ 的观察值比 P_X 大。故百分位数是一个界值,也是分布数列的一百等份分割值。由此可见,P_{50} 分位数即是中位数。因此,中位数是一特定的百分位数。

(1) 未分组资料的中位数计算法。设 n 个观察值 $X_1,X_2,\cdots,X_n$,将其按从小到大的顺序排列,则:

$$M=\begin{cases} X_{(n+1)/2} & \text{当 } n \text{ 为奇数} \\ [X_{n/2}+X_{(n/2)+1}]/2 & \text{当 } n \text{ 为偶数} \end{cases} \tag{2.6}$$

百分位数 P_X 所对应的位置 i 等于 $(n+1)\times X\%$。当 i 为整数时,第 i 个数就是所求的百分位数 P_X。当 i 不为整数时,令 i 的整数部分为 j,则百分位数计算公式如下:

$$P_X=X_j+(X_{j+1}-X_j)\times(i-j) \tag{2.7}$$

【例 2.6】 9 名沙门氏菌食物中毒患者的潜伏期(小时)为:2,5,9,12,14,15,18,24,60。求其中位数。

本例数据已按从小到大的顺序排列,$n=9$,为奇数,则中位数为第 5 个数。

$$M=X_{[9+1]/2}=X_5=14$$

当 $X=20$ 时,$i=(9+1)\times20\%=2$,可得到 $P_{20}=X_2=5$。

【例 2.7】 8 名杆菌痢疾治愈者的住院天数如下,求其中位数。

$$4,9,10,12,14,20,24,61$$

本例 $n=8$,为偶数,数据已按从小到大的顺序排列,则中位数为:

$$M=[X_{n/2}+X_{(n/2)+1}]/2=[X_4+X_5]/2=[12+14]/2=13$$

当 $X=20$ 时,$i=(8+1)\times20\%=1.8$,根据式(2.7)可得到:

$$P_{20}=X_1+(X_2-X_1)\times(1.8-1)=4+(9-4)\times0.8=8$$

(2) 分组资料的中位数和百分位数计算法。我们从一个实例来看分组资料的中位数和百分位数是如何计算的。

【例 2.8】 157 名杆菌痢疾治愈者的住院天数如表 2.3 第(1)(2)栏所示,试计算其中位数及 25% 和 75% 百分位数。

表 2.3　157 名杆菌痢疾治愈者的住院天数

住院天数 （1）	治愈人数 （2）	累计频数 （3）	累计频率(%) （4）
0～	3	3	1.9
5～	38	41	26.1
10～	49	90	57.3
15～	24	114	72.6
20～	13	127	80.9
25～	8	135	86.0
30～	7	142	90.4
35～	4	146	93.0
40～	4	150	95.5
45～	1	151	96.2
50～	1	152	96.8
55～	2	154	98.1
60～	3	157	100.0

中位数的位置在总频数的一半处,第三组段"10～"的累计频率为 57.3%,故中位数在 10～15 之间。该组有 49 个数据,假设这 49 个数据在 10～15 之间等间隔分布,如图 2.2 所示,每一短竖线表示一个数值,每相邻两数据间的距离为:$\dfrac{15-10}{49}=0.102\,0$,第 157/2＝78.5 个数即为所求。这个数为:$10+0.102\,0\times(78.5-41)=13.83$(天)。

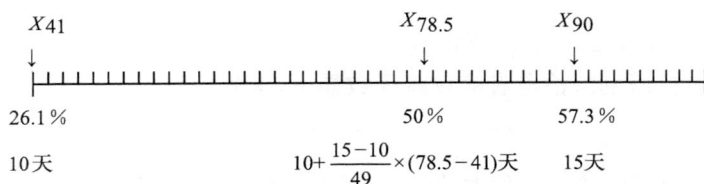

图 2.2　中位数计算示意

更一般地,先从小到大计算累计频数和累计频率,找出 P_X 所在的组段,再按公式(2.7)求中位数 M 及其他百分位数 P_X。

$$P_X=L+\frac{i}{f_X}\Big[n\times X\%-\sum f_L\Big] \tag{2.8}$$

式中,f_X 为 $X\%$ 百分位数所在组段的频数;i 为该组段的组距;L 为其下限;$\sum f_L$ 为小于 L 各组段的累计频数。特别地,在求中位数时,$X=50$,f_{50} 是中位数所在组段的频数;i 为中位数所在组段的组距。本例:

$$M=10+\frac{15-10}{49}\times[157\times50\%-41]=13.8(天)$$

同理求得 25％百分位数和 75％百分位数：

$$P_{25} = 5 + \frac{10-5}{38} \times [157 \times 25\% - 3] = 9.8(天)$$

$$P_{75} = 20 + \frac{25-20}{13} \times [157 \times 75\% - 114] = 21.4(天)$$

应用中位数和百分位数时应注意：① 中位数和百分位数的计算对资料分布没有特殊要求，所有资料均可计算中位数和百分位数。一般情况下，在例数较多时，分布在中间的百分位数较稳定，靠近两端的百分位数，仅在样本含量足够大时才趋于稳定，所以当样本含量较少时不宜用靠近两端的百分位数来估计频数分布范围；② 由于中位数不是由全部变量值综合计算所得，它只受位置居中的变量值影响，与两端的极端值无关，因此在抗极端值的影响方面，中位数比均数具有较好的稳定性，但不如均数精确，因此，当资料适合计算均数或几何均数时，不宜用中位数表示其平均水平。

2.3 离散程度的描述

对资料的分析，首先要抓住两个主要特征，其一是其平均水平，其二是其离散程度，要把两者结合起来才能较为全面地作出分析。为了进一步说明这个问题，请看下例：

【例 2.9】 三组同性别、同年龄儿童的体重（kg）如下，试分析其集中趋势和离散程度。

$$甲组 \quad 26 \quad 28 \quad 30 \quad 32 \quad 34 \qquad \overline{X}_{甲} = 30\ kg$$

$$乙组 \quad 24 \quad 27 \quad 30 \quad 33 \quad 36 \qquad \overline{X}_{乙} = 30\ kg$$

$$丙组 \quad 26 \quad 29 \quad 30 \quad 31 \quad 34 \qquad \overline{X}_{丙} = 30\ kg$$

如仅从集中趋势来分析，因三组的均数相同，故三组儿童的体重没有差别。然而这三组数据的分布特征却各不相同，就是说各组的 5 个数据间参差不齐的程度（即变异）是不一样的。因而仅用均数就不能全面地描述这组资料的特征，而必须考虑离散程度。描述离散程度的指标有极差、四分位数间距、方差、标准差及变异系数，尤以方差和标准差最为常用。现分述如下：

2.3.1 极差

极差（range，记为 R）亦称全距。即一组数据中最大值与最小值之差，反映个体的变化范围，是描述数据离散程度的最简单的指标。极差大，说明变异度大；反之，说明变异度小。如例 2.9：

$$R_{甲} = 34 - 26 = 8(kg)$$
$$R_{乙} = 36 - 24 = 12(kg)$$
$$R_{丙} = 34 - 26 = 8(kg)$$

甲组的极差小，乙组的极差大，说明甲组的体重较为集中，而乙组的体重较为分散，即是说甲组的变异度小，而乙组的变异度大，这样甲乙两组在变异程度上的差别就反映出来了。

用极差反映变异程度的大小，简单明了，故广泛采用，如用以说明传染病、食物中毒等的最短、最长潜伏期等。其缺点是：① 除了最大值和最小值外，不能反映组内其他数据的变异程度,如例 2.9 中 $R_甲 = R_丙$,但两组的数值分布是不同的,极差没能很好地反映这一特征;② 抽样误差较大,极不稳定,尤其在样本例数较多时,抽到较大或较小的观察值的可能性较大,极差就有可能较大,故在样本例数相差悬殊时,不宜比较其极差。

2.3.2 四分位数间距

四分位数(quartile,记为 Q),是特定的百分位数,即 P_{25} 和 P_{75}。对 P_{25} 来说,有 25%(四分之一)的观察值小于它,称为下四分位数,记为 Q_L;对 P_{75} 来说,有 25%(四分之一)的观察值大于它,称为上四分位数,记为 Q_U。所谓四分位数间距(interquartile range)就是上四分位数与下四分位数之差,即:

$$Q = Q_U - Q_L \tag{2.9}$$

其间包含了全部观察值的一半,所以四分位数间距又可看成中间一半观察值的极差。其意义与极差相似,数值大,说明变异度大;反之,说明变异度小。如例 2.8 中求得 157 名杆菌痢病治愈者住院天数的 25% 和 75% 百分位数分别为 9.8 天和 21.4 天,故 $Q = 21.4 - 9.8 = 11.6$(天)。

用四分位数间距反映变异程度的大小,比极差稳定,但仍未考虑全部观察值的变异程度。类似地,可用 $P_{95} - P_5$,$P_{90} - P_{10}$ 或 $P_{80} - P_{20}$ 来表示变异程度,有时几个合用,但四分位数间距最为常用,而极差即为 $P_{100} - P_0$。一般地,愈近分布中部的分位数间距愈稳定。

如集中趋势用中位数描述,则相应的离散趋势用四分位数间距描述。

2.3.3 方差与标准差

极差和四分位数间距均未考虑全部观察值的变异情况,只是利用了个别的百分位数,因而可能会出现相比较的两个组极差或四分位数间距相同,但观察值的分布不一样的情形。因此提醒我们必须考虑全部观察值的离散情况,这就需要用到方差(variance)和标准差(standard deviation)。先谈总体,即应考虑总体中每个变量值 X 与总体均数 μ 之差,即 $X - \mu$,称为离均差。因 $X - \mu$ 有正有负,其总和 $\sum (X - \mu)$ 恒为 0,故不能反映变异度的大小。将离均差平方后再相加,得 $\sum (X - \mu)^2$,称为离均差平方和(sum of squares)。但 $\sum (X - \mu)^2$ 的大小,除了与变异度有关,还与变量值的个数 N 的多少有关,因 $(X - \mu)^2$ 总是大于 0,故变量值的个数 N 愈多,$\sum (X - \mu)^2$ 就愈大。为消除这一影响,将离均差平方和除以 N,这就是总体方差,记为 σ^2,即

$$\sigma^2 = \frac{\sum (X - \mu)^2}{N} \tag{2.10}$$

方差的度量单位是原变量值的度量单位之平方,不方便用于统计描述。为了与观察值和均值的单位一致,将总体方差开平方,就是总体标准差,即记为 σ。

$$\sigma = \sqrt{\frac{\sum (X - \mu)^2}{N}} \tag{2.11}$$

如果变量值的变异度大,则离均差平方和 $\sum (X - \mu)^2$ 就大,因而方差及标准差就大。故方差或标准差愈大,说明个体的变异度就愈大;反之,说明个体的变异度就愈小。

实际工作中常常得到的是样本资料,而总体参数是未知的,故只能用样本统计量代替之,

即以 $\sum (X-\overline{X})^2$ 代替 $\sum (X-\mu)^2$，以样本含量 n 代替 N，这样得到的结果比实际的 σ 低，英国统计学家 W. S. Gosset 提出用 $n-1$ 代替 n 来校正。即用下式计算样本标准差 S：

$$S = \sqrt{\frac{\sum (X-\overline{X})^2}{n-1}} \tag{2.12}$$

实际计算时用公式(2.13)：

$$S = \sqrt{\frac{\sum X^2 - (\sum X)^2/n}{n-1}} \tag{2.13}$$

样本的方差即为 S^2。

对例 2.9 中三组资料求得标准差分别为：

$$S_甲 = 3.162\ 3\ \text{kg}$$
$$S_乙 = 4.743\ 4\ \text{kg}$$
$$S_丙 = 2.915\ 5\ \text{kg}$$

$S_甲 > S_丙$，即甲组的变异大于丙组。可见标准差在度量观察值的变异度方面比极差要准确。

【例 2.10】 求例 2.1 中资料的标准差。

因 $\sum X = 15\ 436.60$，$\sum X^2 = 1\ 988\ 533.72$，故

$$S = \sqrt{\frac{1\ 988\ 533.72 - (15\ 436.60)^2/120}{120-1}} = 4.85(\text{cm})$$

2.3.4 相对离散度

极差、四分位数间距和标准差都是有单位的，其单位与原观察值的单位相同，这不利于不同单位的资料间的比较。相对离散度(relative dispersion)指标可克服这一缺点。常用的相对离散度指标有：极差与中位数之比；四分位数间距($Q_U - Q_L$)与($Q_U + Q_L$)之比；而最常用的是变异系数(coefficient of variation，记为 CV)。

变异系数亦称离散系数，意指标准差与均数之比，常用百分位数表示。

$$CV = \frac{S}{\overline{X}} \times 100\% \tag{2.14}$$

变异系数是没有单位的，便于资料间的比较。主要用于：

(1) 度量衡单位不同的几组资料间的比较。

【例 2.11】 某地 20 岁男子 100 人，其身高的均数为 171.06 cm，标准差为 4.95 cm；体重的均数为 61.54 kg，标准差为 5.02 kg，试比较身高与体重的变异。

由于身高和体重的单位不同，不能直接比较标准差，而应比较其变异系数。今

$$CV_{身高} = \frac{4.95}{171.06} \times 100\% = 2.89\%$$

$$CV_{体重} = \frac{5.02}{61.54} \times 100\% = 8.16\%$$

可见，该地男子体重的变异大于身高的变异，或说身高比体重稳定。

(2) 均数相差悬殊的几组资料间的比较。

【例 2.12】 表 2.4 是四个不同年龄组儿童身高的均数、标准差，试比较 4 个组的变异。

从标准差看,儿童身高的变异随年龄的增加而增加。但不同年龄组儿童的身高相差较大,在比较时不能只看标准差的大小。若从变异系数来分析,就可看出四个年龄组儿童身高的变异随年龄的增加而减少。

表 2.4　四个不同年龄组儿童身高(cm)的变异程度

年龄组	人数	均数	标准差	变异系数(%)
1～2 月	100	56.3	2.1	3.7
5～6 月	120	66.5	2.2	3.3
3～3.5 岁	300	96.1	3.1	3.2
5～5.5 岁	400	107.8	3.3	3.1

当均数非常接近于 0 时,不宜计算 CV。

2.4　分类资料的率和比

对分类资料来说,其变量值是定性的,常用的描述性指标是一些相对数(relative number),如率(rate)、比(ratio)等。

处理这类资料,首先应根据分析要求将其观察结果按类别进行整理、汇总,并列出分类资料的频数表;再根据相对数的分子指标和分母指标的性质,选用相应的统计分析方法。

表 2.5　某市某年各区急性传染病发生数及其相对数

市区	年平均人口数	急性传染病发生数	各区与I区发病数之比	各区急性传染病发生数构成(%)	各区急性传染病发病率(1/万)
(1)	(2)	(3)	(4)	(5)	(6)
I	636 723	2 433	—	18.9	38.21
II	389 540	3 033	1.25	23.5	77.86
III	699 712	1 650	0.68	12.8	23.58
IV	328 363	1 503	0.62	11.6	45.77
V	286 967	1 282	0.53	10.0	44.67
VI	317 504	1 853	0.76	14.4	58.36
VII	153 838	1 130	0.46	8.8	73.45
合计	2 812 647	12 884	—	100.0	45.81

2.4.1　比

比(ratio)亦称相对比,是 A、B 两个有关指标之比,说明 A 为 B 的若干倍或百分之几,它是比的最简单形式。两个指标可以性质相同,也可以性质不相同,公式为:

$$比 = \frac{A}{B} \tag{2.15}$$

表 2.5 第(4)栏中 II 区与 I 区的急性传染病发生数之比＝3 033/2 433＝1.25,即 II 区急性

18

传染病发生数相当于 I 区的 1.25 倍,而 III 区则为 I 区的 68%。相比较的两个指标可以是绝对数,也可以是两个相对数或平均数等。

2.4.2 构成比

构成比(proportion)又称构成指标,它说明一种事物内部各组成部分所占的比重或分布,常以百分数表示,计算公式为:

$$构成比 = \frac{某一组成部分的观察单位数}{同一事物各组成部分的观察单位总数} \times 100\% \qquad (2.16)$$

如表 2.5 第(5)栏,是由第(3)栏数据算得的构成比,其中 I 区占全市急性传染病总数的比重为 2 433/12 884×100%=18.9%,依次可求出 II,III,…,VII 区所占比重。各部分构成比之和为 1 或 100%。

2.4.3 率

率(rate)又称频率指标,用以说明某现象发生的频率或强度。常以百分率(%)、千分率(‰)、万分率(1/万)、十万分率(1/10 万)等表示。计算公式为:

$$率 = \frac{实际发生某现象的观察单位数}{可能发生某现象的观察单位总数} \times 比例基数(K) \qquad (2.17)$$

比例基数(K)根据需要选用,可以是 100%、1 000‰……,主要使算得的率至少保留一到两位整数。

医学中有些频率指标的定义并不符合率的定义,如(某病)发病率的分子为"某时期内发病人数",而被观察对象某时期内可能发病多次,所以发病人数是人次数;分母为"同时期平均人口数",而按率的定义应为"同时期暴露总人数"。这些都是约定俗成,相沿习用的,应用中要注意区分。

2.4.4 应用相对数时应注意的问题

1. 计算相对数的分母不宜过小。根据频率的稳定性,当观察单位足够多时,计算的相对数才比较稳定,能够正确反映实际情况,而例数较小时则不宜计算相对数。如某医师用组织埋藏法治疗了两例视网膜炎患者,一例有效,即报道有效率为 50%,显然是不可靠的,这样不但不能正确反映事实真相,还会造成错觉,这时最好用绝对数表示。如果必须用率表示时,可同时列出其置信区间。

一般来说,发生率较大时,观察单位数可少一些;发生率较低时,观察单位数应多一些。对观察单位数的要求也不是千篇一律的,不同的研究内容,其要求可不同。如研究某药的疗效,在动物实验阶段,由于采用周密设计,精选对象,严格控制实验条件,每组可只用十只或数十只小白鼠即可;而到了临床试验阶段,数千例乃至数万例亦不算多。

2. 分析时不能以构成比代替率。构成比只能说明事物各组成部分的比重或分布,并不能说明某现象发生的频率或强度。如表 2.5 中 VII 区急性传染病发生数的比重最低(8.8%),但不能说明该区急性传染病发病在全市区最轻,欲知其发病频率,应用该区急性传染病发病率作比较,实际该区急性传染病发病率居于全市第二位(73.45/万)。尽管该区发病率高,由于该区人口数最少,所以急性传染病发生数低于其他区,致使比重最低,而发病率就不同了,是以该区的人口数为基础来衡量其发生的强度。

3. 对观察单位数不等的几个率,不能直接相加求其平均率。如表2.5资料应当用合计急性传染病发生数除以合计年平均人口,才是总发病率。即

$$平均发病率 = \frac{12\ 884}{2\ 812\ 647} \times 10\ 000/万 = 45.81/万$$

4. 对比时应注意资料的可比性。决定率(或构成比)高低的影响因素往往是多方面的,除了研究因素外,其余的重要影响因素应相同或相近,要在相同条件下对比。通常应注意:

(1)观察对象同质,时间相近,研究方法相同,以及地区、民族等客观条件一致。例如,比较几种药物治疗流行性脑脊髓膜炎带菌者的阴转率,各组疗效的观察时间应相同,因为疗效与治疗时间有关,即使使用同一药物,若观察时间不等,其阴转率也会不同。

(2)其他影响因素在各组的内部构成应相近。如比较两个地区总死亡率时,当两组资料的年龄、性别构成不同时,只能按性别、年龄别分别比较。

2.4.5　标准化法

1. 标准化法的概念。当比较两类事物的总率时,如果此两类事物的内部构成,特别是某项能影响指标水平的重要特征在构成上不同,往往会造成总率的上升或下降,在这种情况下,贸然进行两总率的比较,会产生错误的结论,此时,必须设法消除这种内部构成上的差别,才能进行比较。统计学上特将这种方法称为率的标准化(standardized method of rate),即采用统一的标准对内部构成不同的各组频率进行调整和对比的方法,调整后的率为标准化率,简称为标化率(standardized rate),亦称调整率(adjusted rate)。

例如,表2.6资料是某市甲乙两医院某病治疗人数的资料,就任一种病型看,甲院的治愈率均优于乙院,然而总的治愈率45%却低于乙院的48%,似乎甲院病人治愈情况不如乙院,出现截然相反的两种现象,原因何在?试看表2.6,甲乙两院各病型人数构成不同,甲院重型病人多,乙院普通型病人多,而重症病人的治愈率相对较低,而乙院普通型病人最多,普通型病人的治愈率在各病型中是最高的,因此造成了甲院总治愈率低于乙院。显然,上述矛盾是由于甲乙两院治疗人数在各病型的构成上不同造成的。为了消除这种影响,可用标准化法。

表2.6　某市甲乙两医院某病治愈人数

病型	甲　　院			乙　　院		
	病例数	治愈数	治愈率(%)	病例数	治愈数	治愈率(%)
(1)	(2)	(3)	(4)	(5)	(6)	(7)
普通型	20	13	65	60	36	60
重型	60	27	45	20	8	40
爆发型	20	5	25	20	4	20
合计	100	45	45	100	48	48

本例标准化法的基本思想就是采用统一的标准治疗人数病型构成,以消除各病型人数构成不同对总治愈率的影响,使算得的标准化治愈率具有可比性。推而广之,两人群出生率、患病率和病死率等的比较,常要考虑人群性别、年龄构成的标准化;试验组和对照组治愈率的比较,常要考虑两组病情轻重、病程长短的标准化等。率的标准化思想也可以用于均数的标准

化,如实验组和对照组平均治愈天数的比较,也应考虑两组的病型、病情、病程等的标准化。了解标准化法的基本思想以后,更可加强我们在分析资料的可比性时,特别注意是否由于某方面的构成不同会影响总率(或均数)的可比性,这在实际工作中是很有意义的。

2. 标准化率的计算。标准化率(standardized rate)实际上是一加权平均,现以治愈率的病型构成标准化为例来说明。表 2.7 是计算标准化率的数据符号的模式。

表 2.7 计算标准化率的数据符号

病型	被标化组			标准组			
	病例数	治愈数	治愈率	病例数	构成比	治愈数	治愈率
1	n_1	r_1	p_1	N_1	N_1/N	R_1	P_1
2	n_2	r_2	p_2	N_2	N_2/N	R_2	P_2
3	n_3	r_3	p_3	N_3	N_3/N	R_3	P_3
…	…	…	…	…	…	…	…
i	n_i	r_i	p_i	N_i	N_i/N	R_i	P_i
…	…	…	…	…	…	…	…
k	n_k	r_k	p_k	N_k	N_k/N	R_k	P_k
合计	n	r	p	N	100.00	R	P

已知标准组病例数或构成比时,各被标化组均以标准组病例数构成比作为权数,对被标化组各小组率求加权平均,也就是对原始资料中各组采用了统一的权数,从而达到消除各组内部构成不同的影响,即为直接标准化率 p'。用公式表示为:

$$p' = \sum \frac{N_i}{N} p_i = \frac{\sum N_i p_i}{N} \tag{2.18}$$

其中,N_i/N 为标准组病例数构成比。

【例 2.13】 对表 2.6 资料,求某市甲、乙两院的标准化治愈率。

以该市甲、乙两院病例数合计作为共同标准,见表 2.8 第(2)栏。按式(2.18)计算甲、乙两院标准化治愈率,见表 2.8。

表 2.8 计算某市甲乙两院标准化治愈率(%)

病型	标准组治疗人数 N_i	甲 院		乙 院	
		原治愈率(%) p_i	预期治愈人数 $N_i p_i$	原治愈率(%) p_i	预期治愈人数 $N_i p_i$
(1)	(2)	(3)	(4)	(5)	(6)
普通型	80	65	52	60	48
重型	80	45	36	40	32
爆发型	40	25	10	20	8
合计	200		98		88

甲院标准化治愈率 $p' = \dfrac{98}{200} \times 100\% = 49\%$

乙院标准化治愈率 $p' = \dfrac{88}{200} \times 100\% = 44\%$

可见甲院治愈率高于乙院,与分病型比较治愈率结论一致,解决了未标准化前出现的矛盾。

3. 标准组的选择。标准组应选择有代表性的、较稳定的、来自数量较大的人群的指标作为标准,例如世界的、全国的、全省的、本地区的或本单位历年累计的数据等;也可选择相互比较的人群之一或合并作标准,如比较甲乙两组资料时,可用甲乙两组合并的数据作标准。

同一被标化组在不同的标准下所求得的标化率可能不等,但相互对比的趋势基本一致。然而,有时也会出现趋势相反的结果,所以在几组资料相互对比时,应该注意的是:标准化的目的是为了进行合理的比较,其使用价值仅限于相互比较时判明孰大孰小的相对关系,并不反映具体的实际水平。因此,要反映实际情况,则需用未标化前的率。

2.5 SPSS 描述性统计量实例

2.5.1 数据分析操作步骤

SPSS 的"描述"命令专门用于计算各种描述性统计量。以例 2.1 的数据为例介绍描述性统计量在 SPSS 中的计算方法。 ＊代表注释。

分析 －＞ 描述统计－＞ 描述 ＊打开"描述"对话框

变量:身高[height] ＊将待分析的变量移入列表框

选项 : ☑方差 ☑范围 ＊除默认的均值、标准差、最小值和最大值外,可以另外勾选需要计算的描述性统计量

继续

确定

2.5.2 实例结果分析

在结果输出窗口给出了所选变量的相应描述统计量,如表 2.9 所示。从表中可以看出,120 名 7 岁男童的极差(全距)是 26.60,均数是 128.638 3,标准差是 4.846 57 等。

表 2.9 描述统计量分析结果

	N	全距	极小值	极大值	均值	标准差
身高	120	26.60	117.40	144.00	128.638 3	4.846 57
有效的 N(列表状态)	120					

附:医学上常用的频率指标有:

1. 发病率:表示某一时期一定人群中新发生的某病病例的频率。

$$某病发病率 = \frac{该期间内新发生的某病病例数}{一定时期内可能发生某病的平均人口数} \times K$$

K 为比例基数,以下同。

2. 患病率:指在某时点检查时可能发生某病的一定人群中现患病人的频度。

$$某病患病率 = \frac{观察时点内发现的某病现患病人总数}{该时点人口数} \times K$$

3. 检出率:

$$某病检出率 = \frac{检查时发现某病的病例数}{该时点受检人口数} \times K$$

4. 感染率(或带菌率):

$$某病感染率(或“带菌率”) = \frac{检查出某病病原体(或病菌)的人数}{受检人数} \times K$$

5. 疾病构成比:用以表明一定期间内某种疾病的病例数在总病例数中的比重,不反映某病的具体发病水平。

$$某病新病例百分比 = \frac{某时期内某病新发病例数}{同时期内全部新病例数} \times 100\%$$

$$某病现患病例百分比 = \frac{检查出某病例数}{某时点检查出的疾病总例数} \times 100\%$$

6. 治愈率:表示受治病人中治愈的频率。

$$治愈率 = \frac{治愈病人数}{受治病人数} \times 100\%$$

7. 有效率:表示受治病人中治疗有效的频率。

$$有效率 = \frac{治疗有效人数}{受治病人数} \times 100\%$$

8. 病死率:表示在规定的观察期内,某病患者中因该病而死亡的频率。

$$某病病死率 = \frac{观察期间因某病死亡人数}{同期某病患者数} \times 100\%$$

9. 死亡率:表示在某一时期内,人群中因某病而死亡的频率。

$$某病死亡率 = \frac{观察期间因某病死亡人数}{同期平均人口数} \times 10^5 / 10 万$$

本章小结

统计数据的整理与描述是描述性统计的重要组成部分。通过数据整理,使数据条理化、系统化,以了解资料的数量特征、分布规律,便于进一步计算统计指标和分析。

对于数值变量资料,通过编制频数分布表、绘制频数分布图,可以了解资料的分布类型和分布特征。在数据的分布特征中,用均数、几何均数和中位数等描述数据的集中趋势和平均水平;用极差、四分位数间距、方差和标准差描述数据的离散程度。

对于分类资料,常用比、构成比、率等相对数描述资料。相对数的计算虽然十分简单,但是在实际应用时,应当注意相对数的使用条件,特别要注意由于构成比与率的概念混淆等原因而

23

导致二者的误用。

当所比较的资料内部构成不同时,应当使用标准化方法调整内部构成的差异后才能进行比较。

复习思考题

1. 描述集中趋势的指标有哪些? 其适用范围有何异同?
2. 描述离散趋势的指标有哪些? 其适用范围有何异同?
3. 常用相对数的指标有哪些? 它们的意义和计算上有何不同?
4. 标准化的意义是什么?
5. 某市 102 名 7 岁男童的坐高(cm)如下:

64.4	63.8	64.5	66.8	66.5	66.3	68.3	67.2	68.0	67.9
63.2	64.6	64.8	66.2	68.0	66.7	67.4	68.6	66.8	66.9
63.2	61.1	65.0	65.0	66.4	69.1	66.8	66.4	67.5	68.1
69.7	62.5	64.3	66.3	66.6	67.8	65.9	67.9	65.9	69.8
71.1	70.1	64.9	66.1	67.3	66.8	65.0	65.7	68.4	67.6
69.5	67.5	62.4	62.6	66.5	67.2	64.5	65.7	67.0	65.1
70.0	69.6	64.7	65.8	64.2	67.3	65.0	65.0	67.2	70.2
68.0	68.2	63.2	64.6	64.2	64.5	65.9	66.6	69.2	71.2
68.3	70.8	65.3	64.2	68.0	66.7	65.6	66.8	67.9	67.6
70.4	68.4	64.3	66.0	67.3	65.6	66.0	66.9	67.4	68.5
68.3	69.7								

(1) 编制频数分布表并绘制频数分布图,简述这组数据的分布特征。
(2) 计算中位数、均数、几何均数,用何者表示这组数据的集中趋势好?
(3) 计算极差、四分位数间距、标准差,用何者表示这组数据的离散趋势好?

6. 测得某工厂 204 名轧钢工人白细胞中大单核数如下,试计算其平均数。

大单核数 (个/每百白细胞)	0~	2~	4~	6~	8~	10~	12~	14~	16~	18~	20~
人数	24	40	55	37	27	18	1	0	1	0	1

7. 52 名麻疹患者恢复期血清麻疹病毒特异性 IgG 荧光抗体滴度如下,试求平均滴度。

IgG 抗体滴度	1:40	1:80	1:160	1:320	1:640	1:1 280
例数	3	22	17	9	0	1

8. 表 2.10 为儿童健康检查登记表的一部分,试说出下列各指标哪些属数值变量,哪些属分类变量,哪些属有序分类变量?

表 2.10　儿童健康检查的部分资料

姓名	性别	年龄(岁)	既往史	身高(cm)	坐高(cm)	体重(kg)	血压(mmHg)		血型	肝大
							收缩	舒张		
张××	男	7	—	116.7	66.3	22.5	100	80	A	＋
李××	女	8	结核	120.0	68.3	—	110	80	AB	—
陈×	女	10	麻疹	126.8	71.5	28.2	100	70	O	—
赵×	男	9	—	123.7	70.0	26.5	120	80	A	—
钱×	男	8	肺炎	118.5	65.1	23.3	112	75	B	＋＋

9. 抽样调查某单位 2 839 名职工高血压病,结果如表 2.11。据此,某医生认为:① 该企业单位职工高血压发病率为 8%,并随年龄递增,其中 40 岁以上患者占全部病例的 90.3%,60 岁以上者发病率为 100%;② 高血压与性别有关,男性为 10.2%,女性为 4.5%,男性明显高于女性。以上分析是否妥当?

表 2.11　某单位男女职工各年龄组高血压病例分布

年龄组	男			女		
	受检人数	病例数	发病率(%)	受检人数	病例数	发病率(%)
20～	333	5	1.5	712	4	0.6
30～	301	4	1.3	142	9	6.3
40～	517	64	12.4	185	27	14.6
50～	576	93	16.2	61	9	14.8
60～	12	12	100.0			
合　计	1 739	178	10.2	1 100	49	4.5

3 统计表与统计图

医学科学研究资料经过整理和计算获得所需的各种统计指标后,常用统计表或统计图来表达分析结果。统计表与统计图是对资料进行统计描述的重要工具。设计良好的统计表与统计图能表达清楚,对比鲜明,通常配有文字说明,使读者更易理解。

总体上,统计图表要求简洁明了,便于阅读和分析比较,而且能正确概括并表达资料特征,反映事物内在的规律性或关联性。统计表或统计图应用广泛,形式多样,但其设计须符合编制原则和基本要求。

3.1 统计表

统计表(statistical table)是将研究指标或统计指标及其取值以特定表格的形式列出,以条理清晰、简洁明了的方式表达数据,便于阅读、比较和计算。

3.1.1 统计表的结构与编制基本要求

统计表的基本结构包括标题、标目、线条、数字,编制原则是内容简明、重点突出、层次清楚、数据准确。内容简明是指一个统计表通常说明1~2个中心内容或主要问题,使人一目了然;重点突出,即突出所描述事物的主要特征及相互关系,不能包罗万象;层次清楚,即表的标目安排合理,主次关系清楚;数据准确,即统计表的数据应该真实准确、实事求是。制表基本要求如下:

(1)标题及编号:是表的名称,概括说明表的主要内容,必要时要注明资料的时间和地点;编号位于标题前,用"表"加阿拉伯数字表示,如"表3.1";当文中仅有一张表时,可写成"附表"。标题及编号应写在表的上方中央。

标题是对统计表内容进行简单的概括,在实际应用中十分必要。其常见缺点是:过于简单,甚至不写标题;或者过于繁琐以及标题不确切等。

(2)标目:分横标目和纵标目,用来说明统计表每行和每列内容或数字的意义。横标目位于表格左侧,说明被研究事物的主要标志及其分组的各项内容,是表的主语;纵标目列在表格上端,说明横标目的各项统计指标,是表的谓语;主语和谓语连贯起来能读成一句完整而通顺的话。如表3.1,左侧横标目为死因及其类别分组,上端纵标目死亡数和构成比是各死因类别的统计指标;横纵标目连起来可读成,某医院1979~1988年住院死亡病人中因恶性肿瘤死亡174人,占死因构成的26.9%。

横纵标目的安排应充分利用表格的交叉形式,需要时,在横标目或纵标目之上还冠以总标目,横标目下方和纵标目右侧可设合计栏;有单位的标目要注明单位。其常见缺点是:标目过多、重复或安排不当、层次不清。

(3)线条:不宜过多,除上面的顶线,下面的底线,纵标目下面与合计上面的分隔线以及总标目下面的横线外,其余线条一般均省去。表中不宜出现竖线和斜线。

（4）数字：表内数字一律用阿拉伯数字表示，同一指标的小数位数应一致，位次对齐。表内不宜留空格，暂缺或未记录可用"…"表示，无数字用"—"表示，数值为 0 者记为"0"。

（5）备注：表格内文字区一般不插入备注，必要说明处可用"＊"号标出，在表的下方以备注形式注明。

3.1.2 统计表的种类

统计表分为简单表和组合表。简单表（simple table）是只含一个分组变量的统计表，即只有一组横标目，如表 3.1，仅有死因一个分组标志，属于简单表。

表 3.1　某医院(1979～1988 年)住院死亡病人死因构成

死因	死亡数	构成比（%）
恶性肿瘤	174	26.9
呼吸系统病	109	16.9
脑血管病	105	16.2
心脏病	76	11.8
泌尿系统病	59	9.1
损伤和中毒	54	8.3
其他	70	10.8

组合表（combinative table）是指含两个或两个以上分组变量的统计表，如表 3.2，将 3 个中心和不同组别两个变量结合起来分组，可以分析不同中心、不同组别的有效率，属于组合表。

表 3.2　两组不同剂型妥布霉素治疗细菌性眼表病变的临床疗效

中心	即型凝胶			眼药水		
	例数	有效	有效率（%）	例数	有效	有效率（%）
中心 1	63	60	95.24	61	56	91.80
中心 2	14	12	85.71	15	15	100.00
中心 3	65	63	96.92	66	63	95.45
合计	142	135	95.07	142	134	94.37

3.1.3 统计表的修改

统计表制作是否良好，可以从标题是否明确，纵横标目排列是否合理，线条是否过多过密，以及数字是否准确，小数位数是否一致且对齐等方面来检查。实际工作中，有的统计表由于未遵循制表原则和要求，未能起到应有的作用。举例说明如下：

【例 3.1】　指出表 3.3 的缺陷，并作修改。

表 3.3 益胃片的疗效观察(原表)

总例数 \ 效果	有 效						无 效	
	小 计		治 愈		好 转			
	例	%	例	%	例	%	例	%
95	93	97.9	34	35.8	59	62.11	2	2.1

表 3.3 的主要目的在于表达益胃片治疗溃疡病的疗效。缺点是:标题不明确,主谓语安排不当,标目重复,同一指标的小数位数不一致,数据未能对应,不便于比较,表的线条过多,可修改如表 3.4。

表 3.4 某地某年益胃片治疗溃疡病疗效观察(修改表)

疗效	病例数	构成(%)
治愈	34	35.8
好转	59	62.1
无效	2	2.1
合计	95	100.0

3.2 统计图

统计图(statistical graph)是用图形将统计资料形象化,利用点的位置、线条长短或面积大小等形式来表达或对比事物间的数量关系。统计图较统计表更直观,便于理解和比较,但从统计图中往往不易获得确切数字,不便于进一步作细致深入的分析,所以不能完全替代统计表,需要时可将相应的统计表一起列出。医学统计学中常用统计图有条图、圆图、线图、半对数线图、直方图和散点图等。

3.2.1 制图通则

(1)根据资料性质和统计分析目的,选择恰当的图形。

(2)要有贴切的标题和编号,标题扼要说明图的内容,必要时注明时间、地点;编号一般用"图"加阿拉伯数字表示,如"图 3.1";当文中仅有一张图时,可写成"附图"。标题及编号写在图的下方。

(3)统计图一般有纵轴和横轴,横轴尺度自左而右,纵轴尺度自下而上,数值一律由小到大,等距或有一定的规律性地标明。纵横轴应有标目,注明单位。通常纵横轴相交点即原点处定为 0,条图与直方图纵坐标须从 0 点开始。为美观起见,纵横坐标长度的比例一般约为 5∶7。

(4)在同一图形内比较不同事物或对象的统计量时,须用不同的线条或颜色表示,并附图例加以说明。图例一般可放在图的右上角空隙处或下方中间位置。

3.2.2 常用统计图及绘制方法

1. 条图(bar graph)。条图是用等宽直条的长短来表示相互独立的各指标的数值大小。

按分析对象的分组变量是一个还是两个或两个以上,分为单式(如图 3.2)和复式(如图 3.1)两种。

作图时,纵轴尺度必须从 0 开始,如图 3.2,甲乙两直条高度本为 2∶1,但若纵轴尺度从 2 开始,将给人 4∶1 的错误印象。各直条(或各组直条)宽度相等,直条之间应有相等的间隙,其宽度一般与直条宽度相等或为直条宽度的一半。为了便于对比,直条排列顺序一般按指标值大小排列。复式直条图的制图要求与单式相同,但每组直条最好不要过多,同组直条间不留空隙,组内各直条的排列次序要前后一致。

将表 3.5 资料绘成的图 3.1,不同年龄段儿童是相互独立的不连续指标,地区变量又将不同年龄段儿童死亡率按市区和郊县分别绘出,因此用复式条图进行描述。

表 3.5　1989 年某市婴儿、新生儿、幼儿死亡率(‰)

地　区	婴　儿	新生儿	幼　儿
市区	11.68	7.35	0.58
郊县	13.62	9.24	1.24

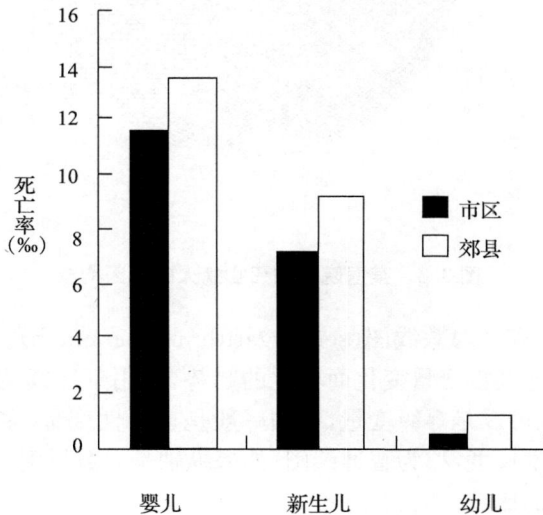

图 3.1　1989 年某市婴儿、新生儿、幼儿死亡率(‰)

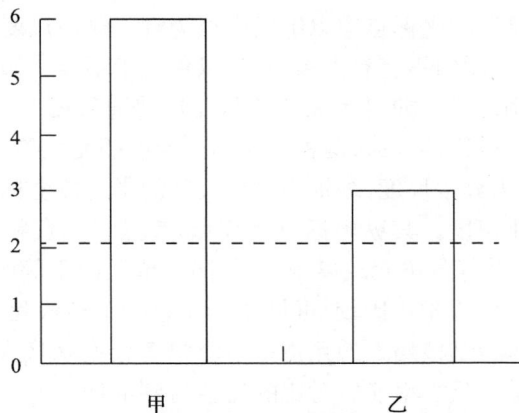

图 3.2　条图的纵轴尺度起点必须为零的示意

2. 圆图（circle garph）。也称饼图（pie chart），用以表示全体中各部分的比重，适用于描述分类变量资料各类别的构成比。以圆面积为100％，将其分割成若干大小不等的扇形来表达构成比。

如将表3.1资料绘成图3.3，先将各类构成百分比分别乘以360度得圆心角，按其自然顺序或大小顺序排列，"其他"排在最后。一般从12时开始，用量角器顺时针方向划分一系列扇形。不同的扇面用不同颜色或花纹区别。

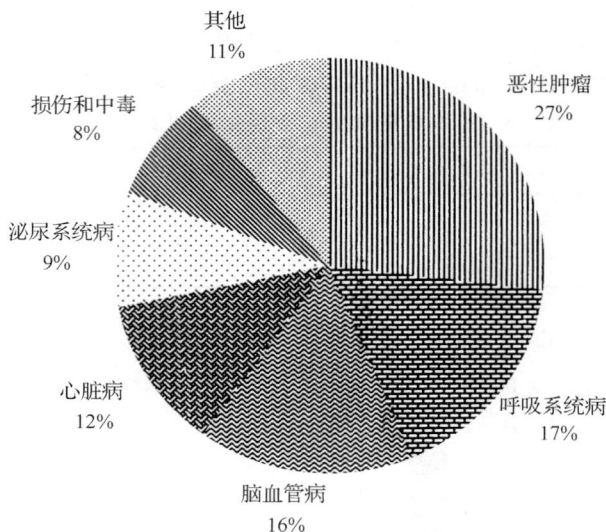

图3.3　某医院住院死亡病人的死因构成

3. 线图（line graph）和半对数线图（semilogarithmic line graph）。用线段的升降来表示某统计指标随时间或其他连续性变量变化而变化的趋势，适用于连续性资料。横轴常是时间或其他连续性变量，有时也可以是等级变量，纵轴一般是连续性变量，多表示为率、均数或频数。如果横轴和纵轴都是算术尺度，称为普通线图；如果纵轴是对数尺度，称为半对数线图，特别适宜作不同指标变化速度的比较。

普通线图纵轴采用算术尺度，从0点开始。如果图形的最低点与0点差距很大，则可在纵轴基部作折断口，使线段降低，以求美观。横轴可以不从0点开始，如果以组段为单位，则每组均以组段下限为起点，但绘制的坐标点应以组段中点为宜。纵横尺度的比例要恰当，避免给人以夸大或缩小的印象。同一图内不宜有太多曲线，以免混淆不清。如有几条线作对比，则用不同的线形来区别，并用图例说明。如将表3.6资料绘成普通线图3.4，以横轴表示年份，纵轴表示死亡率，相邻两点用直线连接，反映两种疾病不同年度的变化趋势。

半对数线图是在横轴为算术尺度，纵轴为对数尺度的半对数坐标纸上绘制线图，来反映数据变化的相对关系，即变化速度。其纵坐标没有零点，起点根据资料的情况可为0.1，1，10…等。0.1~1，1~10，10~100等各单元距离相同，但同一单元内不等距。如将表3.6资料绘制成半对数线图（图3.5），并与图3.4比较，可见图3.4显示结核病死亡率下降较大（这是由死亡率前后的差值得到的印象，结核病人的死亡率下降幅度较伤寒病人大），而图3.5显示伤寒死亡率下降速度较快（这是由死亡率前后对比的比值得到的印象），说明普通线图只可反映事物的变化趋势，半对数线图可用来反映事物的变化速度。

表 3.6 某地居民 1950～1966 年伤寒与结核病死亡率(1/10 万)

年份	伤寒死亡率	结核病死亡率
1950	31.3	174.5
1952	22.4	157.1
1954	18.0	142.0
1956	9.2	127.2
1958	5.0	97.7
1960	3.8	71.3
1962	1.6	59.2
1964	0.8	46.0
1966	0.3	37.5

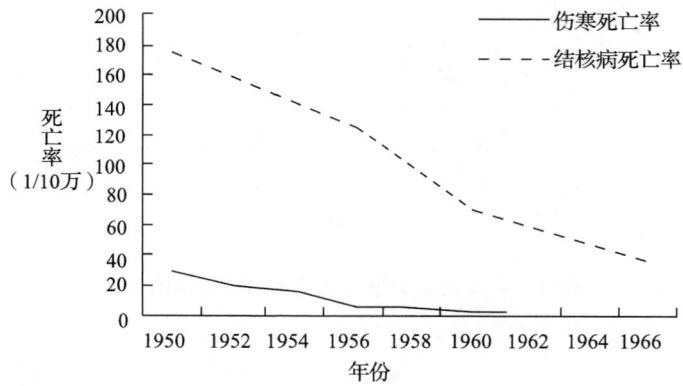

图 3.4 某地居民 1950～1966 年伤寒与结核病死亡率的线图

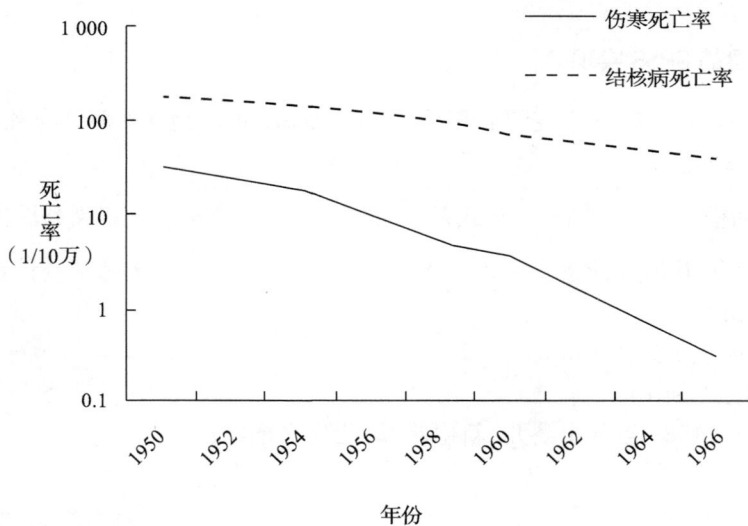

图 3.5 某地居民 1950～1966 年伤寒与结核病死亡率的半对数线图

31

4. 散点图(scatter diagram)。用点的密集程度和趋势表示两种现象或事物间的相关关系。横轴与纵轴各代表一种事物,横轴表示自变量 X,纵轴表示因变量 Y,每组数据(X_i,Y_i)在坐标系中用一个点表示,n 组数据在坐标系中形成的 n 个点称为散点,由坐标及其散点形成的二维数据图称散点图。其中,纵轴与横轴尺度的起点,均不一定从 0 开始。

在描述肺活量与体重的依存关系中,调查了某地一年级 12 名女大学生的体重与肺活量的数据如下,肺活量 Y(L)与体重 X(kg)的相关关系可以用图 3.6 所示,必要时还可以添加趋势曲线或直线。

体重 X	42	42	46	46	46	50	50	50	52	52	58	58
肺活量 Y	2.55	2.20	2.75	2.40	2.80	2.81	3.41	3.10	3.46	2.85	3.50	3.00

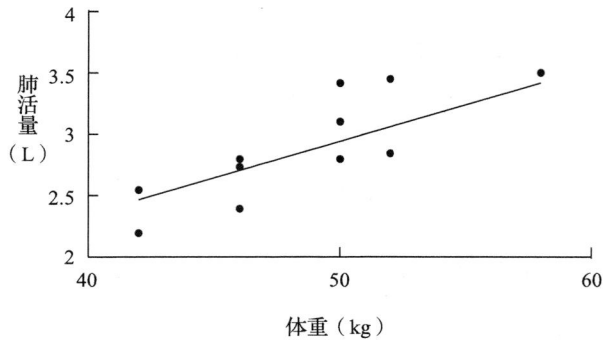

图 3.6　12 名女大学生的体重与肺活量的关系

3.3　统计图绘制的 SPSS 操作

3.3.1　条图的 SPSS 实现

图 3.1 的数据集包括三个变量:年龄分组(agegroup)、地区(site)与死亡率(mr)。其SPSS 分析步骤如下:

图形—>旧对话框—>条形图—>复式条形图—>个案组摘要　　＊定义条图的类型

定义:条的表征:其他统计量　　　　　　　　　　　＊选项统计量,默认为均数
变量:死亡率(mr)
类别轴—>年龄分组(agegroup)
定义聚类—>地区(site)
标题框:图 3.1　1989 年某市婴儿、新生儿、幼儿死亡率(‰)

确定

32

3.3.2　圆图的 SPSS 实现

图 3.3 的数据集包括三个变量:死因、死亡数与构成比。其 SPSS 分析步骤如下:

图形—>旧对话框—>饼图—>个案组摘要

定义 : 分区的表征 :变量和

变量:构成比

定义分区:死因

标题框 :图 3.3 某医院住院死亡病人的死因构成

确定

3.3.3　普通线图与半对数线图的 SPSS 实现

图 3.4 的数据集包括三个变量:年份、死亡率与疾病。其 SPSS 分析步骤如下:

图形—>旧对话框—>线图—>多线线图—>个案组摘要

定义 : 线的表征 :其他统计量

变量:死亡率

类别轴:年份

定义线的方式:疾病

标题框 :图 3.4　某地居民 1950～1966 年伤寒与结核病死亡率

确定

注:在输出窗口获得图 3.4 后,双击图形弹出[图表编辑器],双击纵轴弹出[属性]对话框,在[刻度]选项卡的[类型]中选择"对数",即可获得半对数线图。

3.3.4　散点图的 SPSS 实现

图 3.6 的数据集包括两个变量:体重(kg)与肺活量(L)。其 SPSS 分析步骤如下:

图形—>旧对话框—>散点图/点图—>简单分布

定义 :Y 轴:肺活量

X 轴:体重

标题框 :图 3.6　12 名女大学生的体重与肺活量的关系

确定

注:在输出窗口获得以上图形后,双击图形弹出[图表编辑器],可对图形进行进一步编辑。

本章小结

统计图与统计表是表达资料的分布与统计结果的重要工具。两者经常结合使用,使得复杂的数据与结果得到简洁、清晰与直观的表达。

规范的统计表就是主谓分明,层次清楚,线条从简,数据准确。一般具有标题、标目、线条、数字和备注。规范的统计图应能表达资料的数字特征,既有直观性,更要有科学性。

复习思考题

1. A. 条图　B. 圆图　C. 普通线图　D. 半对数线图
(1) 描述某地 1975～1980 年肝炎发病率的变动趋势,应绘制＿＿＿＿＿＿。
(2) 比较甲、乙、丙三地两种传染病的发病率时,宜绘制＿＿＿＿＿＿。
(3) 根据某医院对急性白血病患者构成调查所获得的资料应绘制＿＿＿＿＿＿。
(4) 比较某地 10 年间结核与白喉两病死亡率的下降速度,宜绘制＿＿＿＿＿＿。
2. 根据列表原则,指出表 3.7 的缺点,并作改进。

表 3.7　1964～1968 年急性心肌梗塞患者的病死率

年份	病例数	存活数	住院期死亡总例数	急性期死亡数	住院期总病死率(%)	急性期病死率(%)
1964	17	9	8	7	47.1	41.2
1965	13	8	5	4	38.5	30.8
1966	15	8	7	6	46.7	40.0
1967	15	9	6	6	40.0	40.0
1968	12	8	4	4	33.3	33.3
合计	72	42	30	27	41.7	37.5

3. 将表 3.8 资料中两种传染病死亡率的历年变动,分别绘制普通线图及半对数线图,并说明两种图示法的不同意义。

表 3.8　某市 1949～1957 年 15 岁以下儿童结核病和白喉病死亡率(1/10 万)

年份	结核病死亡率	白喉病死亡率
1949	150.2	20.1
1950	148.0	16.6
1951	141.0	14.0
1952	130.0	11.8
1953	110.4	10.7
1954	98.2	6.5
1955	72.6	3.9
1956	68.0	2.4
1957	54.8	1.3

4. 某地 1952 年和 1972 年三种死因别死亡率如表 3.9,试将该资料绘制成统计图。

表 3.9　某地 1952 年和 1972 年三种死因别死亡率(1/10 万)

死因	1952 年	1972 年
肺结核	165.2	27.4
心脏病	72.5	83.6
恶性肿瘤	57.2	178.2

4 研究设计基础

4.1 研究设计概述

本书主要介绍用于医学研究领域数据分析的基本统计方法,但是,比方法本身更重要的是数据和数据的来源。因此,合理全面的研究设计指导下的数据收集才是研究成功实施的关键。没有好的数据,就没有好的研究。研究设计是得到高质量的数据的手段。

4.1.1 医学研究的基本过程

成功的研究设计需要综合考虑专业知识和统计学知识,设计的整个过程包含研究的目的、实验实施及结果分析与报告。合理的研究方案所要求的基本过程大致可分为以下六个阶段:

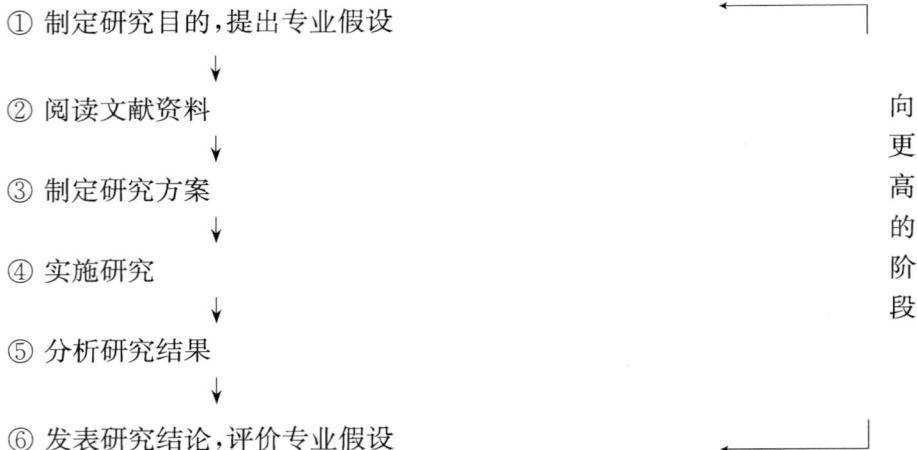

① 制定研究目的,提出专业假设

↓

② 阅读文献资料

↓

③ 制定研究方案

↓

④ 实施研究

↓

⑤ 分析研究结果

↓

⑥ 发表研究结论,评价专业假设

向更高的阶段

从统计工作的步骤来看,它一般分为资料的搜集、整理和分析三个阶段。它们既有顺序上的先后,又是密切联系、前后呼应不能截然分开的整体。先行步骤是后续步骤的基础,后续步骤又对先行步骤提出要求。只有完整、正确地搜集资料,才能整理、分析出可靠的指标,得到可靠的结论;而要求分析什么统计指标,又决定了应搜集哪些资料和怎样搜集、整理。

4.1.2 研究设计的意义

医学研究设计是根据特定的研究目的,对一项医学科学研究的全过程,包括资料的搜集、整理和分析等,制定科学、有效和周密的计划和安排,从而保证研究工作顺利地进行。

一份良好的研究设计,应该是专业设计和统计设计的有机结合。专业设计保证了研究课题的先进性和实用性,而统计设计则保证了研究课题设计的经济性和可重复性。其意义在于:用较少的人力、物力、时间等,得到较为可靠的结果;能合理地控制实验误差并对其进行估计,保证了实验结果的可靠性和可重复性；能使多种实验因素包括在很少的实验之中，提高实验的效率。

必须强调的是，没有良好的研究设计，就得不到准确可靠的结果。而任何高级精巧的统计方法都无法弥补研究实施过程中的不足。

4.1.3 实验与调查

医学科学研究通常分为两大类：调查（survey）和实验（experiment）。调查所观察的个体受许多环境条件的影响，它们处于没有人为干预的"自然状态"，如调查某地 7 岁儿童的平均身高，研究人员只是测量该地所有儿童的身高（总体），而没有对儿童施加任何"干预"，此属全面调查；在更多情况下，我们常常从总体中取出一部分个体（这一过程称为抽样）作为调查对象（这些对象就构成了样本），再用调查的结果来推断总体的研究，称为抽样调查。例如，不全部调查该地所有儿童的身高，只是从总体中随机抽一部分个体来调查（详见 4.3.2）。

实验研究是将一组随机抽取的实验对象随机分配到两种或多种处理组，观察比较处理因素的效应（或结果）。例如，要研究某大豆制品的降血脂效果，研究人员将实验大鼠随机分配到实验组和对照组，前组服用添加大豆制品的饲料，后组服用未添加大豆制品的饲料，喂养一段时间后，比较两组血脂变化情况，此属实验研究。在实际工作中，习惯上将以人为对象的实验，称为试验（trial），如临床试验、现场试验等。

4.2 实验设计

实验研究与调查研究的不同在于实验研究中研究者可以对被研究个体进行积极干预，而调查研究中研究者只是被动地记录被调查者的感受、反应或特征。

实验研究的特点是：① 研究者能人为设置处理因素；② 受试对象接受何种处理因素的水平是经随机分配而定的；③ 实验研究设计能使多种实验因素包括在较少次数的实验中，更有效地控制误差，达到提高效率的目的。

实验设计是关于实验研究的计划方案的制定，是实验研究极其重要的一个环节。良好的设计是顺利进行实验和处理结果的先决条件，也是使实验研究获得预期结果的重要保证。

4.2.1 实验研究的基本要素

实验研究的目的是要阐明某些处理因素作用于受试对象后所产生的实验效应。因此，实验研究的基本要素包括处理因素、受试对象和实验效应。例如，用两种降压药治疗高血压病人，观察比较两组病人血压值的下降情况，实验所用的两种降压药为处理因素，高血压病人为受试对象，血压值变化为实验效应。这三部分内容缺一不可，为使实验获得客观可靠的结果，实验设计中应当结合统计学和专业的要求对这三个要素进行综合考虑。

1. 处理因素（factors）。处理因素一般是指施加于受试对象，在实验中需要观察并阐明其处理效应的因素，包括物理因素、化学因素及生物因素。若一次实验中只研究一个因素对实验指标的影响，称为单因素实验；若一次实验中要研究两个或多个因素对实验指标的影响，称之为多因素实验。处理因素的不同取值称为水平（levels）。例如，研究某药的不良反应，其不同剂量称之为水平。有些研究，受试者本身的某些特征，如性别、年龄、疾病等，也可成为实验的处理因素。

影响实验结果的因素有很多,实验设计时应注意:

（1）确定研究的主要因素。任何实验效应都是多种因素作用的结果,我们不可能也不必要在一次实验中考察所有相关因素。一次实验涉及的处理因素不宜太多,否则会使分组增多,受试对象的例数增多,在实际工作中难以控制。但处理因素过少,又难以提高实验的广度和深度。因此需根据研究目的确定一个或几个主要的、关键性的因素作为处理因素。

（2）明确混杂因素(简称混杂,confounding)。处理因素是某项实验中所要阐明的因素,实验中对实验结果有一定影响的其他因素称非处理因素。非处理因素虽然不是研究因素,但由于其中有些会影响实验结果,产生混杂效应,所以非处理因素又称混杂因素。如两种降压药治疗高血压病人的试验,非处理因素有年龄、性别等,不同的年龄、性别降压效果不同。因此,设计时应明确主要的非处理因素,并尽可能使各组间可能影响实验效应的非处理因素均衡一致。

混杂因素对于实验效应的影响常常掩盖研究因素对效应的真实情况,因此,对于混杂因素的控制,是研究人员必须要考虑的问题。

实验设计中对混杂因素控制的常用方法有:① 将混杂因素作为一个实验条件来控制,即把它控制在不起作用的水平上或使各组处于同一水平上。例如,性别是影响效应的重要因素,则可以定义研究人群为男性,也可以定义研究人群中男、女各半。② 通过配对或随机化分组方法,使得混杂因素在比较组间达到均衡,如当病人年龄是某药疗效的一个混杂因素,可采用年龄配对的方法使得试验组与对照组之间的年龄达到均衡。③ 转为处理因素,有时将明显的混杂因素就作为一个处理因素来对待。记录混杂因素变量的取值,以备后续的统计分析。用来考虑混杂因素影响的统计分析方法有分层分析、协方差分析及多元分析等(详见相关统计学专著)。

（3）处理因素应标准化。处理因素标准化就是保证处理因素在整个实验过程中实施的一致性。如在实验过程中实验药物的批号、剂量、疗程等应当一致,手术和操作的熟练程度,护理程序和内容也都应当自始自终保持衡定,否则将会影响结果的准确性。因此在设计时制定出保证处理因素标准化的具体措施。

2. 受试对象(subjects)。受试对象是指被处理因素作用的对象。受试对象的选择在医学实验中十分重要,对实验结果有着极为重要的影响。实验研究按受试对象可分为动物实验和人体试验。

（1）动物选择。研究课题不同对动物的要求也往往不同。动物选择除种类、品系外,动物个体的选择如年龄、性别、体重、窝别、营养状态等也应重视。如医学上要研究呕吐现象,一般采用猫作为实验对象,因为猫对呕吐反应最敏感,且其呕吐机理等方面与人类最接近。

（2）病例选择。病例选择最基本的要求是诊断明确、符合研究入选标准,符合剔除标准的病人要及时剔除。病例入组前应签署知情同意书,依从性是需要考察的重要方面。

3. 实验效应(effects)。实验效应是指受试对象接受实验处理后所出现的实验结果,通常由人或动物相应的各项指标来反映。一般对效应指标的要求为:

（1）关联性。实验所选用的指标应与研究目的有本质的联系,此即指标的关联性。它必须能够确切地反映处理因素的效应。

（2）客观性。一般来说,测量层次越高的指标客观性越好,如定量指标。客观指标可重复性高,但医学研究中常常需要一些主观指标。如止痛药的止痛效果研究需要疼痛程度作为效应指标,此时常采用对疼痛程度进行分级的方法。

（3）灵敏性。指标的灵敏性是客观准确地表达实验效应的一个重要方面。在实验设计时,为了使实验效应充分显示,指标应较为灵敏,同时受试对象、测量仪器及方法也应具有灵敏性。

（4）精确性。指标的精确性即指标的准确度（accuracy）和精密度（precision）。准确度是所观察结果的真实程度，表现为观测值或其平均数与真值的接近程度，主要受系统误差影响；精密度是所观察的结果的可重复性，表现为重复观察时，观察值与其平均值的接近程度，其差值属于随机误差。精确度应控制在专业规定的容许范围内。

4.2.2 实验设计的基本原则

R. A. Fisher 在 1935 年出版的《实验设计》一书中，最早提出了实验设计应遵循的三个基本原则，即对照原则、随机化原则和重复原则。这三个原则的基本目的在于消除非实验因素（混杂）对实验的影响，保证各比较组间非处理因素的条件均衡，得出客观科学的研究结论。

1. 对照（contrast）原则

有比较才有鉴别。对照原则是实验设计的基本原则之一。实验效应除了受实验因素的影响外，常常还受到一些其他因素的影响。基于医学研究中许多疾病是能不治而愈或自行减轻和缓解的；影响疾病发生发展的因素又是复杂多样的，不同个体间以及同一个体不同时期都明显存在着差异。因而，科研人员在科研设计时，一般都要求设立对照组，这是控制各种混杂因素的基本措施。

设立对照应满足"均衡"（balance）原则，即在设立对照时除给予处理因素不同外，其他对实验效应有影响的因素（即非处理因素）尽量均衡一致，以消除或减少非实验因素的干扰和影响，正确地评价处理因素的效应。

为保证对照的合理实施，在设计对照组时应考虑对照组和处理组之间的均衡，常考虑以下几个方面：受试对象条件要一致，各组实验对象具有同质性；实验条件要一致，并贯穿在实验过程的自始至终，包括实验的环境和仪器设备条件等诸方面；研究者或操作者对各组的观察、操作要求应一致，最好是同一人员；实验的时间和顺序应一致。比较各组的实验时间和顺序应同时进行或随机交叉进行，不能先做一组，后做另一组。考察对照组是否满足均衡性，可采用 t 检验、χ^2 检验等方法对实验组与对照组受试对象的非处理因素的差别进行均衡性检验。

合理的对照还要求对照组与实验组的样本含量尽可能相等或接近，以保证最高的统计效能。在临床试验中为避免病人心理影响或医生评估处理效应的主观偏性，而采用"盲法"（blind method），即研究实施过程中受试对象、研究实施人员、结果判定人员不知道分组方案。

常见的对照类型有：

（1）阳性对照。如临床研究药物的疗效时，可用现有的标准治疗方法作为对照组。因此，比较的假设在于新药的效果至少不比标准治疗组差。平行设计的处理组常常互为对照，如不同剂量的实验组间互为对照。

（2）空白对照或安慰剂对照。空白对照是指不施加任何处理的"空白"条件下观察的对照；临床试验中为了消除病人的心理效应，常设计剂型与处理组相同但没有药物活性成分的安慰剂（placebo）作为对照。这类对照即阴性对照，而自身对照，如药物治疗前与治疗后作比较也可属于这一类型。

（3）实验对照。实验对照是指对照组和处理组的对象不同，并在某种有关的实验条件下进行观察。如观察赖氨酸对儿童生长发育的影响，处理组儿童食用强化赖氨酸的面包，对照组儿童食用未强化赖氨酸的面包，这里处理因素是强化赖氨酸，而面包是对本研究有影响的实验因素，应使之在处理组和对照组相同。

实验研究中常常同时设立阳性对照、阴性对照或者不同剂量组之间的相互对照。临床试验中使用安慰剂对照时应当考虑不违反伦理原则。

2. 随机化(randomization)原则

所谓随机化,在抽样研究中是指总体中每个个体都有相等的机会被研究者抽取为样本,在实验研究中是指每种处理都有相等的机会分配给某个实验对象以及各比较组的实验顺序要无人为因素的影响。随机化是保证非处理因素组间均衡一致的另一重要手段。

实验设计中随机化所起的作用为:避免主观因素的参与;打破原来实验对象排列的系统性,以控制系统误差;对于实验中一些意想不到的因素起平衡作用。随机化假设是统计推断的基础。

随机化的工具与随机化方法:常用的随机化工具有硬币、赌具(如骰子)、随机数字表、随机排列表以及计算机(器)伪随机数发生函数等。其具体实现方法结合后述的具体设计方法,再作介绍。

3. 重复(replication)原则

重复是指各处理组及对照组的例数(或实验次数)要有一定的数量,即要求有一定的样本含量。前面提到实验对象之间的变异总是存在的、不可避免的,因而在科学实验中只有一个实验对象是不能说明问题的,常需要有足够的数量,以便得出正确的统计学结论。那么,是不是重复越多越好呢? 也不尽然,实验对象太多,工作量大,浪费大量人力物力,增加严格控制实验条件的困难,导致实验的系统误差增加,反而可能影响科研的质量。因此,必须在保证实验结果具有一定可靠性的条件下,确定最少的样本含量,达到不仅节约人力和经费,而且满足统计设计的要求的目的。

确定样本含量应当在事先给定设计类型、资料类型、比较指标、容许误差、两类错误概率和变异大小等条件下,通过公式计算或查表法确定。具体方法请参阅其他教材有关样本含量的估计。

4.2.3 实验设计的常见类型

1. 完全随机化设计(completely randomized design)

(1)基本概念。将实验对象用随机方法分配到各个处理组或对照组中,以进行实验观察;或分别从不同的总体中随机抽样进行观察比较的一种设计方法,称之为完全随机设计。这是一种单因素设计,因素水平可以是两个或多个。

(2)随机化分组方法。如前所述,用于随机化的工具可有多种,较为常用的是查随机排列表,举例说明如下。

【例 4.1】 设有小白鼠 12 只,试用随机排列表将它们分成三组。

先将这批小白鼠编号为 1,2,…,12,然后在随机排列表内(附表 2)随意确定一行,譬如说从附表 2 第 8 行第一个数字开始,舍去 12～19,依横向抄录 0～11 的数字,它们依次录于动物号下面。按预选规定,将随机数字为 0～3 者分入 A 组、4～7 者分入 B 组、8～11 者分入 C 组,结果列入表 4.1 中。

表 4.1 12 只小白鼠随机化分组情况

编号	1	2	3	4	5	6	7	8	9	10	11	12
随机数	3	2	6	1	8	0	9	11	5	4	10	7
归组	A	A	B	A	C	A	C	C	B	B	C	B

（3）完全随机设计的优缺点。本设计方法简单、灵活、易理解，这样可以充分利用全部实验单元；样本例数的估计及统计量计算较简单；由于本设计对非处理因素单纯靠随机化的办法来对各处理组进行平衡，对混杂因素缺乏精确的控制，因而其抽样误差可能较高，精确度较低。所以该设计一般只用于实验对象同质性较好的实验，当实验对象的变异较大时，这种设计是不提倡使用的。

2. 配对设计（paired design）

（1）概念。配对设计也称为随机配对设计（randomized paired design）。配对设计与完全随机设计的不同点在于所比较的两组观察值不是来自于完全独立的两组观察个体，而是根据某种相同或者相似特征性质组成 n 对观察。例如把 n 对双胞胎兄弟分配到两个不同的治疗组进行比较研究；又如把年龄、性别相同的 n 对个体分配到比较的两组。前一个例子是自然存在的匹配因素，而后一个例子是研究者根据实际情况选定的匹配因素用随机化的方法将每个对子中的实验对象分配到处理组和对照组中去。配对设计就是研究如何根据匹配因素构成对子，并且把对子中的两个个体随机分配到两个处理组的设计方法。

配对设计有两种常见的类型，即自身配对和异体配对。

自身配对是将同一个实验对象分别接受两种处理进行比较研究。在接受两种处理的方法上，可以是同一个受试者先后接受两种处理，如用药前后作两次观察，常称为自身前后配对；也可以是将同一个实验标本一分为二，分别接受两种不同处理，对处理结果进行比较观察。

异体配对是将同质性好而且性质相似的两个实验对象组成一个对子。例如，在动物实验中，常根据种属、窝别、性别或体重等因素等配成对子，再将对子中的动物随机分配到处理组和对照组；在临床试验中，常根据年龄、性别、职业、病情、病型（期）等相同或相近的两个病人配成对子，再将对子中的两个受试对象用随机的方法分配到处理组和对照组中去。

与完全随机设计相比较，配对设计研究由于将性质相似的实验对象配成对子，因而提高了同一对子中实验对象的同质性，从而降低了抽样误差，提高了检验效能。

（2）随机化分组方法。

【例 4.2】 若有 16 只大白兔，已按性别相同、体重相近等要求配成 8 对，试将这 8 对兔子随机分至 AB、BA 两组之中。

先将这 16 只兔子编号，第一对兔子中的第一只编为 1.1，第二只编为 1.2，其余类推；再从附表 2 中任意指定一行，譬如说第 2 行，舍去 8 和 19 两个数字，横向抄录 8 个随机数字于兔子编号下方，并规定遇奇数取 AB 顺序，遇偶数取 BA 顺序。结果列入表 4.2 中。

表 4.2　8 对大白兔随机分入 AB、BA 两组

编号	1.1	2.1	3.1	4.1	5.1	6.1	7.1	8.1
	1.2	2.2	3.2	4.2	5.2	6.2	7.2	8.2
随机数	1	2	0	3	7	4	5	6
归组	AB	BA	BA	AB	AB	BA	AB	BA

（3）优缺点。随机配对设计同样通过随机化来控制混杂，但同时也可能损失了匹配因素的相关信息。此外由于对于个体的选择，可能带来实现的难度。在实际工作中，应认真选择配对因素，常见的问题有过度匹配（over matching），可能引入偏倚。

3. 随机区组设计(randomized block design)

(1)概念。随机区组设计也称为配伍组设计。它将具有相同或相似特征的研究对象归为一个区组(block),区组中的个体数和比较组数相同;然后将区组内的个体随机分配到各个比较组。当进行两组比较时,随机区组设计就是随机配对设计。可见,随机配对设计是随机区组设计处理组数为2时的特例。

(2)随机化分组方法。首先设置"区组",将性质相同或相近的实验对象归为一个区组,每个区组的例数就是处理组数;再将区组内的实验对象随机分配到各处理组。

【例4.3】 现假设已按动物的基本特征设置好了6个区组,每个区组各有3个动物,如何进行随机化分组?

首先将每个区组的动物编为1,2,3号,然后查附表2随机排列表,随机指定第4~9行,共6行,每行只取随机数1~3,其余数舍去,依次标于各配伍组的受试者编号下,预选规定随机数字为1分入A组,为2分入B组,为3分入C组。分配结果见表4.3。

表4.3 18只动物区组内随机化分配结果

编号	1.1	2.1	3.1	4.1	5.1	6.1
	1.2	2.2	3.2	4.2	5.2	6.2
	1.3	2.3	3.3	4.3	5.3	6.3
随机数	132	123	213	321	321	132
归 组	ACB	ABC	BAC	CBA	CBA	ACB

(3)优缺点。如前所述,区组设计精确地控制了混杂因素的的影响,减小了偏倚,估计更加精确。从模型拟合的角度,随机区组设计假定区组与处理组间无交互作用,故不能分析交互作用,包括配对设计。这类设计的主要缺点是一个区组内的观察值缺失,可能导致整个区组缺失或不得已而采取缺失值估计。

4.3 调查设计

统计学中介绍调查研究常常指的是抽样调查,即通过对有代表性的样本的研究来推断总体的特征。与全面调查相比,抽样调查有四个优点:费用较少,速度较快,覆盖面较大,正确性较高。前两点是很显然的,后两点是指在人力、物力有限的条件下,与其难以保证质量或只能进行范围较小的全面调查,不如进行人力、物力能所及的抽样调查,可获得较大的覆盖面和保证较高的质量。随机抽样是获得有代表性样本的重要手段,其重要性相当于实验研究中的随机化分配。

4.3.1 抽样框(sample frame)的确定

任何调查研究首先要清楚定义目标总体。也就是说,当我们得到一个样本时,我们应该知道,该样本来自的总体。总体的定义常常是含糊的,或者假定是知道的。但是,我们应该在制定调查设计方案时就应当明确总体的定义。例如,选举的调查,首先应该明确总体是所有的成人或者所有的注册选举人,以确保合理解释结果。在调查的实施中,总体是通过定义抽样框(即实际的被抽样单位清单)来确定的。但事实上,常常很难定义一个可用来抽样的抽样框,此时如后所述,需要借助不同的方法。

不完全的或定义有偏差的抽样框常常导致样本的选择偏差,而这样的样本因为缺乏对总体的代表性而导致统计量系统性地偏离其估计的总体参数。导致选择偏差的原因除了抽样框不完全之外,还包括是否遵循了随机抽样的原则。

4.3.2 常用的随机抽样方法

随机抽样就是用一定的概率抽样方法从总体中抽取一定数量的对象组成样本,所谓概率抽样方法是指个体被抽取进入样本的概率是已知的。常用的随机抽样方法有五种,即单纯随机抽样、系统抽样、分层抽样、整群抽样和多阶段抽样。分述如下:

1. 单纯随机抽样(simple random sampling)

(1) 抽样方法。将总体内的全部观察单位编号,再用随机化工具无放回地(without replacement)选出进入样本的号码,直至达到预定的样本例数为止。这种抽样方法基于总体内每个个体被抽取的概率是相等的。

【例 4.4】 欲了解某乡村居民高血压患病情况,该村共有居民 2 000 人,试用单纯随机抽样方法抽取样本例数 100 人作为样本。

先将全村居民编号为 1,2,…,2 000;再查随机数字表(附表 3)随意确定一起点和走向,譬如从第 6 行第 1 个数字开始,依横向抄录 100 组随机数字,每组为 4 个数字,凡后面出现与前面有相同的数字者弃去,它们是 1 622,7 794,3 949,…,8 845。凡首位数字≥8 者减 8,≥6 而<8 者减 6,≥4 而<6 者减 4,≥2 而<4 者减 2,<2 者不变,这样依次得:1 622,1 794,1 949,…,845,凡编号为这些数字的居民就组成了我们所需的样本。

(2) 优缺点。单纯随机抽样的优点是当总体内观察单位数不大时比较容易实施,均数(或率)及其标准误的计算(详见相关章节)也较简便。但这种方法在总体含量过大而不易得到总体的完全列表时,实际上可能难以操作。在总体内个体变异大而样本量小时,样本的代表性较差。

(3) 适用范围。这种抽样方法一般适用于总体内个体差异较小的小型调查和实验室研究。单纯随机抽样是较好体现随机化原则的方法,也是其他抽样方法的基础。

2. 系统抽样(systematic sampling)

(1) 抽样方法。系统抽样又称为间隔抽样或机械抽样。首先必须确定总体的范围和样本例数,将总体内的观察单位依次编号;然后确定抽样比,即确定从每多少个单元(设为 k 个,k=总体中所有个体数/样本例数)中抽一个单元进入样本。至于究竟抽其中第几个,则必须用随机化的方法决定。具体做法是在 1 至 k 个数中,随机选出一个数,把它作为起点,以后依次用相等的间隔,规律地从每 k 个单元中抽一个观察单位,组成样本。

【例 4.5】 某研究欲通过问卷调查了解学生的睡眠质量,研究者计划在某小学进行预调查。该校有学生 1 200 人,试按系统抽样法抽取一例数为 120 人的样本。

此例中总体例数为 N=1 200,样本例数 n=120,抽样间隔 k=N/n=10,先将该校所有学生依次编号为 1 到 1 200,再在 1~10 之间确定一个随机数,比如为 6,于是,以学生编号为 6,16,26,…,1 196 者组成样本。

(2) 优缺点。系统抽样的优点在于简单、快速、方便,容易得到一个按比例分配的样本。但是,当总体内观察单位按顺序有周期性或单调递增(或递减)趋势时,系统抽样有因为与这种趋势刚好一致而导致明显的偏倚,降低代表性。目前,尚无可靠的统计方法来估计其抽样误差,在实际工作中,一般可按单纯随机抽样来处理。

(3) 适用范围。事先对总体内的个体分布有所了解,识别可能存在的周期性,以恰当地应用系统抽样;在多阶段抽样中,常常用于与其他抽样方法相结合,用于后阶段抽样,获得所需样本。

3. 分层抽样(stratified sampling)

(1) 抽样方法。在抽样过程中,将总体按某种特征划分为若干个组别、类型或区域等次级(统计中称之为"层"),先从每层内独立抽取一个随机样本,再合成为总体的一个样本,这种方法称之为分层随机抽样。每层具体抽样方法可用单纯随机抽样或系统抽样法。分层的原则是分层后层内变异尽可能小,而层间变异可以较大。

一般说来,分层可以提高样本的精密度。各层可用相同的抽样比,即从各层抽取的样本单元数与各层大小成比例,这种分配样本各层单元数的方法,称为比例分配。若总的样本例数为 n,各层的样本例数应为

$$n_i = n \left(\frac{N_i}{N} \right) \qquad (4.1)$$

其中,N 表示总体例数,N_i 表示总体中第 i 层的例数。也可用不同的抽样比,当总的样本例数定为 n 时,既考虑到层的大小(N_i),又考虑到各层内的变异大小,则各层的样本例数可按式(4.2)或式(4.3)计算,以尽可能控制抽样误差,这种分配样本方法称为最优分配。

$$n_i = n \frac{N_i \sigma_i}{\sum N_i \sigma} \qquad (4.2)$$

$$n_i = n \frac{N_i \sqrt{\pi_i (1 - \pi_i)}}{\sum N_i \sqrt{\pi_i (1 - \pi_i)}} \qquad (4.3)$$

在公式(4.2)和(4.3)中,σ_i 表示总体第 i 层的标准差(参数),π_i 表示总体第 i 层的率(参数)。

在实际工作中第 i 层总体的参数一般根据以往的经验、文献资料或预试调查来估计,但更多的时候是未知或难以估计的。故最优分配的一般原则是:从内部变异小的层少抽些单元,而从变异大的层则多抽些;从调查费用少的层多抽些,从费用多的层则少抽些;从包含有意义个体多的层内多抽些,反之则可少抽些。

(2) 优缺点。分层抽样可以有效控制抽样误差,从而提供更为精确的估计,也因此可以采用更小的样本含量;考虑到重要因素的分布,可以保证样本代表性,避免无代表性的样本(例如从包含男性女性的总体中只获得单一性别的样本)。其缺点在于相对复杂,要求在抽样前确定分层变量,以及抽样比例等其他方面的工作。

(3) 适用范围。对总体内各层的个体情况有所了解,分层抽样适合于层内变异小而层间变异大时,效果较好。

4. 整群抽样(cluster sampling)

(1) 方法。该抽样是以自然存在的集体单位或人为划分的群体(例如家庭、街道、乡、村、工厂、学校等)作为抽样单元。如总体中含有 K 个群,从中用随机化的方法抽取 k 个群,对抽中的 k 个群体内所有个体则全部加以调查。

【例 4.6】 若调查某县血吸虫感染率,以该县的村为基本抽样单元(共 300 个村),从中抽取 30 个村,然后对已抽取的 30 个村的居民全部进行调查。

各群内单元数相等或不等时,统计量的计算方法是不同的。

① 群内观察单位数 m_i 不等时

样本均数

$$\overline{X} = \frac{K}{Nk} \sum X = \frac{K}{Nk} \sum m_i \overline{X}_i \tag{4.4}$$

样本率

$$p = \frac{K}{Nk} \sum a_i \tag{4.5}$$

式中 N 为总体例数，$\sum X$ 为样本各群全部观察值之和，$\overline{X}_i$ 为该样本第 i 群的均数，$\sum a_i$ 为各群阳性数之和。

② 群内观察单位数 m_i 相等时

样本均数

$$\overline{X} = \frac{\sum X}{km} = \frac{\sum \overline{X}_i}{k} \tag{4.6}$$

样本率

$$p = \frac{\sum a_i}{km} = \frac{1}{k} \sum p_i \tag{4.7}$$

式中 p_i 为样本第 i 群的率，其余符号同上。

（2）优缺点。整群抽样的优点主要在于简单、快捷，易于得到样本，节省抽样费用。但其缺点也比较明显，与上述几种抽样方法相比，抽样误差更大，获得样本的代表性最差。但在群间差异较小，抽取的"群"较多时，可以降低抽样误差。

（3）适用范围。整群抽样适用于群内变异大而群间变异小的总体。

5. 多阶段抽样（multi-stage sampling）

（1）方法。从总体中先抽取范围较大的单元，称为一级单元（例如县、区），再从每个抽中的一级单元中抽取范围较小的单元，称为二级单元（例如乡、街道），还可以从抽中的二级单元中再抽取范围更小的三级单元（如村、居委会），甚至更小的单元，最后一级抽样单元可以是个体或者是群。各级抽样可结合使用不同的抽样方法，最简单的情形是二阶段抽样（two-stage sampling）。

（2）优缺点。多阶段抽样可以结合不同抽样方法方便地得到样本，以保证样本的代表性和控制抽样误差。但由于多阶段抽样结合采用不同的分组方法和不同的抽样方法，组合变化较多，因此需要较多的管理方面的努力，而且统计量的计算也相应比较复杂（参见有关统计专著）。

（3）适用范围。大规模调查常采用多阶段抽样，并且可按行政区域划分逐级进行（客观实际中很容易实现），故在实际工作中应用较多。

本章小结

1. 研究设计的基本意义在于合理利用研究资源，得出尽可能客观的科学结论。

2. 研究设计的基本要素为处理因素、受试对象和实验效应。

3. 实验设计的基本原则为对照、随机化和重复原则。

4. 实验设计的基本类型有完全随机设计、配对设计和随机区组设计。实际应用中应根据研究目的和基本要素的不同情况合理选择。

5. 常用随机抽样方法包括单纯随机抽样、系统抽样、分层抽样、整群抽样和多阶段抽样。实际工作中常常结合不同抽样方法进行多阶段抽样。

复习思考题

1. 配对设计中实验对象经配对后，分组时为何仍需随机化？

2. 何谓对照，简述其意义和类型。

3. 实验研究的基本要素是什么？它们之间的关系如何？

4. 试述常用的几种抽样方法及其优缺点。

5. 研究 3 个剂量的抗癌药物的抑瘤效果，每组拟用 12 只模型鼠，试将 36 只模型鼠随机分入各组。

6. 何谓分层抽样的最优分配？在实际工作中如何实现？

5 常用概率分布

随机变量的性质取决于它的分布规律,本章介绍三个最常用的分布模型,包括连续型变量的正态分布,离散型变量的二项分布与 Poisson 分布。

5.1 正态分布

前面第 2.1 节中,我们已将例 2.1 的频数表资料,绘制成图 2.1 的直方图。若以各组频率密度(频数/组距)为纵坐标绘制直方图,则各条形面积相应为频率,和为 1(100%)。可以设想,如果将观察人数逐渐增多,组段不断缩小,图中直条将逐渐变窄,其顶端将逐渐接近于一条光滑的曲线,这条曲线称为频率分布曲线。如图 5.1 所示,图 5.1(a) ～ 图 5.1(c)为样本例数不断增大时的样本的频率分布,图 5.1(d)的光滑连续曲线则表示样本所属总体的理论概率分布。该曲线中间高两头低,略呈钟形,左右对称,近似一理论分布——正态分布(normal distribution)。由于频率的总和等于 100% 或 1,故横轴上曲线下的面积等于 100% 或 1。

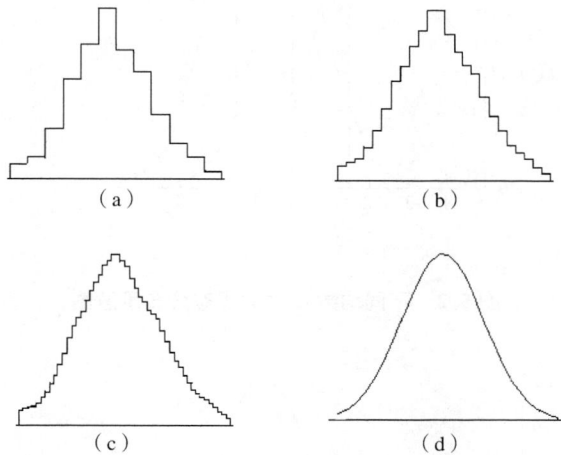

图 5.1 频率分布逐渐接近正态分布示意图

正态分布又称 Gauss 分布(Gaussian distribution),是一种最常见、最重要的连续型分布,应用甚广。

5.1.1 正态分布的定义

若随机变量的概率密度函数是:

$$f(x) = \frac{1}{\sqrt{2\pi}\sigma} e^{-\frac{(x-\mu)^2}{2\sigma^2}} \qquad -\infty < x < +\infty \qquad (5.1)$$

则称随机变量 X 服从正态分布,X 为正态变量。其中 μ 为随机变量 X 的总体均数,σ 为标准差,μ 和 σ 是正态分布的两个参数(parameter),π 和 e 均为常量。π 为圆周率,其近似值为3.141 59;e 为自然对数的底,其近似值为 2.718 28。若 X 服从均数为 μ,方差为 σ^2 的正态分布,则简记为 $X \sim N(\mu, \sigma^2)$。

5.1.2 正态分布的性质

已知 μ 和 σ,对应的正态分布就确定了,并有如下性质:

(1) 正态分布只有一个高峰,高峰位置在 $x = \mu$。x 越远离 μ,$f(x)$ 的值越小,但曲线 $f(x)$ 与 X 轴永不相交。

(2) 正态分布以均数为中心,左右对称。式(5.1)中 $(x-\mu)$ 值无论正负,$(x-\mu)^2$ 恒为正,只要 $(x-\mu)$ 的绝对值相等,则纵高 $f(x)$ 相等,因此正态分布以均数为中心,左右对称。

(3) 正态分布的两个参数 μ 和 σ 决定了分布的位置和形状。其中 μ 是位置参数,如图 5.2,当 σ 恒定时,μ 越大,则曲线沿横轴越向右移动;反之,μ 越小,则曲线沿横轴越向左移动。σ 是变异度参数,如图 5.3,当 μ 恒定时,σ 越大,表示数据越分散,曲线越"矮胖";σ 越小,表示数据越集中,曲线越"瘦高"。一个确定的正态分布总体对应着一条确定的正态分布曲线,不同的正态分布曲线则代表着不同的正态分布总体。

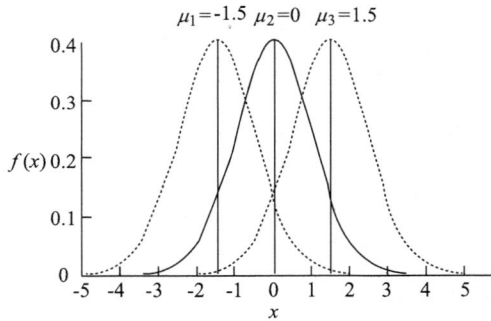

图5.2 不同均数 μ 时的正态分布示意图

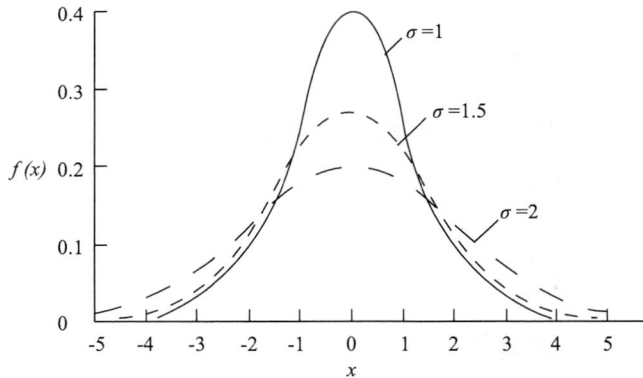

图5.3 不同标准差 σ 时的正态分布示意图

（4）正态变量的标准化变换

对任何服从正态分布 $N(\mu,\sigma^2)$ 的随机变量 X 作如下标准化变换：

$$Z = \frac{X-\mu}{\sigma} \tag{5.2}$$

将变换成均数为 0，方差为 1 的正态分布，称为标准正态分布(standard normal distribution)，简记为 $Z \sim N(0,1)$。Z 称为标准正态(离)差(standard normal deviation)。标准正态分布的密度函数为 $\varphi(z)$：

$$\varphi(z) = \frac{1}{\sqrt{2\pi}} e^{-\frac{z^2}{2}} \qquad -\infty < z < +\infty \tag{5.3}$$

式(5.2)也就是将图 5.2 的原点移到 μ 的位置，横轴尺度以 σ 为单位，使变换后的变量成为标准正态变量(图 5.4)。这一变换极为重要，它并不影响正态分布的基本性质，却为实际应用带来很大方便。它总可以将一般的正态变量通过标准化变换化成同一个标准正态变量。在弄清楚标准正态分布的性质后，也就不难推论到一般正态分布了，如在计算正态曲线下的面积分布时，往往借助标准正态分布而求得。

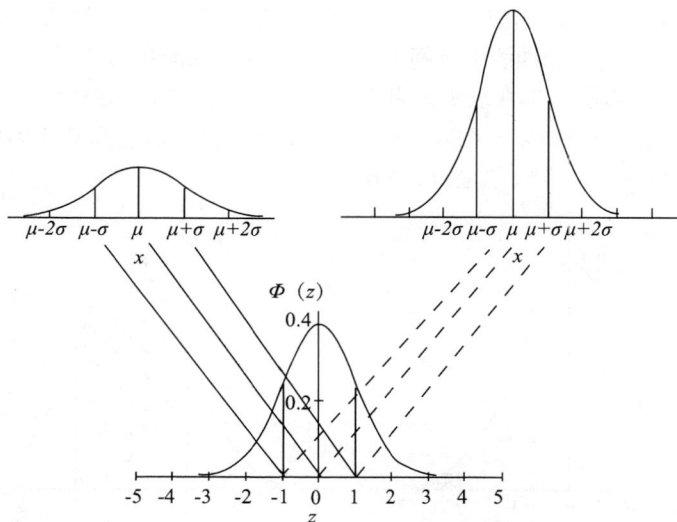

图 5.4　一般正态分布变换成标准正态分布示意图

经过反变换

$$X = \mu + z\sigma \tag{5.4}$$

可将标准正态变量变换成任意的正态变量。

5.1.3　正态曲线下面积的分布规律

实际工作中，经常需要了解正态曲线下，横轴上的一定区间的面积占总面积的百分数，用以估计当资料服从正态分布时，某区间的例数占总例数的百分数(频率分布)，或变量值落在某区间的概率(概率分布)。正态曲线下一定区间的面积，可以通过式(5.1)的积分来求得，即

$$F(x) = \int_{-\infty}^{x} \frac{1}{\sqrt{2\pi}\sigma} e^{-\frac{(t-\mu)^2}{2\sigma^2}} dt \tag{5.5}$$

式中 $F(x)$ 为正态变量 X 的累计分布函数,反映正态曲线下,横轴尺度自 $-\infty$ 到 x 的面积,即左侧累计面积(概率)。

对式(5.3)的积分,计算更为简便,即

$$\Phi(z) = \int_{-\infty}^{z} \frac{1}{\sqrt{2\pi}} e^{-\frac{t^2}{2}} dt \tag{5.6}$$

式中 $\Phi(z)$ 为标准正态变量 Z 的累计分布函数,反映标准正态曲线下,横轴尺度自 $-\infty$ 到 z 的面积,也是左侧累计面积(概率)。为了省去计算的麻烦,统计学家已按式(5.6)编成了标准正态分布曲线下的面积附表1。

【例5.1】 求标准正态分布曲线下区间 $(-\infty, 1.96)$ 的面积。

(1)先求区间 $(-\infty, -1.96)$ 的面积,查附表1知,在表的左侧找到 -1.9,在表的上方找到 0.06,-1.9 所在的行与 0.06 所在列的相交处的值为 $0.025\,0$,即标准正态分布曲线下区间 $(-\infty, -1.96)$ 的面积是 $0.025\,0$。正态分布曲线下的面积为1,且关于均数是对称的,故标准正态曲线下对称于0的区间的面积相等。例如区间 $(1.96, +\infty)$ 的面积与区间 $(-\infty, -1.96)$ 的面积相等,亦为 $0.025\,0$(见图5.5(a))。因而附表1只列出 $\Phi(-z)$ 的值。

(2)区间 $(-\infty, 1.96)$ 的面积为 $1-(1.96, +\infty)$ 的面积,即 $1-0.025=0.975$。

【例5.2】 求标准正态分布曲线下区间 $(-\infty, -2.58)$ 的面积与区间 $(2.58, +\infty)$ 的面积。

根据 $z=-2.58$,查附表1,在表的左侧找到 -2.5,在表的上方找到 0.08,二者相交处为 $0.004\,9$,意即标准正态分布曲线下区间 $(-\infty, -2.58)$ 的面积是 $0.004\,9$,约为 0.5%。区间 $(2.58, +\infty)$ 的面积亦为 0.5%,见图5.5(b)。

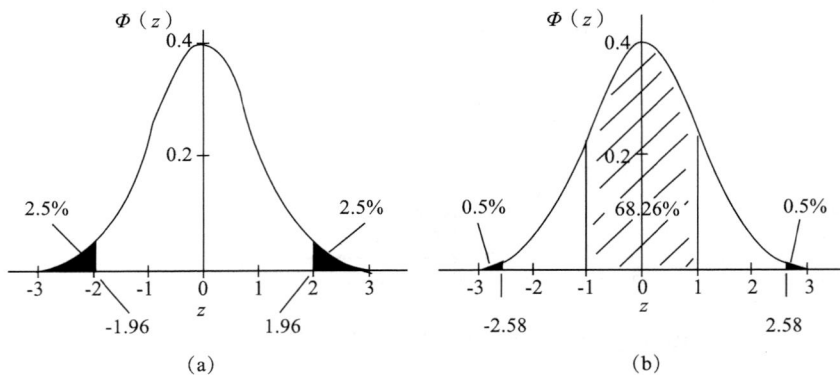

图5.5 标准正态分布曲线下面积分布示意图

【例5.3】 求标准正态曲线下区间 $(-1, 1)$ 的面积。

区间 $(-1, 1)$ 的面积为(见图5.5(b)):

$$1-(-\infty, -1) \text{的面积} - (1, +\infty) \text{的面积}$$
$$= 1 - 2 \times (-\infty, -1) \text{的面积}$$
$$= 1 - 2 \times 0.158\,7$$
$$= 0.682\,6$$

一般正态分布曲线下的面积的计算法:

当 μ、σ 和 X 已知时,须先按式(5.2)求得 Z 值,意指 $X-\mu$ 是标准差的 Z 倍,再用 Z 值查

附表 1,得所求区间面积占总面积的比例。当 μ 和 σ 未知时,常分别用样本均数 $\overline{X}$ 和样本标准差 S 对 μ 和 σ 做出估计。

【例 5.4】 求正态分布 $N(128.64, 4.85^2)$ 曲线下区间 $(119.13, 138.15)$ 内的面积。

本例均数为 128.64,标准差为 4.85。先用公式(5.2)求对应的 Z 值:
$$Z_L = (119.13 - 128.64)/4.85 = -1.96$$
$$Z_U = (138.15 - 128.64)/4.85 = 1.96$$

即区间 $(119.13, 138.15)$ 内的面积相当于 $\mu - 1.96\sigma$ 到 $\mu + 1.96\sigma$ 的面积,等于标准正态分布曲线下区间 $(-1.96, 1.96)$ 的面积,其值为:
$$1 - 2 \times \text{标准正态分布曲线下区间}(-\infty, 1.96)\text{的面积}$$
$$= 1 - 2 \times 0.025$$
$$= 0.95$$

即正态分布 $N(128.64, 4.85^2)$ 曲线下区间 $(119.13, 138.15)$ 内的面积占总面积的 95%。对于近似正态分布的资料,理论上 $\mu \pm 1.96\sigma$ 及 $\mu \pm 2.58\sigma$ 的区间面积(该区间的观察单位数)分别各占总面积(总观察单位数)的 95% 及 99%,以后要经常用到。

5.1.4 正态分布的应用

1. 概括估计变量值的频数分布

某些医学现象服从正态分布或近似正态分布,如同性别、同年龄儿童的身高,同性别健康成人的红细胞数、血红蛋白量、脉搏数等,以及实验中的随机误差,一般表现为正态分布,均可按正态分布原理来处理。对于近似正态分布的资料,只要求得均数和标准差,便可就其频率分布作出大概估计。

【例 5.5】 例 2.1 中,某地 120 名 7 岁男童的身高,已知均数 $\overline{X} = 128.64$ cm,标准差 $S = 4.85$ cm,(1)试估计该地 7 岁男童身高在 120 cm 以下者占该地 7 岁男童总数的百分数;(2)分别求 $\overline{X} \pm 1S$, $\overline{X} \pm 1.96S$, $\overline{X} \pm 2.58S$ 范围内 7 岁男童人数占该组儿童总数的实际百分数,并说明与理论百分数是否相近。

(1)按式(5.2)求 Z:
$$Z = \frac{120 - 128.64}{4.85} = -1.78$$

查附表 1,得 0.037 5,即该地 7 岁男童身高在 120 cm 以下者,估计约占 3.75%。
(2)计算结果见表 5.1。

表 5.1 120 名 7 岁男童身高的实际分布与理论分布比较

$\overline{X} \pm zS$	身高范围 (cm)	实际分布 人数	实际分布 百分数(%)	理论分布 百分数(%)
$\overline{X} \pm 1.00S$	123.79~133.44	80	66.67	68.27
$\overline{X} \pm 1.96S$	119.13~138.15	113	94.17	95.00
$\overline{X} \pm 2.58S$	116.13~141.15	119	99.17	99.00

表中实际分布的"人数"是由例 2.1 实测数据统计的,如 120 名儿童的实测身高在 119.13～138.15 cm 范围者 113 人,占总人数的 113/120＝94.17％,其余仿此。将 $\overline{X}$ 作为 μ 的估计值,将 S 作为 σ 的估计值,可在直方图的基础上绘制出正态分布曲线,见图 2.1。可见本资料的实际分布与理论分布是很接近的。

很多医学资料是呈偏态分布的,有的经过变量变换可转换为正态分布,如环境中某些有害物质的浓度,食品中某些药物的残留量,某些临床检验结果,某些疾病的潜伏期以及医院病人住院天数等,都呈偏态分布,不便作统计处理,常在施以对数变换后(即用 $\log X$ 代替原数据 X,详见 7.6 节),如果能转换为正态分布(这里我们说 X 服从对数正态分布),亦可按正态分布规律处理。

2. 制定参考值范围

参考值范围(reference ranges),又称正常值范围(normal ranges),是指绝大多数正常人的某指标范围。它来源于临床上对疾病诊断和治疗的实际需要,系指正常人的解剖、生理、生化等各项指标观察值的波动范围。由于这些观测值因人、因时而异,故不能将某个人某时的观察值作为正常值,而必须确定一个波动范围。如一般以 $(4～10)×10^9/L$ 作为成人白细胞总数的正常值范围。实际工作中常将正常值范围简称为正常值,但不能因此忘却范围的概念。

现代医学对正常值的概念有了较大的发展,如卫生学上对食品、空气、水、化妆品等的卫生标准的制订;流行病学中某传染病隔离期限的确定;在少儿卫生中不同性别、年龄儿童的各项生长发育指标的等级标准的确定;在管理工作中工作额定标准的制订;动物实验中标准动物的确定等等。凡此种种,有个共同点就是确定标准,用于分类判别和综合评价。因此,正常值范围的应用领域、研究内容和研究方法都越来越广泛和深入。

(1)确定正常值范围的一般原则和步骤

① 抽取足够例数的正常人样本。正常值范围是以正常人为对象,根据样本数据来确定的。所谓正常人,并不是指机体的任何器官、组织的形态和机能都是正常的人,而是指排除了影响所研究指标的疾病和有关因素的人。例如,某单位研究血清谷丙转氨酶活性的正常值,选取正常人的条件为肝、肾、心、脑、肌肉等无器质性疾患,近期无特殊用药史(如氯丙嗪、异烟肼等),测定前未作剧烈运动等。正常人是抽样的同质基础,保证研究对象的同质性是确定正常值范围的首要问题。

正常值范围是根据样本分布来确定的,样本分布愈接近总体分布,所得结果愈可靠,因此要保证样本含量足够多。样本含量的确定应视具体情况提出不同要求,一般认为每组应在 100 例以上。但不要片面追求大样本,导致掌握"正常"标准不严、测定方法不精确、操作马虎,影响数据本身的可靠性。

② 对选定的正常人进行准确而统一的测定。保证原始资料可靠,是确定正常值范围的前提。为此,必须严格控制检测误差(包括分析仪器的灵敏度,试药的纯度,操作技术的熟练程度,标准的掌握等),进行准确而统一的测定。

③ 决定取单侧范围值还是双侧范围值。正常值范围是取单侧还是双侧需根据指标的实际用途来确定。如白细胞总数无论过高或过低均属异常,故其正常值范围需要分别确定下限和上限,这叫双侧;又如,肺活量是愈大愈好,通常只以过低为异常,只需确定其下限;尿铅通常只以过高为异常,只需确定其上限,这叫单侧。

④ 选定适当的百分范围。正常值范围的意思是绝大多数正常人的观察值都在此范围以

内。这个绝大多数,习惯上指正常人的 80%,90%,95%(最常用)或 99%等,需根据正常人和病人的数据分布特点选定这些百分界限。例如,根据正常人样本确定了血清谷草转氨酶正常值单侧 95%上限为 37U/L。即容许有 5%的正常人被判为异常,称为假阳性;事实上也可能有一部分肝功能异常的病人,其血清谷草转氨酶在 37U/L 以下,如果按这个标准就是假阴性。若提高上限值,假阳性可以减少,但假阴性必然增加;反之,若降低上限值,假阴性可以减少,但假阳性必然增加。所以正常值范围的确定,最好把正常人和病人的数据分布结合起来,平衡假阳性和假阴性的比例。有两种情况:一是正常人和病人的数据分布没有重叠这时只要求减少假阳性就行了;二是正常人和病人的数据分布有重叠,这时需要兼顾假阳性与假阴性。在正常人和病人的数据分布重叠较多时,也可确定可疑范围。

⑤ 估计界值。即根据资料的分布类型,样本含量的多少及研究者的要求,选用适当的方法,确定正常值范围的界值。

(2)制定参考值范围的方法

① 正态分布法。5.1 节讲述的正态曲线下面积的分布规律,可用于正常值范围的确定。对于服从正态分布或近似正态分布的资料可按下式估计医学参考值范围:

$$\overline{X} \pm zS \tag{5.7}$$

式中 $\overline{X}$ 为样本均数,S 为样本标准差,常用 z 界值可根据要求由表 5.2 查出,本表同附表 1,只是有效数字多一位。应根据专业知识确定的单侧还是双侧参考值范围,正确运用式(5.7)。

表 5.2　常用 z 界值表

参考值范围(%)	单侧	双侧
80	0.842	1.282
90	1.282	1.645
95	1.645	1.960
99	2.326	2.576

应用本法的条件是资料服从正态分布,样本均数和标准差趋于稳定,样本含量不少于 50 为宜;亦可用于经变量变换后服从正态分布的资料,如对数正态分布。

【例 5.6】　某地调查正常成年女子 104 人的血清总胆固醇,近似服从正态分布,得均数 $\overline{X} = 4.03$ mmol/L,标准差 $S = 0.659$ mmol/L。试估计该地成年女子血清总胆固醇的 95%参考值范围。

因血清总胆固醇过多或过少均为异常,故按双侧估计 95%界值,按式(5.7):

下限为　　　$\overline{X} - 1.960S = 4.03 - 1.960 \times 0.659 = 2.74(\text{mmol/L})$

上限为　　　$\overline{X} + 1.960S = 4.03 + 1.960 \times 0.659 = 5.32(\text{mmol/L})$

即该地成年男子红细胞数的 95%参考值范围是 2.74~5.32(10^{12}/L),超出此范围者可视为异常。

② 百分位数法。用百分位数法估计正常值范围的界值,就是根据正常人样本,计算选定的百分范围所对应的百分位数。见表 5.3。

表 5.3　常用正常值范围所对应的百分位数 P_X

参考值范围(%)	单侧		双侧	
	下限	上限	下限	上限
80	P_{20}	P_{80}	P_{10}	P_{90}
90	P_{10}	P_{90}	P_5	P_{95}
95	P_5	P_{95}	$P_{2.5}$	$P_{97.5}$
99	P_1	P_{99}	$P_{0.5}$	$P_{99.5}$

应用本法的条件是样本含量较多,分布趋于稳定,样本含量不少于 150 为宜。其优点是可用于任何分布甚至分布不明的资料。

【例 5.7】　用硫酸－高锰酸钾－硝酸消化法和无火焰原子吸收光谱法测得某市 238 名正常人发汞值如表 5.4,试确定该市发汞值的 95% 正常值范围。

发汞值只以过高为异常,故取单侧 95% 上限。

表 5.4　238 例正常人发汞值的频数分布

发汞值 ($\mu g/g$)	频数 f	累计频数 $\sum f$	累计频率 (%)
0.3～	20	20	8.4
0.7～	66	86	36.1
1.1～	60	146	61.3
1.5～	48	194	81.5
1.9～	18	212	89.1
2.3～	16	228	95.8
2.7～	6	234	98.3
3.1～	1	235	98.7
3.5～	0	235	98.7
3.9～4.3	3	238	100.0

P_{95} 的位置在"2.3～"组段内,根据公式(2.8),有

$$P_{95}=2.3+\frac{0.4}{16}(238\times95\%-212)=2.65(\mu g/g)$$

据此认为该市发汞值的 95% 正常值范围(上限)为 2.65 $\mu g/g$,即大于此值者为异常。

确定正常值范围的方法还很多,如容许区间法、k 因子法、分割值法、特定分布法等,这里不一一介绍,有兴趣的读者可参考有关文献。

(3) 正态分布是许多统计方法的理论基础

常用的 z 检验就是以正态分布为理论基础的假设检验方法。统计推断中常用的 χ^2 分布、t 分布与 F 分布等都是在正态分布的基础上推导出来的(详见第 6 章)。某些分布,如 t 分布、二项分布、Poisson 分布等的极限形式均为正态分布,在一定条件下,均可按正态近似的原理来处理。

5.2 二项分布

在医学上常遇到一些事件,其结果有且只有两种对立的结果之一,如在毒理试验中,动物的生存与死亡;在动物诱癌试验中,动物发癌与不发癌;在流行病学观察中,接触某危险因素的个体发病与不发病;在药物治疗方案研究中,病人的治愈与未愈;理化检验结果的阴性与阳性等等,均表现为两种对立的结果,每个个体的观察值取且只取其中之一。对这类事件常用二项分布进行描述。

5.2.1 二项分布的定义

【例5.8】 设小白鼠接受某种毒物一定剂量时,其死亡率为80%,对于每只小白鼠来说,其死亡概率为0.8,生存概率为0.2。若每组各用三只小白鼠(分别标记为甲、乙、丙)逐只做实验,观察每组小白鼠存亡情况,如果计算生与死的顺序,则共有8种排列方式,如表5.5第(1)栏所示;如果只计生与死的数目,则只有4种组合方式,如表5.5第(3)(4)栏所示。

表5.5 三只小白鼠存亡的排列和组合方式及其概率的计算

所有可能结果			每种结果的概率	死亡数	生存数	不同死亡数的概率
甲	乙	丙		X	$n-X$	$C_n^X \pi^X(1-\pi)^{n-X}$
(1)			(2)	(3)	(4)	(5)
生	生	生	$0.2\times0.2\times0.2=0.008$	0	3	0.008
生	生	死	$0.2\times0.2\times0.8=0.032$			
生	死	生	$0.2\times0.8\times0.2=0.032$	1	2	0.096
死	生	生	$0.8\times0.2\times0.2=0.032$			
生	死	死	$0.2\times0.8\times0.8=0.128$			
死	生	死	$0.8\times0.2\times0.8=0.128$	2	1	0.384
死	死	生	$0.8\times0.8\times0.2=0.128$			
死	死	死	$0.8\times0.8\times0.8=0.512$	3	0	0.512

由于实验是逐只进行,每只小鼠的存活是互相独立的,根据概率的乘法法则(即几个独立事件同时发生的概率,等于各独立事件的概率之积),可算出每种结果的概率,见第(2)栏。再根据概率的加法法则(即互不相容事件和的概率等于各事件的概率之和),于是算得死亡数分别为0,1,2,3时的概率,如第(5)栏。其值正好与下列二项展开式的各项相对应:

$$(0.2 + 0.8)^3 = (0.2)^3 + 3(0.2)^2(0.8) + 3(0.2)(0.8)^2 + (0.8)^3$$

生存概率 死亡概率 三生 二生一死 一生二死 三死

一般的表达式为:

$$[(1-\pi)+\pi]^n = \pi^0(1-\pi)^n + C_n^1\pi^1(1-\pi)^{n-1} + C_n^2\pi^2(1-\pi)^{n-2} + \cdots + C_n^X\pi^X(1-\pi)^{n-X}$$
$$+ \cdots + \pi^n(1-\pi)^0 \tag{5.8}$$

式中 π 为总体阳性率;n 为样本例数;X 为样本阳性数;C_n^X 为从 n 个中抽 X 个的组合数,

$$C_n^X = \frac{n!}{X!\ (n-X)!}$$

其中 $n!$ 为 n 的阶乘数,$n!=1\times2\times3\times\cdots\times n$,并约定0!=1。

二项式展开式中的各项就是对应于各死亡数(X)的概率,其和为1。二项分布(binomial

distribution)由此得名。

从阳性率为 π 的总体中随机抽取含量为 n 的样本,其中阳性数恰好为 X 例的概率为:

$$P(X) = C_n^X \pi^X (1-\pi)^{n-X} \tag{5.9}$$

称 X 服从参数为 n 和 π 的二项分布,记为:$X \sim B(n,\pi)$。其中参数 n 由实验者确定,而 π 常常是未知的,常用理论值或经验值替代,或用样本统计量做出估计。

5.2.2 二项分布的性质

1. 二项分布的均数与标准差

在二项分布资料中,当 π 和 n 已知时,它的均值 μ 及其标准差 σ 可由式(5.10)与(5.11)算出。

$$\mu = n\pi \tag{5.10}$$

$$\sigma = \sqrt{n\pi(1-\pi)} \tag{5.11}$$

【例 5.9】 求例 5.8 平均死亡鼠数及标准差。

以 $\pi = 0.8, n = 3$ 代入式(5.10)和(5.11),得:

$$平均死亡鼠数 \mu = n\pi = 3 \times 0.8 = 2.4 (只)$$

$$标准差 \sigma = \sqrt{n\pi(1-\pi)} = \sqrt{3 \times 0.8 \times (1-0.8)} = 0.69 (只)$$

若均数与标准差不用绝对数表示,而用率表示时,即对式(5.10)和(5.11)分别除以 n ,得:

$$\mu_p = \pi \tag{5.12}$$

$$\sigma_p = \sqrt{\frac{\pi(1-\pi)}{n}} \tag{5.13}$$

由于式(5.13)中的 σ_p 是率的标准差,故称率的标准误。当 π 未知时,常以样本率 p 来估计,则式(5.13)改为:

$$s_p = \sqrt{\frac{p(1-p)}{n}} \tag{5.14}$$

2. 二项分布的累计概率(cumulative probability)

常用的有左侧累计和右侧累计两种方法。从阳性率为 π 的总体中随机抽取 n 个个体,则

(1) 最多有 k 例阳性的概率 $P(X \leqslant k) = \sum_0^k P(X) = P(0) + P(1) + \cdots + P(k)$ (5.15)

(2) 最少有 k 例阳性的概率

$$P(X \geqslant k) = \sum_k^n P(X) = P(k) + P(k+1) + \cdots + P(n) = 1 - P(X \leqslant k-1) \tag{5.16}$$

其中,$X = 0,1,2,\cdots,k,\cdots,n$。

计算时可借助下列递推公式:

$$P(X+1) = \frac{n-X}{X+1} \times \frac{\pi}{1-\pi} P(X) \tag{5.17}$$

【例 5.10】 根据以往经验,用某药治疗某病的治愈率为 70%,今有 10 个患者用该药治疗,问:① 至少治愈 8 人的概率为多少? ② 最多治愈 1 人的概率为多少?

本例 $\pi = 0.7$，$1-\pi = 0.3$，$n = 10$，依题意，

① 至少治愈 8 人的概率，按式(5.16)有：

$$P(X \geqslant 8) = P(8) + P(9) + P(10)$$

按式(5.9)：$P(8) = \dfrac{10!}{8!\ (10-8)!} \times (0.3)^2 \times (0.7)^8 = 0.233\ 474\ 441$

按式(5.17)：$P(9) = 0.233\ 474\ 441 \times \dfrac{10-8}{8+1} \times \dfrac{0.7}{1-0.7} = 0.121\ 060\ 821$

$$P(10) = 0.7^{10} = 0.028\ 247\ 525$$

则 $P(X \geqslant 8) = 0.233\ 474\ 441 + 0.121\ 060\ 821 + 0.028\ 247\ 525 = 0.382\ 782\ 787$

② 最多治愈 1 人的概率为：

$$P(X \leqslant 1) = P(0) + P(1) = 0.3^{10} + C_{10}^1 \times (0.3)^{10-1} \times (0.7) = 0.000\ 143\ 686$$

二项分布累积概率可用于统计推断(详见第 8 章)。

3. 二项分布的图形

已知 π 与 n，就能按式(5.9)计算 $X = 0, 1, \cdots, n$ 时的 $P(X)$ 值。以 X 为横坐标，以 $P(X)$ 为纵坐标作图，即可绘出二项分布的图形，如图 5.6。其形状取决于 π 与 n 的大小。

(1) 当 $\pi = 0.5$ 时，分布对称，如图 5.6(b)；当 $\pi < 0.5$ 时，分布呈正偏态，且对同一 n，π 愈小，分布愈偏，如图 5.6(a)；当 $\pi > 0.5$ 时，分布呈负偏态，且对同一 n，π 愈大，分布愈偏，如图 5.6(c)。

(2) n 相同时，总体率为 π 的二项分布与总体率为 $1-\pi$ 的二项分布，正好是一镜面对称，如图 5.6(a)和(c)。

(3) 对固定的 π，分布随 n 的增大趋于对称，如图 5.6(d)、(e)、(f)。

(4) 对固定的 n 和 π，$P(X)$ 随 X 的增大，起先增大，直至达到最大值，然后下降。当 $(n+1)\pi$ 为整数时，则二项分布在 $X = (n+1)\pi$ 和 $X = (n+1)\pi - 1$ 处达到最大，即有两个最大值；当 $(n+1)\pi$ 不是整数时，则二项分布在 $X = (n+1)\pi$ 取整数位值时达到最大。如图 5.6(a)，$n = 5$，$\pi = 0.3$，$(5+1) \times 0.3 = 1.8$ 不是整数，故分布在整数位值为 1 处达到最大；又如图 5.6(b)，$n = 5$，$\pi = 0.5$，$(5+1) \times 0.5 = 3$ 是整数，故分布在 $X = 2$ 和 3 处达到最大。

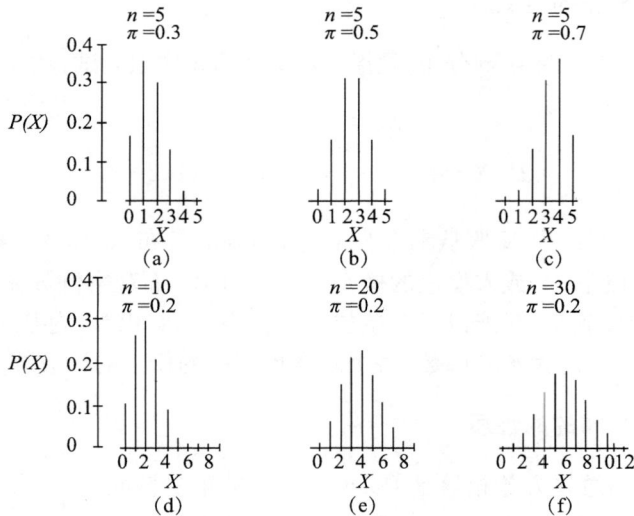

图 5.6　二项分布示意图

4. 二项分布的正态近似

当 π 不接近 0 或 1，n 不是很小，$n\pi \geqslant 5$ 且 $n(1-\pi) \geqslant 5$ 时，二项分布近似正态分布，且有：

$$P(X \leqslant k) \approx \Phi\left(\frac{k - n\pi}{\sqrt{n\pi(1-\pi)}}\right) \tag{5.18}$$

如图 5.7(d)、(e)、(f)所示，当 n 愈来愈大时，分布趋于正态。

5.2.3 二项分布的应用条件

（1）各观察单位只能具有互相对立的一种结果，如阳性或阴性，生存或死亡等，不允许考虑"可疑"等模糊结果，属于二项分类资料。

（2）已知发生某一结果（如阳性）的概率 π 不变，其对立结果的概率则为 $1-\pi$。实际工作中要求 π 是从大量观察中获得的比较稳定的数值。

（3）n 次试验在相同条件下进行，且各观察单位的结果互相独立。即每个观察单位的观察结果不会影响到其他观察单位的结果，如要求疾病无传染性。

5.2.4 二项分布的应用

二项分布是二分类变量统计分析工作的理论基础，特别是用于总体率的参数估计与率的假设检验，参见第 6 章。此外还可用于产品合格率的质量控制、研究某些疾病的家族集积性及简化实验分析工作等。

5.3 Poisson 分布

Poisson 分布（Poisson distribution）是用来描述小概率事件发生规律的一种重要分布。它可用来分析医学上诸如人群中遗传缺陷、癌症等发病率很低的非遗传性疾病的发病或患病人数的分布，也可以用于研究单位时间（或单位空间、容积）内某罕见事件发生次数的分布，如分析在单位面积或容积内细菌数的分布，在单位空间中某种昆虫或野生动物数的分布等。

5.3.1 Poisson 分布的定义

所谓随机变量 X 服从 Poisson 分布，是指在足够多的 n 次独立试验中，X 取值为 $0,1,2\cdots$ 的相应概率为

$$P(X=k) = \frac{\lambda^k}{k!}e^{-\lambda}, \ k=0,1,2\cdots \tag{5.19}$$

式中参数 λ 即为总体均数，称 X 服从参数为 λ 的 Poisson 分布，记作 $X \sim P(\lambda)$。Poisson 分布可以看作是发生的概率 π（或未发生的概率 $1-\pi$）很小，而观察例数 n 很大时的二项分布。有些情况 n 和 π 都难以确定，只能以观察单位（时间、空间、面积等）内某种稀有事件的发生数 X 来表示，如每毫升水中的大肠杆菌数、每个观察单位中的粉尘的计数等。

5.3.2 Poisson 分布的的性质

（1）总体均数 λ 与总体方差相等是 Poisson 分布的重要特征。

（2）当 n 很大，而 π 很小，且 $n\pi = \lambda$ 为常数时，二项分布近似 Poisson 分布。

（3）当 λ 增大时，Poisson 分布渐近正态分布。一般而言，$\lambda \geqslant 20$ 时，Poisson 分布资料可作为正态分布处理。

（4）Poisson 分布具有可加性。即对于服从 Poisson 分布的 m 个互相独立的随机变量 X_1，X_2，$\cdots$，X_m，它们之和也服从 Poisson 分布，且其均数为这 m 个随机变量的均数之和。

5.3.3　Poisson 分布的应用

1. 概率估计

【例 5.11】　如果某地新生儿先天性心脏病的发病率为 8‰，那么该地 120 名新生儿中恰好有 4 人患先天性心脏病的概率有多大？

新生儿先天性心脏病的发病率 $\pi = 8‰$，新生儿人数 $n = 120$，其中患先天性心脏病的人数服从二项分布。因为 8‰较小，120 较大，也可以认为患先天性心脏病的人数近似地服从 Poisson 分布，

$$\lambda = n\pi = 120 \times 0.008 = 0.96$$

则

$$P(X=4) = \frac{0.96^4}{4!} e^{-0.96} = 0.014$$

2. 单侧累计概率计算

与二项分布问题相同，Poisson 分布也经常需要计算累积概率。如果稀有事件发生次数的总体均数为 λ，那么该稀有事件发生次数至多为 m 次的概率为

$$P(X \leqslant m) = \sum_{k=0}^{m} P(X=k) = \sum_{k=0}^{m} \frac{\lambda^k}{k!} e^{-\lambda}$$

发生次数至少为 m 次的概率为

$$P(X \geqslant m) = 1 - P(X \leqslant m-1) = 1 - \sum_{k=0}^{m-1} P(X=k) = 1 - \sum_{k=0}^{m-1} \frac{\lambda^k}{k!} e^{-\lambda}$$

【例 5.12】　例 5.11 中，至多有 4 人患先天性心脏病的概率有多大？至少有 5 人患先天性心脏病的概率有多大？

至多有 4 人患先天性心脏病的概率为

$$P(X \leqslant 4) = \sum_{k=0}^{4} P(X=k) = \sum_{k=0}^{4} \frac{0.96^k}{k!} e^{-0.96} = 0.997$$

至少有 5 人患先天性心脏病的概率为

$$P(X \geqslant 5) = 1 - P(X \leqslant 4) = 1 - 0.997 = 0.003$$

本章小结

1. 正态分布是一种非常重要的连续型概率分布，它是许多统计方法的理论基础。很多医学现象服从或近似服从正态分布，或经过变量变换后近似服从正态分布，可用正态分布理论来处理。

2. 正态分布 $N(\mu, \sigma^2)$ 的基本性质是：① 只有一个高峰，高峰位置在 $X = \mu$；② 以均数为中心，左右对称；③ 有两个参数，位置参数 μ 和变异度参数 σ，它们决定了分布的位置和形状；

④ 经标准变换 $Z = \dfrac{X - \mu}{\sigma}$ 变换成标准正态分布 $N(0,1)$。

3. 正态分布曲线下面积有一定的分布规律。理论上 $\mu \pm 1.96\sigma$ 及 $\mu \pm 2.58\sigma$ 的区间面积（该区间的观察单位数）分别各占总面积（总观察单位数）的 95% 及 99%。

4. 从阳性率为 π 的总体中随机抽取含量为 n 的样本，其中阳性数恰好为 X 例的概率为：

$$P(X) = C_n^X \pi^X (1 - \pi)^{n-X}$$

用率表示时，　　　　　　　　$\mu_p = \pi$, $\sigma_p = \sqrt{\dfrac{\pi(1 - \pi)}{n}}$

当 π 未知时，　　　　　　　　$S_p = \sqrt{\dfrac{p(1 - p)}{n}}$

5. 二项分布的应用条件：① 各观察单位只能具有互相对立的一种结果，属于二项分类资料；② 已知发生某一结果（如阳性）的概率 π 不变，对立结果的概率为 $1 - \pi$；③ n 次试验在相同条件下进行，且各观察单位的结果互相独立。

6. 当 π 不接近 0 或 1，n 不是很小，$n\pi \geqslant 5$ 且 $n(1 - \pi) \geqslant 5$ 时，二项分布近似正态分布。

7. Poisson 分布是用来描述小概率事件发生规律的一种重要分布。当 n 很大，而 π 很小，且 $n\pi = \lambda$ 为常数时，二项分布近似 Poisson 分布。

复习思考题

1. 正态分布取决于两个参数，即均数 μ 和标准差 σ。_____曲线的形态越"矮胖"。
A. μ 越大　　　　　B. μ 越小　　　　　C. σ 越大　　　　　D. σ 越小
2. 正态分布曲线下从 μ 到 $\mu + 1.96S$ 的面积为_____。
A. 95%　　　　　B. 45%　　　　　C. 47.5%　　　　　D. 97.5%
3. 正态分布与标准正态分布有何区别与联系？
4. 正态分布 $N(\mu, \sigma^2)$ 中，小于 $\mu - \sigma$ 者占多大比例？
5. 什么是参考值范围？如何确定参考值范围？
6. 某市 2006 年调查得到 20 岁男大学生 160 人的脉搏数（次/分），其均数为 76.13，标准差为 9.32。已知该资料服从正态分布，请确定 20 岁男生脉搏均数的 95% 参考值范围。
7. 双侧 95% 正常值范围与服从正态分布 $N(\mu, \sigma^2)$ 总体的 $(\mu - 1.96\sigma, \mu + 1.96\sigma)$ 范围有何区别与联系？
8. 设某病患者自然康复率为 20%，分别求 10 个患者中自然康复 1 人以下及 8 人以上的概率。
9. 二项分布的应用条件是什么？二项分布与正态分布有何联系？

6 统计推断基础

从总体中随机抽取样本进行研究进而推论总体的研究方法属抽样研究。抽样研究是医学研究中最常见的研究方法之一。由于样本只是总体中的一部分，因此抽样研究会产生这样一些问题：一是如何科学地抽取样本，用什么方法抽样和抽取多大的样本；二是由样本计算的统计量如均数、率与相应的总体均数、率是否相等；三是如何对抽取的样本进行分析，并依此对总体的特征进行推测和判断。前一个问题在第4章中已进行了讨论，后面两个问题在本章中讨论，即统计推断(statistical inference)。

6.1 抽样误差与标准误

6.1.1 抽样误差

抽样误差是在抽样研究中产生的样本统计量与相应的总体参数之间的差异。例如：① 从某地16岁女中学生身高的总体中随机抽取10名，测得平均身高为155.2 cm，该样本均数不一定等于该地16岁女中学生身高的总体均数。② 某县为血吸虫病流行区，从该县人群中随机抽取400人，检出血吸虫感染人数60人，感染率为15%，该样本率不一定等于该地人群的总体感染率。同样，来自同一总体的若干样本的统计量之间也会存在误差，这种误差也反映了样本统计量与总体参数间的差异。

根据资料的性质和指标的类型不同，抽样误差有多种表达。上述例①是样本均数与总体均数间的差别，称为均数的抽样误差；例②是样本率和总体率之间的差别，称为率的抽样误差。此外，样本的方差与相应的总体方差之间也存在抽样误差，第10章中相关系数和回归系数也有抽样误差问题。

由于医学研究中个体差异是客观存在的，因此在抽样研究过程中，抽样误差是不可避免的。数理统计研究表明，抽样误差具有一定的规律性，可用特定的指标描述抽样误差的大小。本节以均数的抽样误差和率的抽样误差为例，说明该指标的意义、计算及应用等问题。

6.1.2 标准误

在2.3节中已介绍了描述观察值离散程度的指标，如标准差。标准差大，说明观察值的离散程度高。在抽样研究中，如果从同一总体中抽取例数相同的若干个样本，并计算出某种样本统计量（如样本均数），要研究这些样本统计量的离散程度，就要用一个与标准差相类似的统计指标来描述，这个指标称为标准误(standard error)。标准误除了反映样本统计量之间的离散程度外，同时也反映样本统计量与相应的总体参数间的差异，即抽样误差大小。最常用的标准误有两种，即均数的标准误和率的标准误。

1. 均数的标准误

（1）均数标准误的意义。将来自同一总体的若干个样本均数看作一组新的观察值，研究这些样本均数的频数分布，包括集中趋势与离散趋势，可计算样本均数的均数与标准差。

例如：某市 16 岁女中学生的身高（cm）服从均数为 155.4 cm，标准差为 5.3 cm 的正态分布，记作 $N(155.4, 5.3^2)$。现用电子计算机作抽样模拟试验，每次随机抽出 10 个观察值（即样本例数 $n=10$），共抽取 100 个样本，求得 100 个样本均数并编成频数分布表如表 6.1。

从表 6.1 可以看出，原始观察值的分布为正态分布时，样本均数的频数分布基本接近正态分布。统计理论还证明，如果原始观察值分布为偏态分布，当样本例数 n 较大时，其样本均数的分布仍近似服从正态分布。所以，上述资料可按正态分布处理，求得样本均数的均数等于 155.38 cm，与总体均数 155.4 cm 接近。统计理论可以证明：样本均数的均数等于原总体的均数（μ）。此外，还可求得样本均数的标准差为 1.71 cm。为了与反映观察值离散程度的标准差相区别，统计学中用均数标准误表示样本均数的标准差。均数标准误大，说明样本均数的离散程度高，与总体均数相差也大。因此，均数标准误反映来自同一总体在样本例数相同时样本均数的离散程度以及样本均数与总体均数的差异程度，即反映了均数的抽样误差大小。

表 6.1　100 个样本均数的频数分布（$\mu=155.4\ \mathrm{cm}$，$\sigma=5.3\ \mathrm{cm}$）

组段（cm）	频数
151～	1
152～	6
153～	15
154～	19
155～	27
156～	16
157～	8
158～	5
159～160	3
合计	100

（2）均数标准误的计算。数理统计可以证明，均数标准误的计算公式为

$$\sigma_{\bar{x}} = \sigma/\sqrt{n} \tag{6.1}$$

式中 $\sigma_{\bar{x}}$ 为均数标准误的理论值，σ 为总体标准差，n 为样本例数。在 σ 已知，且样本例数为 n 时，可按式（6.1）求得均数标准误的理论值。例如，上述例子中 $\sigma=5.3\ \mathrm{cm}$，$n=10$，代入式（6.1）得：

$$\sigma_{\bar{x}} = 5.3/\sqrt{10} = 1.68(\mathrm{cm})$$

计算结果与上述样本均数的标准差 1.71 cm 相近。由于在抽样研究中 σ 常属未知，而仅用一个样本标准差（S）来估计，因此实际工作中，常以下式计算均数标准误的估计值（$S_{\bar{x}}$）。

$$S_{\bar{x}} = S/\sqrt{n} \tag{6.2}$$

例如，前述资料中有一个样本的标准差 $S=5.12\ \mathrm{cm}$，代入式（6.2）得 $S_{\bar{x}}=1.65\ \mathrm{cm}$，和理论值 1.68 cm 相近。

从式（6.1）或（6.2）可以看出，当 n 一定时，均数标准误与标准差呈正比。标准差越大，均数标准误越大，即观察值的离散程度越高，均数的抽样误差愈大，反之亦然。另外，当标准差一定时，均数标准误和 $\sqrt{n}$ 呈反比，$\sqrt{n}$ 愈大，均数标准误越小，即样本例数愈大，均数的抽样误差愈小，反之亦然。因此，在实际工作中可适当增加样本例数和减少观察值的离散程度（如选择同质性较好的总体）来减少抽样误差。

（3）均数标准误的用途。① 衡量样本均数的可靠性。由于均数标准误愈小,均数的抽样误差愈小,故样本均数估计总体均数愈可靠,反之亦然。② 估计总体均数的置信区间(详见第6章)。③ 用于均数的假设检验(详见第6章)。

2. 率的标准误

在5.2节中,对率的标准误已作简单介绍,本节再进一步说明其意义、计算及用途。

（1）率的标准误的意义。从二项分布的性质可知,当样本例数 n 足够大,若阳性例数为 X,样本率 $p = X/n$ 和 $(1-p)$ 均不太小,且 np 或 $n(1-p) \geqslant 5$ 时,X 的概率分布近似于正态分布。如果将来自同一总体的样本率看作观察值,再研究这些样本率的分布规律,可以发现,在上述条件下,样本率的分布也近似服从正态分布。因此,可计算样本率的标准差,即率的标准误,其意义和标准差的意义相似,即率的标准误是衡量样本率的离散趋势和率的抽样误差的统计指标。率的标准误愈大,则样本率的离散程度愈高,率的抽样误差愈大,反之亦然。

（2）率的标准误的计算。若总体率 π 已知,当样本例数为 n 时,可用式(6.3)求得率的标准误的理论值(σ_p)。

$$\sigma_p = \sqrt{\frac{\pi(1-\pi)}{n}} \tag{6.3}$$

若总体率 π 未知,则以样本率 p 代入式(6.3)求得率的标准误的估计值(S_p)

$$S_p = \sqrt{\frac{p(1-p)}{n}} \tag{6.4}$$

例如前述400名被调查者的血吸虫感染率为15%,求得率的标准误的估计值为

$$S_p = \sqrt{\frac{0.15(1-0.15)}{400}} = 0.0179 = 1.79\%$$

（3）率的标准误的用途。① 衡量样本率的可靠性。由于率的标准误愈小,率的抽样误差愈小,故由样本率估计总体率愈可靠,反之亦然。② 估计总体率的置信区间(详见第6章)。③ 用于率的假设检验(详见第6章)。

6.1.3 t 分布

在5.1节中曾对正态变量 X 采用 $Z = (X-\mu)/\sigma$ 变换,将一般的正态分布 $N(\mu, \sigma^2)$ 变换为标准正态分布 $N(0, 1^2)$。上节中又讲了样本均数 $\overline{X}$ 服从正态分布,当然也可将正态变量 $\overline{X}$ 采用 $Z = (\overline{X}-\mu)/\sigma_{\overline{X}}$ 变换,将一般正态分布 $N(\mu, \sigma_{\overline{X}}^2)$ 变换为标准正态分布 $N(0, 1^2)$,即 Z 分布。实际工作中总体标准差 σ 常常是未知的,只能用样本标准差 S 代替 σ,这样 $\frac{\overline{X}-\mu}{S/\sqrt{n}}$ 不服从标准正态分布。英国统计学家 Gosset 在1908年以"student"为笔名发表论文,论述了在小样本时 $\frac{\overline{X}-\mu}{S/\sqrt{n}}$ 的分布规律,称为 t 分布,又称为 student t 分布,即

$$t = \frac{\overline{X}-\mu}{S_{\overline{X}}} = \frac{\overline{X}-\mu}{S/\sqrt{n}}, \qquad \nu = n-1 \tag{6.5}$$

其中统计量 ν 称为自由度(degree of freedom)。

如表6.1中有100个 $\overline{X}$ 和 S,就可分别算出100个 t 值,可作成类似图5.1的直方图;理

论上,当样本数无限增多时,就成了图 6.1 的 t 分布曲线了。

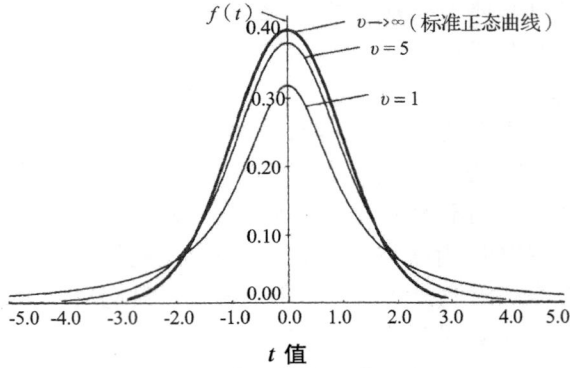

图 6.1　不同自由度下的 t 分布曲线

图 6.1 表明,t 分布曲线是一簇对称于 0 的曲线。每一个自由度对应一条分布曲线,在自由度较小时,曲线峰的高度低于标准正态曲线,尾部面积大于标准正态曲线的尾部面积。随着自由度增大,t 分布曲线逐渐逼近标准正态曲线,理论上当自由度为无穷大时,t 分布曲线和标准正态曲线完全重合。

　　t 分布曲线下尾部面积与横轴 t 值的关系如图 6.2。当自由度 ν 确定的情况下,尾部面积越大,对应横轴上的 t 值就越小,反之则越大。附表 4 给出不同自由度下,t 分布曲线下双侧尾部面积或单侧尾部面积为指定 α(或概率 P)时,横轴上相应的 t 值,又称为 t 界值或 t 分布的分位数。其中单侧尾部概率相对应的 t 界值用 $t_{\alpha,\nu}$ 表示,双侧尾部概率相对应的 t 界值用 $t_{\alpha/2,\nu}$ 表示。

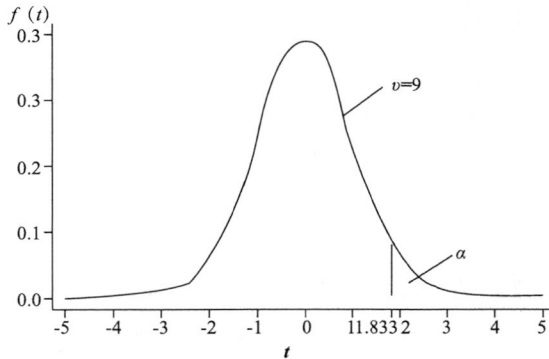

图 6.2　t 分布曲线下 α 与 t 界值的关系

　　如当 ν=9,单侧尾部概率为 0.05 时,由表中查得单侧 $t_{0.05,9}=1.833$,也就是说按 t 分布的规律,理论上有

$$P(t \leqslant -1.833) \text{ 为 } 0.05 \quad \text{或} \quad P(t \geqslant 1.833) = 0.05$$

更一般的表示法为:

$$单侧:P(t \leqslant -t_{\alpha,\nu}) = \alpha \quad \text{或} \quad P(t \geqslant t_{\alpha,\nu}) = \alpha$$

同理,有

$$双侧:P(t \leqslant -t_{\alpha/2,\nu}) + P(t \geqslant t_{\alpha/2,\nu}) = \alpha$$

即:

$$P(-t_{\alpha/2,\nu} < t < t_{\alpha/2,\nu}) = 1 - \alpha。$$

64

6.2 参数估计

6.2.1 参数估计的意义

反映总体特征的统计指标称为参数(parameter)。如正态分布 $N(\mu,\sigma^2)$ 中,总体均数 μ 称为位置参数,总体标准差 σ 称为变异参数;又如二项分布中的总体率 π 也是参数等。在抽样研究中,对总体参数的估计是统计推断的主要内容之一。参数估计就是用样本统计量估计总体参数。

6.2.2 估计方法

1. 点估计(point estimation) 如在服从正态分布的总体中随机抽取样本,可以用样本均数 $\overline{X}$ 估计总体均数 μ,样本标准差 S 估计总体标准差 σ。在二项分布中,用样本率 p 估计总体率 π 等。这种估计方法简单易行,但未考虑抽样误差。实际上,抽样误差是客观存在的。抽取不同的样本就可以对总体参数作出不同的点估计。

2. 区间估计(interval estimation) 以一定概率估计总体参数在哪个范围内的这种估计方法称为区间估计。也就是说,当随机抽取样本后,在考虑抽样误差存在时,用样本统计量估计总体参数的可能范围。下面分别介绍总体均数和总体率的区间估计方法。

(1) 总体均数的区间估计

① 在正态分布 $N(\mu,\sigma^2)$ 中,若总体标准差 σ 已知时,总体均数 μ 的区间估计可用式(6.6)计算:

$$\overline{X} - Z_{\alpha/2} \cdot \sigma/\sqrt{n}, \overline{X} + Z_{\alpha/2} \cdot \sigma/\sqrt{n}, \text{简写为} \overline{X} \pm Z_{\alpha/2} \cdot \sigma/\sqrt{n} \qquad (6.6)$$

式中 $\overline{X}$ 为样本均数,σ 为总体标准差,n 为样本例数,Z 为标准正态变量,$Z_{\alpha/2}$ 是附表4的 t 界值表中以自由度 $\nu=\infty$ 和 P 取 α 时的值(如 $Z_{0.05/2}=1.96$,$Z_{0.01/2}=2.58$)。

② 若 σ 未知,可根据 t 分布的原理,在 $\alpha=0.05$ 时,有95%的 t 值在 $-t_{0.05/2,\nu}$ 到 $t_{0.05/2,\nu}$ 间,即 $P(-t_{0.05/2,\nu} < t < t_{0.05/2,\nu})=0.95$,因此总体均数的95%置信区间估计可以通过简单的推导,按式(6.7)计算:

$$\overline{X} - t_{0.05/2,\nu} \cdot S/\sqrt{n}, \overline{X} + t_{0.05/2,\nu} \cdot S/\sqrt{n}, \text{简写为} \overline{X} \pm t_{0.05/2,\nu} \cdot S/\sqrt{n} \qquad (6.7)$$

式中 S 为样本标准差,$S/\sqrt{n}$ 为标准误,$t_{0.05/2,\nu}$ 是按自由度 $\nu=n-1$,从附表4查得双侧的 $\alpha=0.05$ 的 t 值。

【例6.1】 随机抽取某地健康男子26人,测得该样本的血红蛋白均数为 13.25 g/dL,标准差为 0.70 g/dL,问该地健康男子血红蛋白总体均数的95%置信区间是多少?

本例 $\upsilon=n-1=25$,$\alpha=0.05$(双侧),查附表4,得 $t_{0.05/2,25}=2.060$,按式(6.7)计算得

$$(13.25-2.060\times0.70/\sqrt{26}, 13.25+2.060\times0.70/\sqrt{26})=(12.97, 13.53)$$

该地健康男子血红蛋白总体均数的95%置信区间为 12.97～13.53 g/dL。这里 12.97 g/dL 称为置信区间的下限,13.53 g/dL 称为置信区间的上限,简称为置信限(confidence limit,简写为 CL),它们是两个点值。置信区间是以上下置信限为界限的范围。

③ 若 σ 未知,且样本例数 n 足够大,此时区间估计除可按 t 分布原理计算外,还可以按正态分布近似的原理进行计算,正态分布近似的总体均数区间估计可用式(6.8)计算:

$$\overline{X}-Z_{\alpha/2}\cdot S/\sqrt{n}\ ,\overline{X}+Z_{\alpha/2}\cdot S/\sqrt{n}\ ,简写为\ \overline{X}\pm Z_{\alpha/2}\cdot S/\sqrt{n} \qquad (6.8)$$

【例6.2】 已知某地150名正常成人脉搏跳动的均数 $\overline{X}=73.53$ 次/分，$S=11.30$ 次/分，试估计该地正常成人脉搏总体均数的95％置信区间。

本例由于 $n=150$ 较大，$\overline{X}=73.53$，$S=11.30$，取 $Z_{0.05/2}=1.96$，按式(6.8)计算得

$$(73.53-1.96\times11.30/\sqrt{150}\ ,73.53+1.96\times11.30/\sqrt{150}\ )=(71.72,75.34)$$

该地正常成人脉搏总体均数的95％置信区间为(71.72,75.34)次/分。

当 $\alpha=0.05$ 时，$1-\alpha=0.95$，此时式(6.6)～(6.8)称为总体均数的95％置信区间(confidence interval，简写为CI)。同理，当 $\alpha=0.01$ 时，$1-\alpha=0.99$，这时式(6.6)～(6.8)称为总体均数的99％置信区间。

总体均数的95％置信区间是指：从理论而言，在100次随机抽样所得的100个置信区间中，平均有95个置信区间包括总体均数。

（2）总体率 π 的区间估计

根据样本例数和样本率 p 的大小，有如下估计方法。

① 样本例数 n 较小时，特别是当 p 接近0或1时，可用查表法。从附表5可以直接查出百分率的置信区间，该表是根据二项分布原理编制的。

【例6.3】 某疾病控制中心随机检查某小学学生30人的粪便，发现5人蛔虫卵阳性，试问该校学生蛔虫卵感染率的95％置信区间是多少？

本例 $n=30$，$X=5$，查附表5，得6～35，即该校学生蛔虫卵感染率的95％置信区间为6％～35％。

附表5中 X 值只列出 $X\leqslant n/2$ 部分，当 $X>n/2$ 时，可用 $(n-X)$ 值查表，再用100减去查得的数值即为所求的置信区间。

② 样本例数 n 足够大，且样本率 p 和 $(1-p)$ 都不太小时，如 np 与 $n(1-p)$ 都大于5时，样本率 p 的抽样分布近似正态分布，可按式(6.9)求总体率 π 的置信区间：

$$(p-Z_{\alpha/2}\cdot S_p,p+Z_{\alpha/2}\cdot S_p) \qquad (6.9)$$

式中 p 为样本率，S_p 为率的标准误，$S_p=\sqrt{p(1-p)/n}$ ，当 $\alpha=0.05$ 时，$Z_{0.05/2}=1.96$；当 $\alpha=0.01$ 时，$Z_{0.01/2}=2.58$。

【例6.4】 从某地人群中随机抽取144人，检查乙型肝炎表面抗原携带状况，得阳性率为9.20％，求该地人群的乙型肝炎表面抗原阳性率的95％置信区间。

按式(6.4)计算，当 $p=9.20\%$，$n=144$ 时，有

$$S_p=\sqrt{0.092(1-0.092)/144}\ =0.0241=2.41\%$$

总体率的95％置信区间为

$$(0.0920-1.96\times0.0241,0.0920+1.96\times0.0241)=(0.0448,0.1392)$$

该地人群乙型肝炎表面抗原阳性率的95％置信区间为4.48％～13.92％。

6.3 假设检验的基本思想与步骤

6.3.1 假设检验的基本思想

假设检验(hypothesis test)是统计推断的又一个重要内容。假设检验亦称显著性检验

(significant test)。现以例 6.5 说明其基本思想。

【例 6.5】 已知正常人脉搏均数（μ_0）为 72 次/分,作为总体均数。现随机抽取某病患者 15 人,测得脉搏结果为 64,87,87,84,80,74,69,93,67,94,84,74,81,69,84。这 15 个脉搏数据的均数（$\overline{X}$）为 79.4 次/分,标准差（S）为 9.4 次/分。试问能否认为该病患者脉搏均数与正常成人脉搏均数不同？

这里某病患者 15 人组成了一个样本,其样本均数与已知正常成人的脉搏均数不同,这个差异应考虑有下述两种可能:一是该病实际上并不影响脉搏的改变,它们的差异仅仅是由于抽样误差所致;二是这类病人的脉搏均数确实与正常成人脉搏均数不同。如何判断是哪一种可能引起的呢？

统计学应用逻辑推理的方法,先对研究总体的特征建立一个假设以待我们去检验,这个假设称为检验假设(hypothesis to be tested),记作 H_0。本例检验假设是指该类病人的总体脉搏均数（μ）与正常成人脉搏均数（$\mu_0 = 72$ 次/分）相同,即 $\mu = \mu_0$,而样本均数（$\overline{X} = 79.4$ 次/分）与总体均数（μ_0）的差异是由于抽样误差引起的。另外,存在一个与检验假设 H_0 有联系而相对立的假设,称为备择假设(alternative hypothesis),记作 H_1。本例的备择假设是指这类病人的总体脉搏均数（μ）与正常成人脉搏均数（μ_0）不同。

根据专业知识,如果 μ 大于或小于 μ_0 的可能性都会发生,这种检验称为双侧检验;否则,如果根据专业知识可知 μ 只可能大于 μ_0 而不可能小于 μ_0 时(或 μ 只可能小于 μ_0 而不可能大于 μ_0)这种检验称为单侧检验。本例采用双侧检验为宜。

在 H_0 成立的条件下,根据现有样本,可以计算相应的检验统计量。如本例可计算（$\overline{X} - \mu_0$）/$S_{\overline{X}}$,这个统计量服从 t 分布,因此称为 t 统计量。每当我们随机抽取一个样本,就可以计算一个相应的 t 值,如果重复同样的条件进行抽样,得到若干个随机样本,把计算出的检验统计量所有可能的值作图。这些点可分成两个部分,如果检验假设为真时,这些点所代表的值很少可能出现的那部分称为统计拒绝域;又将这些点所代表的值出现的可能性很大的那个部分称为统计接受域。那么,实际工作中,当随机抽样后,由样本计算出统计量的值,如果出现在拒绝域内,则拒绝检验假设。这时习惯上称为统计上有显著性;反之,如果样本统计量的值出现在接受域内,则接受检验假设,称为统计上无显著性。至于拒绝域和接受域的划分取决于检验水准的大小。检验水准(size of a test)记作 α,它是由检验统计量的分布曲线与横轴中处于拒绝域的这些值上面那部分面积组成。因此 α 是指检验假设 H_0 本应成立,而由于样本的信息拒绝了 H_0 的可能性大小的度量。换言之,α 是拒绝了实际上 H_0 成立的概率大小。α 的大小要根据分析的要求人为确定,通常取较小的值如 $\alpha = 0.05$ 或 $\alpha = 0.01$。图 6.3 为 $\upsilon = 14, \alpha = 0.05$ 双侧时,假设检验判断 H_0 是否成立的示意图本例中,由实测样本计算 $t = (79.4 - 72.0)/(9.4/\sqrt{15}) = 3.049$,当自由度 $\upsilon = n - 1 = 14$,查 t 界值表有 $t_{0.05/2,14} = 2.145$,现 $t = 3.049 > 2.145$,即 $t > t_{0.05/2,14}$,t 落

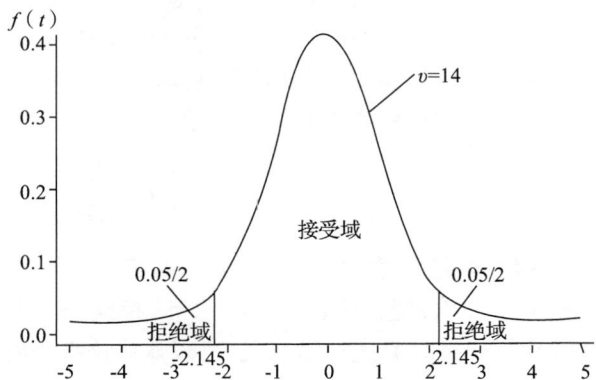

图 6.3　t 分布曲线下 t 界值与 α 及假设检验的关系

在 $t_{0.05/2,14}=2.145$ 右侧，即在拒绝域内，应拒绝 H_0，认为该病患者的总体脉搏均数(μ)与正常成人脉搏均数不同。

理论上，人们不用样本计算检验统计量的值落在拒绝域或接受域表示统计的显著或不显著，而用如果检验假设 H_0 为真时，所观测到的由样本计算的检验统计量达到这样大以及更大值的概率大小表示，并记作 P 值。因此，P 值是指由 H_0 所规定的总体进行随机抽样，获得等于及大于(或等于及小于)现有样本所得到的统计量值的概率。当事先人为确定了检验水准 α 后，如果由样本信息，通过假设检验后得到 $P \leqslant \alpha$，则按所取的 α 检验水准拒绝 H_0，接受 H_1；而当 $P > \alpha$ 时，则按所取的 α 检验水准不拒绝 H_0。这里的 P 值可通过统计用表查得。例 6.5 中，$t > t_{0.05/2,14}$，在 t 界值表中其相应的纵标目双侧 P 值小于 0.05，即 $P < 0.05$；我们也可以继续查 t 表得 $t_{0.01/2,14} < t < t_{0.005/2,14}$，双侧 P 值分别介于 0.005 和 0.01 间，即 $0.005 < P < 0.01$。无论是 $P < 0.05$ 还是 $0.005 < P < 0.01$，均表示 $P \leqslant \alpha$，按所取的 α 检验水准拒绝 H_0。

综上所述，假设检验是根据资料的性质和所需要解决的问题，对总体的特征建立检验假设，然后选定适当的检验方法，依据统计量相应的抽样分布，由样本所提供的信息，确定是否支持所建立的假设，以决定该假设应当拒绝或不拒绝的方法。由于这个过程是用实测样本的性质去推断总体，因此不可能百分之百推断正确。根据统计学的小概率事件在一次抽样中不大可能发生的原理，若实测样本在检验假设成立时出现的可能性很小，则认为这个样本不像是来自所假设的总体，因而只能拒绝检验假设。这种概率性质的反证，是假设检验的基本思想。

6.3.2 假设检验的步骤

通过以上假设检验的介绍，以例 6.5 为例，总结假设检验的一般步骤如下：

(1) 建立检验假设(H_0)和备择假设(H_1)：

$$H_0: \mu = \mu_0 = 72 \text{ 次/分}$$

双侧检验时　$H_1: \mu \neq \mu_0$

单侧检验时　$H_1: \mu > \mu_0$(或 $\mu < \mu_0$)

(2) 确定检验水准和单、双侧：取 $\alpha = 0.05$，双侧。

(3) 选定检验方法和计算检验统计量：

$$t = \frac{\overline{X} - \mu_0}{S/\sqrt{n}} = 3.049$$

(4) 确定 P 值：当 $\upsilon = n - 1 = 14$，查 t 界值表有 $t_{0.01/2,14} < t < t_{0.005/2,14}$，$0.005 < P < 0.01$。

(5) 作出推断：按 $\alpha = 0.05$ 水准，拒绝 H_0，接受 H_1，样本均数(79.4 次/分)与总体均数(72 次/分)差异有统计学意义，可以认为该病患者的脉搏均数高于正常成人脉搏均数。

6.4 t 检验和 Z 检验

假设检验的方法常以选定的统计量而命名。如本节介绍的 t 检验以及 Z 检验，分别根据所计算的 t 统计量和 Z 统计量而命名。本书后面还将介绍其他检验方法，这里先介绍 t 检验。

6.4.1 *t* 检验

1. *t* 检验的应用条件。① 正态性:样本例数 *n* 较小,理论上要求样本取自正态总体,同时总体标准差未知。至于总体是否为正态总体,可由既往专业知识判断,如身高、脉搏、呼吸等指标可认为是正态随机变量,更一般的判断方法是由样本信息进行推断,即进行正态性检验。常用的正态性检验方法有 P-P 图法、Q-Q 图法、矩法、W 检验和 D 检验等方法,这些方法往往要借助统计软件来实现,本书在 6.5 节介绍图示法的 P-P 图与统计检验法中的 W 检验,其余方法参见有关教材,这里就不再赘述。② 方差齐性:两个样本均数比较时还要求两样本相应的总体方差相等,对两个总体方差是否相等的统计推断需进行方差齐性检验(见 6.5.2 节)。③ 独立性:不同测量值之间应是独立的。

2. 样本均数与总体均数比较的 *t* 检验。这里的总体均数一般是指已知的理论值或大量观察而得到的稳定值,记作 μ_0,通过样本观测,推断样本所代表的未知总体均数 μ 与 μ_0 是否有差别,此时检验统计量为

$$t = \frac{\overline{X} - \mu_0}{S/\sqrt{n}} \tag{6.10}$$

3. 配对设计数值资料的 *t* 检验。该检验方法常用于配对设计的数值资料分析,如同一个受试者接受某种处理前与处理后结果、同一份样品一分为二组成的数值资料的统计分析。例 6.6 是临床试验中非常多见的一个处理前后某数值变量指标比较的实例。下面就以此数据介绍配对设计数值资料的 *t* 检验的步骤。

【例 6.6】 为研究泛昔洛韦缓释胶囊与普通片剂治疗带状疱疹效果是否相同,某药厂进行了多中心随机双盲双模拟平行对照试验,试验组用缓释胶囊,对照组用普通片剂,以治疗前后主客观症状体征评价总积分改变值为疗效的分析指标,表 6.2 为某中心分别以缓释胶囊和普通片剂对 24 名患者观察治疗带状疱疹第 8 天时与治疗前的总积分值改变结果,请分别分析两种剂型治疗带状疱疹的疗效。

表 6.2 泛昔洛韦缓释胶囊与普通片剂治疗带状疱疹第 8 天总积分改变值比较

缓释胶囊组				普通片剂组			
编号	治疗前	治疗后	差值 $d(x_1)$	编号	治疗前	治疗后	差值 $d(x_2)$
1	8	2	6	25	6	3	3
2	8	1	7	26	9	5	4
3	4	2	2	27	7	2	5
4	7	1	6	28	6	4	2
5	8	3	5	29	6	2	4
6	6	1	5	30	6	1	5
7	7	3	4	31	6	1	5
8	6	4	2	32	6	3	3
9	5	1	4	33	6	3	3
10	7	2	5	34	5	1	4
11	8	1	7	35	7	2	5
12	8	1	7	36	5	3	2
13	4	1	3	37	3	2	1

缓释胶囊组				普通片剂组			
编号	治疗前	治疗后	差值 $d(x_1)$	编号	治疗前	治疗后	差值 $d(x_2)$
14	4	0	4	38	6	3	3
15	6	0	6	39	4	1	3
16	8	1	7	40	8	0	8
17	8	2	6	41	6	0	6
18	7	3	4	42	7	0	7
19	4	0	4	43	3	0	3
20	6	0	6	44	5	0	5
21	5	0	5	45	9	3	6
22	7	0	7	46	6	0	6
23	6	2	4	47	8	2	6
24	8	2	6	48	7	2	5

先对泛昔洛韦缓释胶囊治疗 24 名带状疱疹治疗前后疗效进行分析：

（1）建立检验假设和确定检验水准：如果泛昔洛韦缓释胶囊治疗带状疱疹无效，则从理论上说，每个个体治疗第 8 天的总积分与治疗前总积分相同，其差值 d 的总体均数 $\mu_d = 0$，因此，将差值 d 作为变量值，将样本均数 $\bar{d}$ 与总体均数 $\mu_d = 0$ 作比较，由此检验假设为

$$H_0: \mu_d = 0$$
$$H_1: \mu_d \neq 0$$

$\alpha = 0.05$，双侧

（2）计算统计量：$n = 24$，$\sum d = 122$，$\sum d^2 = 674$，

$$\bar{d} = \sum d / n = 122 / 24 = 5.083$$

$$S_d = \sqrt{\left(\sum d^2 - \left(\sum d\right)^2 / n\right) / (n-1)} = \sqrt{(674 - 122^2/24)/23} = 1.530$$

$$t = \frac{|\bar{d} - 0|}{S_{\bar{d}}} = \frac{|\bar{d}|}{S_d / \sqrt{n}} \tag{6.11}$$

$$\text{故} \quad t = \frac{|5.083|}{1.530/\sqrt{24}} = 16.275$$

（3）确定 P 值和作出推断：本例自由度为 $\upsilon = n - 1 = 23$，查附表 4(t 界值表)知，$t_{0.005/2,23} = 2.064$，由 $t > t_{0.05/2,23}$ 得 $P < 0.05$(统计软件计算结果 $P < 0.001$)。按 $\alpha = 0.05$ 检验水准拒绝 H_0，差值的样本均数(5.083)与假定的差值总体均数(0)差异具有统计学意义，可以认为缓释胶囊治疗带状疱疹有效。

现再对普通片剂治疗 24 名带状疱疹治疗前后疗效进行分析：

普通片剂治疗带状疱疹疗效分析方法与上述缓释胶囊分析方法相同，读者可以参照上面缓释胶囊治疗带状疱疹疗效分析方法，作为练习，统计分析计算结果为 $t = 12.407$，$P < 0.05$。可以认为普通片剂对带状疱疹治疗有效。

由此可见,应用配对设计分别对普通片剂与缓释胶囊治疗前后疗效比较,可以得到两种剂型治疗带状疱疹均有效的结论。

4. 成组设计的两样本均数比较的 t 检验。

通过普通片剂与缓释胶囊治疗前后疗效比较得出两种剂型治疗带状疱疹均有效,但两种剂型的疗效是否相当或是否缓释胶囊疗效优于普通剂型,这是本研究重点关注的内容。由于治疗前后的数据改变往往要考虑疾病的自然痊愈,因此仅考虑治疗前后总积分的改变往往是不够的,还需要考虑两种剂型总积分改变值的比较,即作两个样本均数(本例为差值的均数)的比较,这种设计属完全随机设计,亦称为成组比较。目的是推断两个样本各自所属总体的总体均数 μ_1 和 μ_2 是否有差别,所应用的检验统计量 t 按式(6.12)计算:

$$t = \frac{\overline{X}_1 - \overline{X}_2}{S_{\overline{X}_1 - \overline{X}_2}} = \frac{\overline{X}_1 - \overline{X}_2}{\sqrt{S_c^2(1/n_1 + 1/n_2)}} \tag{6.12}$$

其中

$$S_c^2 = \frac{\sum X_1^2 - \left(\sum X_1\right)^2/n_1 + \sum X_2^2 - \left(\sum X_2\right)^2/n_2}{(n_1 - 1) + (n_2 - 1)} \tag{6.13}$$

S_c^2 称为合并方差。式(6.13)可用于已知两样本观测值原始资料时计算 S_c^2;当两个样本标准差 S_1 和 S_2 已知时,则合并方差 S_c^2 为:

$$S_c^2 = \frac{(n_1 - 1)S_1^2 + (n_2 - 1)S_2^2}{(n_1 - 1) + (n_2 - 1)} \tag{6.14}$$

式(6.13)和式(6.14)中 n_1 和 n_2 分别表示两样本例数。

在式(6.12)中 $\overline{X}_1$ 和 $\overline{X}_2$ 分别表示两样本均数,$S_{\overline{X}_1 - \overline{X}_2}$ 是两样本均数之差的标准误。如果检验假设 H_0 为两个总体均数相同,即 $\mu_1 = \mu_2$,因而 $\mu_1 - \mu_2 = 0$,这时将式(6.12)中 $\overline{X}_1 - \overline{X}_2$ 差值看成一个变量值,$S_{\overline{X}_1 - \overline{X}_2}$ 就是差值的标准误。式(6.12)服从自由度 $\upsilon = (n_1 - 1) + (n_2 - 1)$ 的 t 分布。

下面仍以例 6.6 数据为例介绍两样本均数比较的 t 检验步骤:

(1)建立检验假设和确定检验水准:

    $H_0: \mu_1 = \mu_2$

    $H_1: \mu_1 \neq \mu_2$

    $\alpha = 0.05$,双侧

(2)计算统计量:本例 $n_1 = 24$,$\sum X_1 = 122$,$\sum X_1^2 = 674$

    $n_2 = 24$,$\sum X_2 = 104$,$\sum X_2^2 = 518$

$\overline{X}_1 = \sum X_1/n_1 = 122/24 = 5.083$,$\overline{X}_2 = \sum X_2/n_2 = 104/24 = 4.333$,

按式(6.13)计算合并方差:

$$S_c^2 = \frac{(674 - 122^2/24) + (518 - 104^2/24)}{(24 - 1) + (24 - 1)} = 2.634$$

$$S_{\overline{X}_1 - \overline{X}_2} = \sqrt{S_c^2(1/n_1 + 1/n_2)} = \sqrt{2.634(1/24 + 1/24)} = 0.469,$$

按式(6.12)

$$t = \frac{5.083 - 4.333}{0.469} = 1.599$$

（3）确定 P 值和作出推断：

$\upsilon = (n_1 - 1) + (n_2 - 1) = 23 + 23 = 46$ 时查 t 界值表，双侧时，t 值介于 $t_{0.20/2,40} = 1.303$ 与 $t_{0.10/2,40} = 1.684$ 间，即 $t_{0.20/2,40} < t < t_{0.10/2,40}$，$0.10 < P < 0.20$（$P = 0.116$），按 $\alpha = 0.05$ 水准，不拒绝 H_0，差异无统计学意义，不能认为两种剂型的疗效有差别。

综上所述，泛昔洛韦缓释胶囊与普通片剂均有治疗带状疱疹的疗效，且两剂型的疗效相同。由于泛昔洛韦缓释胶囊因服药次数少，增加了患者的依从性，从依从性角度看泛昔洛韦缓释胶囊更有应用价值。

6.4.2 Z 检验

由 6.1 节知，根据数理统计的中心极限定理，不论数值变量 X 的分布是否服从正态分布，当随机抽样的样本例数 n 足够大时，样本均数 $\overline{X}$ 服从正态分布 $N(\mu, \sigma_{\overline{X}}^2)$，其中 μ 为原来的总体均数，σ 为原来变量 X 的标准差，均数标准误 $\sigma_{\overline{X}} = \sigma/\sqrt{n}$。因此，标准正态变量为

$$Z = \frac{\overline{X} - \mu}{\sigma_{\overline{X}}} = \frac{\overline{X} - \mu}{\sigma/\sqrt{n}} \tag{6.15}$$

另外，如果数值变量 X 服从正态分布 $N(\mu, \sigma^2)$，则不论样本例数 n 大或小，样本均数 $\overline{X}$ 都服从正态分布 $N(\mu, \sigma_{\overline{X}}^2)$，其标准正态变量形式也如同式（6.15）。因此当总体标准差 σ 已知时，样本均数 $\overline{X}$ 与总体均数 $\mu = \mu_0$ 的差别的假设检验，可以计算检验统计量 Z 值。由于标准正态变量 Z 的界值点双侧时 $Z_{0.05/2} = 1.96$，$Z_{0.01/2} = 2.58$，单侧时 $Z_{0.05} = 1.64$，$Z_{0.01} = 2.33$，因此，计算统计量 Z 与这些界值比较，很容易确定 P 值和作出统计推断。

实际工作中，常对成组设计的两个样本均数比较进行 Z 检验。

当两个样本例数 n_1 和 n_2 都较大时，样本均数近似服从正态分布，这时可以用 Z 检验。检验统计量 Z 的计算式如下：

$$Z = \frac{|\overline{X}_1 - \overline{X}_2|}{S_{\overline{X}_1 - \overline{X}_2}} = \frac{|\overline{X}_1 - \overline{X}_2|}{\sqrt{S_1^2/n_1 + S_2^2/n_2}} \tag{6.16}$$

【例 6.7】 研究正常人与高血压患者血胆固醇含量（mmol/L）的资料如下，试比较两组血胆固醇含量有无差别？

正常人组 $n_1 = 506$，$\overline{X}_1 = 180.6$，$S_1 = 34.2$

高血压组 $n_2 = 142$，$\overline{X}_2 = 223.6$，$S_2 = 45.8$

H_0：$\mu_1 = \mu_2$

H_1：$\mu_1 \neq \mu_2$

$\alpha = 0.05$，双侧

按式（6.16）计算

$$Z = \frac{|180.6 - 223.6|}{\sqrt{34.2^2/506 + 45.8^2/142}} = 10.40$$

本例 $Z > 1.96$，故 $P < 0.05$，按 $\alpha = 0.05$ 水准拒绝 H_0，接受 H_1，可以认为正常人与高血压患者的血胆固醇含量有差别，高血压患者高于正常人。

6.5 正态性检验与方差齐性检验

t 检验的应用前提条件是在样本量较小时要求样本来自正态总体,两个样本均数比较时要求样本所来自的总体方差相等,如何检验资料是否满足正态性与方差齐性呢? 需要进行正态性检验与方差齐性检验。

6.5.1 正态性检验

常用的正态性检验方法有图示法与统计检验法。图示法有正态概率纸图,P-P 图(proportion-proportion plot)与 Q-Q 图(quantile-quantile plot)等方法,其优点是简单易行,但缺点是粗糙,不够客观。统计检验法有矩法,W 检验与 D 检验等,通过检验统计量能检验出资料是否服从正态分布,其优点是比较客观,但计算量相对较大。下面介绍图示法中的 P-P 图与统计检验法中的 W 检验,其他方法参见相关教材。

1. P-P 图

以样本的累计频率作为横坐标,以样本均数与方差为正态分布参数计算的期望累计概率作为纵坐标,将各个观察值标注在坐标系内,所得的散点图即为 P-P 图。如果资料服从正态分布,样本点应围绕过原点且斜率为 1 的直线散布。以下是例 2.1 数据的 P-P 图,从图中可看出散点基本落在斜率为 1 且过原点的直线上,表明实际观察的累计频率与期望累计频率基本相等,说明该市 7 岁男孩的身高服从正态分布。

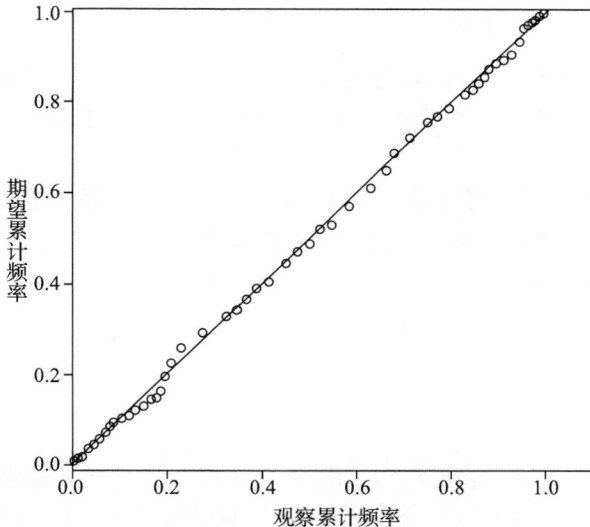

图 6.4 某市 120 名 7 岁男孩身高的 P-P 图

2. W 检验

是由 S. S. Shapiro 与 M. B. Wilk 提出的,在样本量较小时使用($3 \leqslant n \leqslant 50$)。现以例 6.6 普通片剂组的 24 个差值为例介绍 W 检验:

H_0:差值来自正态分布总体

H_1:差值来自非正态分布总体

$\alpha = 0.05$

首先将样本值 $X_1,\cdots,X_n$ 按升序排列为 $X_1^*,\cdots,X_n^*$，统计量为：

$$W=\frac{\left[\sum_{i=1}^{\left[\frac{n}{2}\right]} a_i(X_{n+1-i}^* - X_i^*)\right]^2}{\sum_{i=1}^{n}(X_i-\overline{X})^2} \tag{6.17}$$

其中，$[n/2]$ 是 $n/2$ 的整数部分；a_i 需要从 W 检验专用的数表中查得。本例 24 个数据经计算得到 $W=0.9631$，$P>0.50$（中国医学百科全书：医学统计学），在 $\alpha=0.05$ 水平上接受 H_0，可认为 24 个差值所来自的总体为正态总体。

值得注意的是，同一份资料进行上述各种正态性检验，有时结果会不一致，其中以矩法的偏度与峰度检验效率最高，W 检验适用于小样本的检验，D 检验适用于大样本的检验，当所比较的各样本含量相等或接近时，t 检验、方差分析等参数检验是稳健的。

6.5.2　方差齐性检验

常用的方差齐性检验有用于两样本方差比较的 F 检验，用于多个样本方差比较的 Bartlett χ^2 检验和 Levene 检验。Bartlett χ^2 检验和 Levene 检验常借助于统计软件完成，SPSS 软件给出的是 Levene 检验结果，这两种检验方法的公式请参见第 7 章 7.5.1，本节仅介绍计算简单的 F 检验。公式如下：

$$F=\frac{S_1^2(较大)}{S_2^2(较小)} \qquad \upsilon_1=n_1-1, \quad \upsilon_2=n_2-1 \tag{6.18}$$

其中分子为两样本方差中较大的方差，分母为较小的方差，υ_1、υ_2 为相应的自由度，由式（6.18）计算得到的 F 值需与附表 6（方差齐性检验表）中的界值比较求出 P 值，并按所取的 α 水准作出统计推断。

由例 6.6 资料可求得泛昔洛韦缓释胶囊组与普通片剂组治疗前后差值的方差分别为 2.341 与 2.928，自由度均为 23，方差齐性检验过程如下：

H_0：两总体方差相等，即 $\sigma_1^2=\sigma_2^2$

H_1：两总体方差不相等，即 $\sigma_1^2\neq\sigma_2^2$

$\alpha=0.05$

$$F=\frac{2.928}{2.341}=1.251$$

查附表 6 有 $F<F_{0.05(20,23)}=2.36$，$P>0.05$，按 $\alpha=0.05$ 水准接受 H_0，故认为两总体方差相等。

如果方差齐性检验结果拒绝 H_0，则不用 t 检验而用非参数检验（见第 10 章），或总体方差不等的 t' 检验，或适当变量变换以满足方差齐性检验后再进行 t 检验。

6.6　假设检验与区间估计的关系

区间估计与假设检验是两种统计推断方法，进行 t 检验的资料也可以计算相应的置信区间。如配对设计资料差值均数双侧 $(1-\alpha)$ 的置信区间为：

$$\overline{d}-t_{\alpha/2,\upsilon}\frac{S_d}{\sqrt{n}}<\mu_d<\overline{d}+t_{\alpha/2,\upsilon}\frac{S_d}{\sqrt{n}} \tag{6.19}$$

两独立样本资料的总体均数差值($\mu_1 - \mu_2$)双侧($1-\alpha$)的置信区间为

$$(\overline{X}_1 - \overline{X}_2) - t_{\alpha/2,\upsilon} S_{\overline{X}_1 - \overline{X}_2} < \mu_1 - \mu_2 < (\overline{X}_1 - \overline{X}_2) + t_{\alpha/2,\upsilon} S_{\overline{X}_1 - \overline{X}_2} \tag{6.20}$$

每一种置信区间均对应一种假设检验方法,两种统计推断方法原理相通,所提供的信息等价又互补。

(1)置信区间具有假设检验的主要功能:如果式(6.19)计算的区间不包含 0,说明 $H_0: \mu_d = 0$ 不在此区间内,与按照 $\alpha = 0.05$ 检验水准拒绝 H_0 是等价的;同样如果式(6.20)计算的区间包含 0,说明 H_0 在此区间内,与按照 $\alpha = 0.05$ 检验水准不拒绝 H_0 是等价的,具体结果见 6.9 节 SPSS 结果。

(2)置信区间可提供假设检验没有提供的信息:置信区间除了提供差别有无统计学意义外,还提示差别有多大,该差别有无实际意义。

(3)假设检验比置信区间多提供的信息:假设检验可以报告确切的 P 值,给出统计推断的概率保证,而置信区间只能在预先设定的 $100(1-\alpha)\%$ 水平上进行推断。

综上所述,把置信区间与假设检验结合起来,可以提供更为完整全面的信息,因此现在许多研究或杂志在报告假设检验结论的同时,希望报告相应的区间估计,请同学们高度重视。

6.7 Ⅰ类错误和Ⅱ类错误

由于假设检验所作的推断结论是概率性质的,因此不是百分之百正确,有可能产生两种错误:一种是检验假设 H_0 实际上成立的,但拒绝了 H_0,误判为有差别,也就是犯了假阳性错误,称为Ⅰ类错误(type Ⅰ error);另一种错误是检验假设 H_0 实际上不成立,但却不拒绝 H_0,也就是误判为无差别,犯了假阴性错误,称为Ⅱ类错误(type Ⅱ error)。Ⅰ类错误的概率即检验水准用 α 表示,α 值的大小根据研究要求而定,一般取一个较小的值。若 α 定为 0.05,就是当 H_0 成立时,从理论上说,平均每 100 次抽样中允许产生推断错误有 5 次。Ⅱ类错误的概率用 β 表示,β 的大小很难确切估计。当样本例数固定时,α 愈小,β 愈大;反之,α 愈大,β 愈小。因而可通过选定 α 控制 β 的大小。要同时减小 α 和 β,只有增加样本含量。统计上将 $1-\beta$ 称为检验功效或把握度(power of a test),即两个总体确有差别存在,而以 α 为检验水准,假设检验能发现它们有差别的能力。实际工作中应权衡两类错误中哪一个重要,以选择检验水准的大小。

6.8 假设检验时应注意的问题

(1)所比较的样本资料应当是从同质总体中随机抽取的样本。这样的样本具有代表性和均衡可比性。也就是除比较的主要因素(如一组为用药组,另一组为不用药组)外,其他影响结果的有关因素(如年龄、性别、病情轻重等)都尽可能一致。

(2)应根据资料特点和分析目的,选用符合适用条件的假设检验方法。资料性质不同、设计类型不同以及样本例数的多少,所选用的检验方法也不同。例如,数值变量资料两组比较时要用 t 检验;后面将介绍多组比较时要用方差分析(F 检验);配对资料与成组资料比较的 t 检验方法也不同。两组均数比较 t 检验,还要求两个样本所代表的正态总体方差相等,否则不能

用 t 检验而应用另外的检验方法等。

（3）实际差别大小与统计意义的区别。在作统计指标的假设检验时，如果检验结果有统计意义，习惯上称为差别有显著性。它是指当随机抽样，由样本信息计算检验统计量，获得这样大或更大的统计量值的可能性很小时，因而拒绝 H_0。这里回答是否接受或拒绝检验假设而不回答实际比较的样本所代表的总体指标差别有多大。例如，当随机抽样的样本例数很大时，即使所比较的样本均数相差不大，但 t 检验结果 P 值也会很小。又如例 6.5 某病患者平均脉搏比正常人平均脉搏高 7.4 次/分，统计检验结果拒绝 H_0，差别有显著性。但不应误解为两均数相差很大，不能理解为医学上有显著的价值；反之，不拒绝 H_0，习惯上称为差异无显著性，但不应误解为相差不大或肯定无差别。

（4）所有统计的假设检验都是概率性质的，因此，在作推论时，可能犯错误。当计算出统计量的 P 值接近 Ⅰ 类错误 α 时，下结论应尤其慎重。因为取同一检验水准，就现有样本不拒绝 H_0，但增加样本例数后，抽样误差减小，有可能拒绝 H_0。

（5）单侧检验与双侧检验的选择。在作假设检验时，应事先根据专业知识和问题的要求在设计时确定采用单侧还是双侧检验，不能在计算检验统计量后才主观确定。对同一资料检验时，有可能双侧检验无统计意义而单侧有统计意义。这是因为单侧检验比双侧检验更易得到差别有统计意义的结论。因此，当我们报告结论时，应列出所采用的是单侧还是双侧检验、检验方法、检验水准和 P 值的确切范围，然后结合专业作出专业结论。

6.9　SPSS 操作及其解释

6.9.1　样本均数与总体均数 t 检验的 SPSS 实现

对例 6.5 的数据进行分析，数据集仅有脉搏（PR）一个变量。其点击步骤如下：

分析—>比较均值—>单样本 t 检验，在检验变量框中将"脉搏（PR）"选入检验变量框；"72"选入检验值框中—>确定。

分析—>比较均值—>单样本 t 检验

检验变量框：脉搏（PR）

检验值框：72　　　　　　　　　　　　　　　　　　　　＊总体均数

确定

结果如表 6.3 所示。表中 $t=3.038$（题目中为 3.049，为计算精度不同所造成），自由度 $df=14$，$P(\text{sig})=0.009$，样本均数 79.4 与总体均数 72 相差 7.4，该差值的 95%CI 为 2.176 5～12.623 5，该区间不包含 0，进一步说明该样本所来自的总体均数不等于 72 次/分。

表 6.3　单个样本检验

	检验值 = 72					
	t	df	Sig.（双侧）	均值差值	差分的 95% 置信区间	
					下限	上限
脉搏	3.038	14	.009	7.400 00	2.176 5	12.623 5

6.9.2 配对设计资料 t 检验的 SPSS 实现

对例 6.6 的数据进行分析,数据集有治疗前 before、治疗后 after 和组别 group 3 个变量,点击步骤如下:

(1) 拆分文件:因为要进行两个配对 t 检验。注意如果数据集中仅有一组数据,即没有 group 变量,则无需此步操作,直接进入下一步。

数据—>拆分文件

⊙比较组　分组方式框:group

确定

---

(2) 配对 t 检验

分析—>比较均值—>配对样本 t 检验

成对变量框:before-after　　　　　　　＊选入治疗前[before] 治疗后[after]即可

确定

结果如表 6.4。缓释胶囊组 $t=16.278$,$P<0.001$;普通剂型组 $t=12.407$,$P<0.001$;每组差值的 95%CI 均不包含 0,也说明治疗前后总积分值是降低的。

表 6.4　成对样本检验

group			成对差分					t	df	Sig. (双侧)
			均值	标准差	均值的标准误	差分的 95% 置信区间				
						下限	上限			
1.00	对 1	before-after	5.083 3	1.529 9	.312 29	4.437 32	5.729 35	16.278	23	.000
2.00	对 1	before-after	4.333 3	1.711 0	.349 26	3.610 84	5.055 83	12.407	23	.000

6.9.3 成组设计资料 t 检验的 SPSS 实现

仍然以例 6.6 数据为例进行两样本差值的组间比较。

(1) 首先观察数据是否在合并状态,操作如下:

分析—>拆分文件

⊙分析所有个案,不创建组

确定

---

(2) 其次计算差值 d:

转换—>计算变量

目标变量框:D　数字表达框:before-after

确定

（3）两样本 t 检验：

分析—＞比较均值—＞独立样本 T 检验

检验变量框：D　分组变量框：group

定义组　1　2　继续

确定

结果见表 6.5。表中方差方程 Levene 检验是方差齐性检验，本例 $F = 0.401$，$P = 0.530 > 0.05$，方差齐性检验通过，可选择假设方差相等一行的结果。即 $t = 1.601$，$df = 46$，$P = 0.116$，两总体均数差的 95% CI 为 $-0.19307 \sim 1.69307$，区间包含 0，也说明两组疗效差无统计学意义。

表 6.5　独立样本检验

	方差方程的 Levene 检验		均值方程的 t 检验					差分的 95% 置信区间	
	F	Sig.	t	df	Sig.（双侧）	均值差值	标准误差值	下限	上限
d　假设方差相等	.401	.530	1.601	46	.116	.750	.469	−.193	1.693
假设方差不相等			1.601	45.436	.116	.750	.469	−.193	1.693

本章小结

由于个体差异的存在，抽样研究中的抽样误差是不可避免的，其大小可由标准误的大小来度量。

标准误与标准差均为离散程度的指标，但标准误反映的是抽样误差的大小。样本含量确定时，标准误与数据本身的变异成正比。标准误随着样本含量的增加而减小；标准差反映观察值在个体中的变异大小，随着样本含量的增加，样本标准差稳定于总体的标准差。

区间估计是以一定的置信度估计总体参数所在的范围。该范围是指 100 次抽样中有 $100(1-\alpha)$ 个样本算得的区间包含待估的参数，该区间与估计频数分布的区间是完全不同的两个范围。

假设检验是根据样本信息判断样本是否来自假定的已知总体或相同的总体，其过程是：建立关于总体特征的检验假设→计算检验统计量→计算 P 值→与 α 比较作出统计推断。

假设检验与区间估计计算原理相同，信息等价且互补。

由于统计推断是概率性的，因此统计结论不能绝对化。

t 检验条件：数值资料，正态总体（小样本），方差齐（两独立样本比较）和独立性。

复习思考题

1. $\overline{X}$ 与 $S_{\overline{X}}$ 的关系为：_____。

A. $\overline{X}$ 越大，$S_{\overline{X}}$ 越大　　　　　　　B. $\overline{X}$ 越大，$S_{\overline{X}}$ 越小

C. $S_{\overline{X}}$ 越大，$\overline{X}$ 代表性越大　　　　D. $S_{\overline{X}}$ 越小，$\overline{X}$ 代表性越大

2. 在同一个总体中随机抽取多个样本，用样本均数估计总体均数的 95% 置信区间，则估

计的精密程度是：_____。

    A. 均数大的样本   B. 均数小的样本

    C. 标准误大的样本   D. 标准误小的样本

  3. 用样本推断总体均数的 95% 置信区间为：_____。

    A. $\overline{X}\pm2.58S_{\overline{X}}$ B. $\overline{X}\pm t_{0.05/2,\,v}S_{\overline{X}}$

    C. $\overline{X}\pm1.96S$ D. $\overline{X}\pm t_{0.05,\,v}S$

  4. 总体均数的置信区间：_____。

    A. 随总体均数而变化   B. 不随总体均数而变化

    C. 随样本不同而变化   D. 不随样本变化

  5. 统计推断的内容为：_____。

    A. 用样本指标估计相应的总体指标   B. 检验统计上的"假设"

    C. A,B 均是   D. A,B 均不是

  6. 两样本均数比较用 t 检验,其检验假设：_____。

    A. 两样本均数不相同   B. 两总体均数不相同

    C. 两总体均数相同   D. 以上都不是

  7. 两样本均数比较,经 t 检验,差别有显著性时,P 值越小,说明：_____。

    A. 两样本均数差别越大   C. 两总体均数差别越大

    B. 越有理由认为两总体均数不同   D. 越有理由认为两样本均数不同

  8. 某医师用药物治疗两组同病患者,如果治愈率相等,但甲组收治的病人是乙组的 10 倍,比较两总体治愈率的 95% 置信区间：_____。

    A. 甲组的较乙组的准确   B. 乙组的较甲组的准确

    C. 甲组的较乙组的精密   D. 乙组的较甲组的精密

  9. 参数估计有哪两种类型? 各有什么优缺点?

  10. 为什么假设检验只回答差别有无统计学意义而不回答所比较事物的实际差别?

  11. 两样本均数比较的假设检验有 t 检验和 Z 检验,试述这两种检验分别在什么条件下用,这两种检验间有什么联系?

  12. 检验水准 α 和 P 值,两者含义有什么不同?

  13. 参考值范围能否用置信区间表示? 为什么?

  14. 假设检验用于推断两总体均数有无差异;置信区间用于推断总体均数大小;试讨论(1) 当检验水准 α 确定后,在配对设计和成组设计两种情况下,分别计算差值和两均数差值的总体均数置信区间表达公式;(2) 能否用置信区间回答假设检验的问题?

  15. 试述两类错误的意义和两类错误间的关系。

  16. 正常成年男子 15 人,经运动试验后测得血气分析指标之一 P_aO_2 的值为：

      75,80,80,74,84,78,89,72,76,83,75,87,78,79,88

试求 P_aO_2 总体均数的 95% 置信区间。

  17. 乳癌研究组收集了两种类型乳癌肿块大小资料为：

肿瘤类型	例数 n	$\overline{X}$(cm)	S(cm)
A	21	3.85	1.95
B	16	2.80	1.70

试求:(1) 两种类型肿块大小差异是否显著?

(2) 两种类型肿块大小之差的总体均数的 95% 置信区间。

18. 18 名黑热病兼贫血患者被随机分成两组各 9 名,分别用葡萄糖锑钠(A)和复方葡萄酸锑钠(B)治疗,观察治疗前后血色素(%)的变化,测定结果如下表:

	病人号	1	2	3	4	5	6	7	8	9
A 药	治疗前	36	45	55	55	65	60	42	45	25
	治疗后	45	65	66	85	70	55	70	45	50
	病人号	1	2	3	4	5	6	7	8	9
B 药	治疗前	55	50	65	60	70	40	45	35	30
	治疗后	80	80	70	60	85	75	60	50	60

问:(1) A、B 两药是否都有效?(2) A、B 两药的疗效有无差别?

19. 为研究一种新药对女性血清胆固醇含量是否有影响,对同年龄的 20 名女性应用配对设计配成 10 对对子。每对中一个服用新药,另一个服用不含活性,但形态、颜色与新药相同的安慰剂,经一段时间后,测定血清胆固醇含量(mmol/L),结果见下表,问服新药组与服安慰剂组血清胆固醇含量有无差别?

配对号	1	2	3	4	5	6	7	8	9	10
服新药组	4.4	5	5.8	4.6	4.9	4.8	6	5.9	4.3	5.1
安慰剂组	6.2	5.2	5.5	5	4.4	5.4	5	6.4	5.8	6.2

7 方差分析

7.1 方差分析的基本思想

实际工作中,若进行两个样本均数的比较,多用上一章介绍的 t 检验或 Z 检验,但若比较的是两个以上的样本均数则不能重复地进行 t 检验,此时可采用本章介绍的方差分析(analysis of variance,简写为 ANOVA)进行假设检验。

多组均数的比较不能采用重复 t 检验的原因是:这样做会造成 I 型错误概率 α 的增大。例如有 5 个样本均数,需进行 10 次两两比较,若每次比较的检验水准 $\alpha = 0.05$,则每次比较不犯 I 类错误的概率为 $(1-0.05)$,那么 10 次比较均不犯 I 类错误的概率为 $(1-0.05)^{10}$,这时犯 I 类错误的概率,也就是总的检验水准变为 $1-(1-0.05)^{10}=0.401$,比 0.05 大多了,所以多组均数不能重复用 t 检验进行两两比较。对多组均数不能采用重复 t 检验的原因也可以从另一个角度来解释,对一次抽样所得到的多组数据,进行多次孤立的 t 检验,常常会得到明显矛盾的结果,这主要是由每次 t 检验所使用的方差均不相同所致。而下面介绍的方差分析,则是通过在假设检验中使用一个共同的方差从而较好地避免了这一问题。采用重复 t 检验进行多组均数比较是实际工作中常见的一类错误,对此应给予充分注意。

方差分析又称变异数分析,是 1928 年由英国统计学家 R. A. Fisher 首先提出的一种统计方法。为纪念 Fisher,方差分析的统计量被称为 F 值,故方差分析亦称 F 检验。

方差分析的基本思想是把全部观察值之间的变异(总变异),根据方差可加性的特点,按设计和需要分解成两个或多个部分,每一部分变异都反映了研究工作中某种特定的内容(如某个因素的作用,随机误差的作用等),通过对这些变异的比较作出相应的统计学判断。下面用例 7.1 予以说明。

【例 7.1】 将 40 只接种肿瘤的小白鼠,给予不同剂量的三菱莪术注射液,半月后称量瘤重,其数据见表 7.1 上部。表中 I 组为接种后不加任何处理,II 组、III 组、IV 组分别为接种后注射 0.5 mL,1.0 mL 和 1.5 mL 三菱莪术液。试比较各组瘤重间有无差别?

从表 7.1 下部四组数据的均数上看,好象注射三菱莪术液是有抑癌作用的,但仔细观察一下数据就会发现问题并没这么简单,表现在:

(1) 同一组内 10 只小鼠的瘤重并不完全一样,产生这种差异的原因是小鼠间的个体差异、测量误差等偶然因素。由这类原因造成的误差可称为随机误差,在方差分析中称为组内变异。其大小可用各样本内部每个观察值 X_{ij} 与组均数 $\overline{X_i}$ 的离均差平方和来表示,即 $SS_{组内} = \sum_i \sum_j (X_{ij} - \overline{X_i})^2$,显然它还与各样本含量 n_i 的大小有关,确切地说与组内自由度 $N-k$(其中 $N = \sum n_i$,k 为组数)有关。因此组内均方 $MS_{组内} = SS_{组内}/(N-k)$。

(2) 不同组间的瘤重在不同试验中存在着差别,如将第一组和第二组比较,第 4 次试验第二组的抑癌效果较第一组好,而第 5 次试验却是第一组较第二组好,但从各组均数来看,后三组的效果较第一组好。产生这种矛盾现象与随机误差有关。由于随机误差的存在,对于不同组间瘤重的差异自然要提出疑问,这种差异是随机误差造成的呢,还是三菱莪术液的影响? 对此有必要作进一步的分析。在方差分析中,把不同组间的差异称为组间变异。组间变异包括了随机误差,也反映了处理因素(三菱莪术液)对实验效应(瘤重)的影响(如果确实存在)。组间变异的大小可用各组均数 $\overline{X}_i$ 与总均数 $\overline{X}$ 的离均差平方和乘上每组例数 n_i 来表示,即 $SS_{组间} = \sum n_i (\overline{X}_i - \overline{X})^2$。同样,组间变异还与组间自由度 $\upsilon_{组间} = k - 1$ 有关,因此,组间均方 $MS_{组间} = SS_{组间} / (k-1)$。

表 7.1 三菱莪术液抑癌实验的小鼠瘤重(g)

实验号	Ⅰ组	Ⅱ组	Ⅲ组	Ⅳ组	
1	3.6	3.0	0.4	3.3	
2	4.5	2.3	1.7	1.2	
3	4.2	2.4	2.3	0.0	
4	4.4	1.1	4.5	2.7	
5	3.7	4.0	3.6	3.0	
6	5.6	3.7	1.3	3.2	
7	7.0	2.7	3.2	0.6	
8	4.1	1.9	3.0	1.4	
9	5.0	2.6	2.1	1.2	
10	4.5	1.3	2.5	2.1	
$\sum_j X_{ij}$	46.6	25.0	24.6	18.7	$\sum X = 114.9$
$\sum_j X_{ij}^2$	226.32	70.30	73.14	47.03	$\sum X^2 = 416.79$
n_i	10	10	10	10	$N = 40$
$\overline{X}_i$	4.66	2.50	2.46	1.87	$\overline{X} = 2.87$
S_i	1.01	0.93	1.18	1.16	

(3) 例 7.1 中全部 40 个数据参差不齐,它们的差异称为总变异。其大小可用观察值 X_{ij} 与总均数 $\overline{X}$ 的离均差平方和来表示,即 $SS_{总} = \sum_i \sum_j (X_{ij} - \overline{X})^2$。显然它还与总的自由度 $N - 1$ 有关。

上例是将总变异分为组间变异(处理)和组内变异(误差)两部分。可以证明,三种变异之间有如下的关系:$SS_{总} = SS_{组间} + SS_{组内}$,其相应的自由度间有 $\upsilon_{总} = \upsilon_{组内} + \upsilon_{组间}$,在不同的实验设计时还可将 $SS_{总}$ 和 $\upsilon_{总}$ 分为更多部分。同理,$SS_{总}$ 亦等于多个部分 SS 之和。若考察处理因素的效应,可构造 $MS_{组间}$ 和 $MS_{组内}$ 之比值,由于此比值服从 F 分布,故称之为 F 值,如式(7.1):

$$F = \frac{MS_{组间}}{MS_{组内}} \tag{7.1}$$

若三菱莪术液对小鼠瘤重无影响，则造成 $MS_{\text{组间}}$ 的原因只有随机误差，这就同 $MS_{\text{组内}}$ 一样了，故此时 F 值理论上应为 1。但由于抽样误差的影响，一般不会正好等于 1，而是接近于 1。反之，若三菱莪术液对小鼠瘤重有影响，则 $MS_{\text{组间}}$ 将明显大于 $MS_{\text{组内}}$，于是 F 值将明显大于 1。要大到多少才有统计意义呢？可查附表 7（F 界值表），得 P 值，按 P 值大小作出统计推断。

方差分析用途很广，除用于多个样本均数的比较外，还可用于两个样本均数的比较，分析因素间的交互作用和回归方程的线性假设检验等。本章仅介绍完全随机设计和配伍组设计的方差分析。

7.2 完全随机设计资料的方差分析

由 4.2.3 可知，例 7.1 是一个完全随机设计 4 个样本均数比较的资料，现以此为例，说明其分析方法。

（1）建立假设和确定检验水准：H_0：四组小鼠瘤重的总体均数相等，即 $\mu_1 = \mu_2 = \mu_3 = \mu_4$

$\qquad\qquad\qquad\qquad$ H_1：四组小鼠瘤重的总体均数不等或不全相等

$\qquad\qquad\qquad\qquad$ $\alpha = 0.05$

（2）计算检验统计量 F 值：先作表 7.1 下半部的初步计算，然后根据表 7.2 中公式来计算。

本例：$C = (\sum X)^2 / N = 114.9^2 / 40 = 330.050$

$$SS_{\text{总}} = \sum X^2 - C = 416.79 - 330.05 = 86.740$$

$$\upsilon_{\text{总}} = N - 1 = 40 - 1 = 39$$

$$SS_{\text{组间}} = \sum n_i (\overline{X}_i - \overline{X})^2 = \sum_i \frac{\left(\sum_j X_{ij}\right)^2}{n_i} - C$$

$$= \frac{46.6^2}{10} + \frac{25.0^2}{10} + \frac{24.6^2}{10} + \frac{18.7^2}{10} - 330.05 = 45.091$$

$$\upsilon_{\text{组间}} = k - 1 = 4 - 1 = 3$$

$$SS_{\text{组内}} = SS_{\text{总}} - SS_{\text{组间}} = 86.740 - 45.091 = 41.649$$

$$\upsilon_{\text{组内}} = N - k = 40 - 4 = 36$$

$$MS_{\text{组间}} = SS_{\text{组间}} / \upsilon_{\text{组间}} = 45.091 / 3 = 15.030$$

$$MS_{\text{组内}} = SS_{\text{组内}} / \upsilon_{\text{组内}} = 41.649 / 36 = 1.157$$

$$F = MS_{\text{组间}} / MS_{\text{组内}} = 15.030 / 1.157 = 12.99$$

通常将上述结果列成表 7.3。

表 7.2　完全随机设计资料的方差分析计算公式

变异来源	离均差平方和 SS	自由度 υ	均方 MS	F
总变异	$\sum(X - \overline{X})^2$	$N-1$		
组间（处理组间）	$\sum n_i(\overline{X}_i - \overline{X})^2$	$k-1$	$SS_{\text{组间}} / \upsilon_{\text{组间}}$	$MS_{\text{组间}} / MS_{\text{组内}}$
组内（误差）	$SS_{\text{总}} - SS_{\text{组间}}$	$N-k$	$SS_{\text{组内}} / \upsilon_{\text{组内}}$	

表 7.3　例 7.1 的方差分析表

变异来源	SS	v	MS	F	P
总	86.740	39			
组间	45.091	3	15.030	12.99	<0.01
组内	41.649	36	1.157		

(3) 确定 P 值和作出推断:以 v_1(v 组间)=3 及 v_2(v 组内)=36,查附表 7,得 $P<0.01$($P<0.001$)。按 α=0.05 检验水准拒绝 H_0,接受 H_1,故可认为给予不同剂量的三菱莪术液,小鼠的瘤重不同。

以上结论表明,四组小鼠的瘤重有差别,但并不表明任何两组小鼠的瘤重有差别,可能有的组间没有差别(这也正是 H_1 的含义)。要了解哪些组均数间有差别,哪些组均数间没有差别,需要进一步作两两比较,详见第 7.4 节。

7.3　配伍组设计资料的方差分析

在 4.2.3 中,我们已介绍了随机区组设计(也称配伍组设计)的概念,下面我们用例 7.2 说明这类资料的方差分析方法。

【例 7.2】　某厂医务室测定了 10 名氟作业工人工前、工中及工后 4 小时的尿氟浓度(μmol/L),结果见表 7.4。问氟作业工人在这三个不同时间的尿氟浓度有无差别?

表 7.4　氟作业工人不同时间的尿氟浓度(μmol/L)

工人编号	工前	工中	工后	$\sum_i X_{ij}$	$\overline{X}_j$
1	90.53	142.12	87.38	320.03	106.68
2	88.43	163.17	65.27	316.87	105.62
3	47.37	63.16	68.43	178.96	59.65
4	175.80	166.33	210.54	552.67	184.22
5	100.01	144.75	194.75	439.51	146.50
6	46.32	126.33	65.27	237.92	79.31
7	73.69	138.96	200.02	412.67	137.56
8	105.27	126.33	100.01	331.61	110.54
9	86.32	121.06	105.27	312.65	104.22
10	60.01	73.69	58.95	192.65	64.21
$\sum_j X_{ij}$	873.75	1 265.90	1 155.89	$\sum X = 3\,295.54$	
$\sum_j X_{ij}^2$	88 876.98	170 744.12	167 659.81	$\sum X^2 = 427\,280.91$	
$\overline{X}_i$	87.38	126.59	115.59	$\overline{X} = 109.85$	
S_i	37.32	34.15	61.51		

从表 7.4 可以看出,不同工人间(配伍组间)在三个不同时间的尿氟浓度均数($\overline{X}_j$)存在着差异,这一差异称为配伍组差异,显然它主要是由工人的个体差异造成的。

这样,在配伍组设计的方差分析中,按设计和需要可将总变异分为三个部分,即:

$$SS_{总} = SS_{处理} + SS_{配伍} + SS_{误差} \qquad \upsilon_{总} = \upsilon_{处理} + \upsilon_{配伍} + \upsilon_{误差}$$

由于从总变异中可分离出配伍组变异,排除了各处理组工人氟接触量、体质等差异,使组内变异(误差)更能反映随机误差的大小,因而可提高研究的效率。

配伍组设计方差分析的假设检验步骤如下:

(1)建立假设和确定检验水准:

H_0:氟作业工人在三个时间的尿氟浓度相等,即 $\mu_1 = \mu_2 = \mu_3$

H_1:氟作业工人在三个时间的尿氟浓度不等或不全相等

$\alpha = 0.05$

一般不需要检验配伍组的差别,当需要时可设:

H_0:氟作业工人的尿氟浓度相等

H_1:氟作业工人的尿氟浓度不等或不全相等

$\alpha = 0.05$

(2)计算检验统计量 F 值:可按表 7.5 中的公式进行。

表 7.5　配伍组方差分析的计算公式表

变异来源	离均差平方和 SS	自由度 υ	均方 MS	F
总变异	$\sum X^2 - C$	$N-1$		
处理组	$\sum_i \dfrac{(\sum_j X_{ij})^2}{b} - C$	$k-1$	$SS_{处理} / \upsilon_{处理}$	$MS_{处理} / MS_{误差}$
配伍组	$\sum_j \dfrac{(\sum_i X_{ij})^2}{k} - C$	$b-1$	$SS_{配伍} / \upsilon_{配伍}$	$MS_{配伍} / MS_{误差}$
误差	$SS_{总} - SS_{处理} - SS_{配伍}$	$\upsilon_{总} - \upsilon_{处理} - \upsilon_{配伍}$	$SS_{误差} / \upsilon_{误差}$	

表 7.5 中,b 为配伍组数,其余符号意义同表 7.2。

本例:$C = (\sum X)^2 / N = (3\,295.54)^2 / 30 = 362\,019.463$

$$SS_{总} = \sum X^2 - C = 427\,280.91 - 362\,019.463 = 65\,261.447$$

$$\upsilon_{总} = N - 1 = 30 - 1 = 29$$

$$SS_{处理} = \sum_i \frac{(\sum_j X_{ij})^2}{b} - C$$

$$= \frac{(873.75)^2 + (1\,265.90)^2 + (1\,155.89)^2}{10} - 362\,019.463 = 8\,182.893$$

$$\upsilon_{处理} = k - 1 = 3 - 1 = 2$$

$$SS_{配伍} = \sum_j \frac{(\sum_i X_{ij})^2}{k} - C$$

$$= \frac{(320.03)^2 + (316.87)^2 + \cdots + (192.65)^2}{3} - 362\,019.463 = 39\,712.984$$

$$\upsilon_{配伍} = b - 1 = 10 - 1 = 9$$

$$SS_{误差} = SS_总 - SS_{处理} - SS_{配伍}$$
$$= 65\,261.447 - 8\,182.893 - 39\,712.984 = 17\,365.570$$

$$\upsilon_{误差} = \upsilon_总 - \upsilon_{处理} - \upsilon_{配伍} = 29 - 2 - 9 = 18$$

$$MS_{处理} = SS_{处理}/\upsilon_{处理} = 8\,182.893/2 = 4\,091.447$$

$$MS_{配伍} = SS_{配伍}/\upsilon_{配伍} = 39\,712.984/9 = 4\,412.554$$

$$MS_{误差} = SS_{误差}/\upsilon_{误差} = 17\,365.570/18 = 964.754$$

$$F_{处理} = MS_{处理}/MS_{误差} = 4\,091.447/964.754 = 4.241$$

$$F_{配伍} = MS_{配伍}/MS_{误差} = 4\,412.554/964.754 = 4.574$$

通常将上述结果列成表 7.6。

表 7.6 例 7.2 的方差分析结果表

变异来源	SS	υ	MS	F	P
总	65 261.447	29			
处理组	8 182.893	2	4 091.447	4.241	$P < 0.05$
配伍组	39 712.984	9	4 412.554	4.574	$P < 0.05$
误差	17 365.570	18	964.754		

（3）确定 P 值和作出推断结论：

以 $\upsilon_{处理}(\upsilon_1 = 2)$ 和 $\upsilon_{误差}(\upsilon_2 = 18)$ 查附表 7（F 界值表），得 $P < 0.05(P = 0.031)$。按 $\alpha = 0.05$ 检验水准拒绝 H_0，接受 H_1，故可认为氟作业工人在工前、工中及工后 4 小时三个时间尿氟量有差别。

必要时，以 $\upsilon_{配伍}(\upsilon_1 = 9)$ 和 $\upsilon_{误差}(\upsilon_2 = 18)$ 查附表 7，得 $P < 0.05(P = 0.003)$。按 $\alpha = 0.05$ 检验水准拒绝 H_0，接受 H_1，可认为不同氟作业工人的尿氟量有差别。

7.4 方差分析中的多重比较

前已述及，方差分析结果若拒绝 H_0，接受 H_1，其含义是被比较的若干个总体均数不等或不全相等。如需进一步了解哪两个总体均数间有差别，哪两个总体均数间没有差别，可在前述方差分析的基础上进一步作多个样本均数间的两两比较，又称多重比较（multiple comparison）。

根据对分布假设的要求，多重比较的方法可分为三类：其一是基于 P 值的方法或非参数方法。这类方法不指定检验统计量的联合分布，只依据单变量的 P 值来进行检验，如 Bonferroni 和 Holm 方法。在检验次数很多或检验统计量之间有很强的相关性时这类方法把握度较低，结论偏保守。其二是参数方法，如指定了统计量服从多元正态分布或多元 t 分布时的 Dunnett 检验等。其三是基于再抽样的方法，通常是通过 Bootstrap 再抽样法或 Permutation 检验来近似统计量的联合分布。本节只介绍第二种方法，有兴趣的读者可参阅相关文献。

多个样本均数的比较一般分为两种情况：一种是在设计阶段就根据研究目的或专业知识而决定的某些均数间的两两比较，常见于事先有明确假设的证实性实验研究（confirmatory research）。例如多个处理组与对照组的比较，处理后不同时间与处理前的比较等，这类问题的多重比较将在 7.4.1 中介绍。另一种是在研究设计阶段未预先考虑或未预料到,经数据结果的提示后,才决定的多个均数间的两两比较,7.4.2 将介绍这类问题的多重比较。

7.4.1 多个实验组与一个对照组的比较(Dunnett 法)

Dunnett 法其检验统计量为 t_D,故又称 Dunnett-t 检验。它适用于 $k-1$ 个试验组与对照组均数的比较。其公式为:

$$t_D = |(\overline{X}_T - \overline{X}_C)| / \sqrt{MS_{误差}(1/n_T + 1/n_C)} \qquad (7.2)$$

$$\upsilon = \upsilon_{误差}$$

式中 $\overline{X}_T$、$\overline{X}_C$ 分别为试验组和对照组的样本均数;$MS_{误差}$ 为方差分析中算得的误差均方,在完全随机设计的方差分析中,就是 $MS_{组内}$;n_T 和 n_C 分别为试验组和对照组的样本例数。

【例 7.3】 对例 7.1 中第Ⅰ组(未用三菱莪术液)与其他三组(用三菱莪术液)作比较。

首先将第Ⅰ组和第Ⅱ组比较:

H_0:三菱莪术液未注射的小鼠与注射 0.5 mL 的小鼠瘤重相等

H_1:三菱莪术液未注射的小鼠与注射 0.5 mL 的小鼠瘤重不相等

$\alpha = 0.05$

$$t = \frac{4.66 - 2.50}{\sqrt{1.157 \times (1/10 + 1/10)}} = \frac{2.16}{0.4810} = 4.49$$

$$\upsilon = N - K = 40 - 4 = 36$$

以上面计算 $MS_{误差}$ 时的自由度 36 和试验组数 $a = k-1 = 3$(不含对照组),查附表 8 的 Dunnett-t 界值表,得 $P < 0.05(P < 0.001)$,故可认为注射 0.5 mL 三菱莪术液的小鼠瘤重低于未注射组。可以认为三菱莪术液对小白鼠有抑瘤作用。

仿此,可将第Ⅰ组和第Ⅲ、Ⅳ组比较,P 均小于 0.05($P < 0.001$)。故可认为第Ⅰ组和第Ⅱ、Ⅲ、Ⅳ组均有差别。

7.4.2 多个样本均数间两两比较(SNK 法)

常用的统计方法是 q 检验(Students-Newman-Keuls,SNK 法),按式(7.3)计算 q 值。

$$q = |(\overline{X}_A - \overline{X}_B)| / \sqrt{\frac{MS_{误差}}{2}\left(\frac{1}{n_A} + \frac{1}{n_B}\right)} \qquad (7.3)$$

q 检验的方法步骤,可用例 7.4 来说明。

【例 7.4】 对例 7.2 资料(表 7.4)作两两比较。

H_0:任两对比组的总体均数相等,即 $\mu_A = \mu_B$

H_1:$\mu_A \neq \mu_B$

$\alpha = 0.05$

将三个样本均数按从大到小的顺序排列,并编上组次:

组次	1	2	3
均数	126.59	115.59	87.38
组别	工中	工后	工前

列出两两比较计算表(表7.7)：

表 7.7 三个样本均数两两比较的 q 检验

对比组	两均数之差	组数	q 值	q 界值		P
A 与 B	$\bar{X}_A - \bar{X}_B$	a		$P=0.05$	$P=0.01$	
(1)	(2)	(3)	$(4)=\dfrac{(2)}{9.822}$	(5)	(6)	(7)
1 与 3	39.21	3	3.99	3.61	4.70	<0.05
1 与 2	11.00	2	1.12	2.97	4.07	>0.05
2 与 3	28.21	2	2.87	2.97	4.07	>0.05

表中，第(1)栏为对比组，本例两两比较的组合数为 3；第(2)栏为两对比组均数之差；第(3)栏为 A,B 两对比组所包含的组数 a；第(4)栏 q 值按式(7.3)计算。本例已求得 $MS_{误差}=964.754$(见表 7.6)，又各组例数均为 10，则分母部分为 $\sqrt{\dfrac{964.754}{2}\left(\dfrac{1}{10}+\dfrac{1}{10}\right)}=9.822$。故第 1 行 $q=39.21/9.822=3.99$，其余类推；第(5)、(6)两栏是由附表 9(q 界值表)查出的 $P=0.05$ 界值和 $P=0.01$ 界值。本例 $\upsilon_{误差}=18$，当 $a=3$ 时，$q_{0.05(18,3)}=3.61$，$q_{0.01(18,3)}=4.70$，其余类推；第(7)栏是由第(5)、(6)栏得 P 值。按 $\alpha=0.05$ 水准，1 与 3 对比组拒绝 H_0，接受 H_1，说明氟作业工人工前与工中的尿氟浓度有差别，工中较高；而其余两对比组均不拒绝 H_0，即未见差别。

7.5 方差分析的应用条件

方差分析的应用条件是：① 各样本是相互独立的随机样本，且来自正态分布总体。② 各样本的总体方差相等，即方差齐性。我们看到，上述两个条件与 6.4.1 中介绍的 t 检验的应用条件完全相同。6.5.1 已对正态性检验的概念和方法作了介绍；6.5.2 介绍了两样本方差的齐性检验方法。本节将介绍多个样本的方差齐性检验方法。另外，对通过改变原始数据的分布形式，使之满足或近似满足正态性和方差齐性的方法——变量变换作一简要介绍。

7.5.1 多个方差的齐性检验

多个方差的齐性检验常见的有两种方法：一是对资料正态性要求较为严格的 Bartlett 法；二是不依赖资料分布类型的 Levene 法，两种方法各有优缺点，具体使用时可根据数据的分布情况选择合适的方法。

1. Bartlett 法

已知多个样本(理论上均来自正态总体)方差，可使用 Bartlett 法推断它们分别代表的总体方差是否相等，该法需计算检验统计量 χ^2 的值，其公式为：

$$\chi^2 = \frac{\sum\limits_{i=1}^{k}(n_i-1)\ln(S_c^2/S_i^2)}{1+\dfrac{1}{3(k-1)}\left[\left(\sum\limits_{i=1}^{k}\dfrac{1}{n_i-1}\right)-\dfrac{1}{N-k}\right]} \tag{7.4}$$

$$S_c^2 = \sum_{i=1}^{k} S_i^2 (n_i - 1)/(N-k) = MS_{组内}$$

$$\upsilon = k - 1$$

上式中 n_i 为各组样本例数，N 为总例数，k 为样本个数，S_i^2 为各样本方差，S_c^2 为合并方差。

【例 7.5】 对表 7.1 资料作方差齐性检验。

H_0：四个总体方差相等，即 $\sigma_1^2 = \sigma_2^2 = \sigma_3^2 = \sigma_4^2$

H_1：四个总体方差不等或不全相等

$\alpha = 0.05$

按式(7.4)计算检验统计量 χ^2 的值。先计算合并方差 S_c^2：

$$S_c^2 = \frac{1.01^2 (10-1) + 0.93^2 (10-1) + 1.18^2 (10-1) + 1.16^2 (10-1)}{40-4} = 1.16$$

对照表 7.3 结果，可知 S_c^2 等于 $MS_{组内}$。

再分别计算式(7.4)的分子与分母：

$$分子 = (10-1)\ln\left(\frac{1.16}{1.01^2}\right) + (10-1)\ln\left(\frac{1.16}{0.93^2}\right) + (10-1)\ln\left(\frac{1.16}{1.18^2}\right) + (10-1)\ln\left(\frac{1.16}{1.16^2}\right)$$

$$= 0.819$$

$$分母 = 1 + \frac{1}{3(4-1)}\left[\left(\frac{1}{10-1} + \frac{1}{10-1} + \frac{1}{10-1} + \frac{1}{10-1}\right) - \frac{1}{40-4}\right] = 1.046$$

$$\chi^2 = 0.819/1.046 = 0.783$$

$$\upsilon = k - 1 = 4 - 1 = 3$$

查附表 10(χ^2 界值表)，得 $P > 0.05$。按 $\alpha = 0.05$ 检验水准，不拒绝 H_0，故可认为此三组资料的方差齐。

2. Levene 法

该法由 H. Levene 于 1960 年提出，适合于任意分布时的方差齐性检验。该法是将原始观察值 X_{ij} 转换为相应的 z_{ij} 离差，然后按下述公式进行单向方差分析，由相应自由度查附表 6 的 F 界值表得出结论。

$$F = \frac{(N-k)\sum n_i(\bar{z}_i - \bar{z})^2}{(k-1)\sum\sum(z_{ij} - \bar{z}_i)^2} \qquad \upsilon_1 = k-1, \upsilon_2 = N-k \qquad (7.5)$$

式中 $N = \sum n_i$，k 为样本数，离差 z_{ij} 的计算方法有如下 4 种：

① $z_{ij} = |X_{ij} - \overline{X}_i|$；② $z_{ij} = (X_{ij} - \overline{X}_i)^2$；③ $z_{ij} = |X_{ij} - M_i|$；

其中 $\overline{X}_i$ 表示第 i 组的算术均数，M_i 表示第 i 组的中位数，该法又称 Brown-Forsythe 法 (1974)。

④ $z_{ij} = \dfrac{(W + n_i - 2)n_i(X_{ij} - \overline{X}_i)^2 - W(n_i - 1)S_i^2}{(n_i - 1)(n_i - 2)}$

该法又称 O' Brien 法(1979,1981)，其中 W 一般取 0.5，用以调整资料分布的峰度。

【例 7.6】 对表 7.1 资料作方差齐性的 Levene 检验。

H_0：四个总体方差相等，即 $\sigma_1^2 = \sigma_2^2 = \sigma_3^2 = \sigma_4^2$

H_1:四个总体方差不等或不全相等

$\alpha = 0.05$

表 7.8 为应用 SAS 软件计算四种不同 z_{ij} 值的 Levene 方差齐性检验结果(SPSS 软件仅给出绝对值方法),四种计算结果 P 均大于 0.05,按 $\alpha = 0.05$ 检验水平不拒绝 H_0,无统计学意义,可以认为四个总体方差相等。

表 7.8 例 7.1 资料的 Levene 方差齐性检验结果

离差 z_{ij} 计算方法	F	P	离差 z_{ij} 计算方法	F	P
$\lvert X_{ij} - X_i \rvert$	0.52	0.673 2	$\lvert X_{ij} - M_i \rvert$	0.60	0.621 7
$(X_{ij} - X_i)^2$	0.29	0.830 4	O'Brien	0.26	0.854 3

7.5.2 变量变换

前已述及,在应用方差分析及 t 检验等方法时,都要求各样本来自正态总体,各总体方差相等。当数据不符合上述条件时,可以通过三种不同的途径来处理:第一种:用非参数方法(见第 9 章);第二种:用近似法,如 Brown-Forsythe,Welch 等方法,详见 SPSS 统计软件包;第三种:用变量变换法。变量变换法的意义是:通过变换来改变原始数据的分布形式,使之满足或近似满足上述条件。变换值是原数据的某种函数,虽然分布形式改变了,但数据之间的相对关系仍然保留着。本节将介绍常用的 4 种变换方法,在用这些方法或其他方法之前,需先研究原始数据资料的分布特征,然后决定是否需要变换和选择哪种变换方法。

(1) 对数变换(logarithmic transformation) 即将原始数据 X 的对数值作为新的分析数据:

$$x = \lg X \tag{7.6}$$

当原始数据中有小值及零值时,亦可取

$$x = \lg(X + 1) \tag{7.7}$$

还可根据需要选用

$$x = \lg(X + K) \quad \text{或} \quad x = \lg(X - K) \tag{7.8}$$

式中 K 为常数。

对数变换常用于:① 使服从对数正态分布的资料正态化;② 使资料达到方差齐性要求,特别是各样本的标准差与均数之比(CV 值)比较接近时;③ 使曲线直线化,如指数曲线,常用于曲线拟合。

(2) 平方根变换(square root transformation) 即将原始数据 X 的平方根作为新的分析数据:

$$x = \sqrt{X} \tag{7.9}$$

当原始数据有小值或零值时,亦可用

$$x = \sqrt{X + 1} \tag{7.10}$$

平方根变换常用于:① 使服从 Poisson 分布的分类资料或轻度偏态资料正态化,例如放

90

射性物质的计数一般认为服从 Poisson 分布,可用平方根变换正态化;② 当各样本的方差与均数呈正相关时,即均数大,方差也大时,用此变换可使资料达到方差齐的要求。

（3）倒数变换(reciprocal transformation)　　即将原始数据 X 的倒数作为新的分析数据:

$$x = 1/X \tag{7.11}$$

倒数变换常用于数据两端波动较大的资料,可使极端值的影响减小。

（4）平方根反正弦变换(square root arcsine transformation)　　即将原始数据 X 的平方根反正弦值作为新的分析数据。

$$x = \sin^{-1}\sqrt{X} \tag{7.12}$$

平方根反正弦变换常用于以率为观察值的资料。一般认为样本率服从二项分布,当总体率较小(如小于 30%)或较大(如大于 70%)时,偏离正态较为明显,通过样本率的平方根反正弦变换,可使资料接近正态分布,达到方差齐的要求。

7.6　SPSS 操作及其解释

7.6.1　完全随机设计资料的方差分析的 SPSS 实现

对例 7.1 进行单因素方差分析,数据集中有变量:瘤重(y)与组别(gr),方差分析步骤如下:

分析—＞比较均值—＞单因素 ANOVA

因变量列表框:瘤重(y)

因子框:组别(gr)

选项 ☑ 方差同质性检验(H)　　　　　　　　　　＊方差齐性检验

两两比较 ☑ Dunnett(E) 控制类别:第一个(F)　　　以 Ⅰ 水平为参照进行多重比较

继续

确定

SPSS 结果列于下表,由表 7.9 知方差齐性检验 $P = 0.673$,说明各总体方差相等。同时给出了方差分析结果,与表 7.3 一致,此处不列出。表 7.10 为多重比较结果,以空白组 Ⅰ 为对照,各组均与第 Ⅰ 组比较,不同剂量三菱莪术液对小鼠的瘤重均有影响,即有抑瘤作用。

表 7.9　方差齐性检验

Levene 统计量	df1	df2	显著性
.517	3	36	.673

表 7.10　多重比较

瘤重　Dunnett t (2-sided)[a]

(I) 组别	(J) 组别	Mean Difference (I−J)	Std. Error	Sig.	95% Confidence Interval	
					Lower Bound	Upper Bound
i	2	1	−2.160 0*	.481 0	.000	−3.340	−.980
	3	1	−2.200 0*	.481 0	.000	−3.380	−1.020
	4	1	−2.790 0*	.481 0	.000	−3.970	−1.610

a. Dunnett t-tests treat one group as a control, and compare all other groups against it.

*. The mean difference is significant at the 0.05 level.

7.6.2　配伍组设计资料的方差分析的 SPSS 实现

单因素方差分析在"单因素 ANOVA"下可以实现其分析,其他设计的方差分析均可在"一般线性模型"下实现数据分析。对例 7.2 进行配伍组设计的方差分析,数据集中有变量:尿氟浓度(y),时间(time)与区组(block),配伍组设计资料的方差分析步骤如下:

分析—>一般线性模型—>单变量

因变量框:尿氟浓度(y)

固定因子框:时间(time)区组(block)　　　　固定效应

模型 ◉设定（C）　　　　　　　　　　　　模型表达:写明主效应项及交互

模型框:时间(time)区组(block)　　　　　效应项,本例只分析区组和处理组

继续　　　　　　　　　　　　　　　　　的主效应

两两比较　　　　　　　　　　　　　　　指明两两比较所选的检验方法,

　　　　　　　　　　　　　　　　　　　本例为 SNK 法

两两比较检验框:time ☑ S−N−K

确定

表 7.11 为方差分析结果,$F_{time}=4.241$,$P=0.031$,$F_{block}=4.574$,$P=0.003$,按 $\alpha=0.05$ 检验水准均拒绝 H_0,接受 H_1,可认为不同氟作业时间、不同氟作业工人间的尿氟含量均有差别。

表 7.11　方差分析结果

源	III 型平方和	df	均方	F	Sig.
校正模型	47 895.877[a]	11	4 354.171	4.513	.002
截距	362 019.463	1	362 019.463	375.246	.000
time	8 182.893	2	4 091.447	4.241	.031
block	39 712.984	9	4 412.554	4.574	.003
误差	17 365.561	18	964.753		
总计	427 280.901	30			
校正的总计	65 261.438	29			

表 7.12 为两两比较的 SNK 结果,在同一个 Subset 中的各组均数间差异无统计学意义,在不同的 Subset 中的各组均数间差异有统计学意义。本例 Subset＝1 内有时间 1(工前)与 3(工后),表明这两组均数差异无统计学意义;Subset＝2 内有时间 3(工后)与 2(工中),表明这两组均数差异也无统计学意义;时间 1(工前)与 2(工中)不在同一个 Subset 内,因此表明这两组均数差异有统计学意义。

表 7.12　两两比较的 SNK 结果

Student-Newman-Keuls[a,b]

时间	N	Subset	
		1	2
1	10	87.375 0	
3	10	115.589 0	115.589 0
2	10		126.590 0
Sig.		.057	.439

本章小结

方差分析常用于三个及三个以上样本均数的比较,当用于两个均数的比较时,同一资料所得的结果与 t 检验等价,即 $t^2 = F$。

方差分析的基本思想是将全部观察值之间的变异,又称总变异(总离均差平方和)按设计和需要分解为若干部分,其中至少有一部分表示各组均数间的变异情况,另一部分表示误差。以组间均方与误差均方之比,作出相应的统计推断。

经多个均数比较的方差分析,差别有统计学意义时,若要回答哪两个均数间有差别,可进一步进行均数之间的多重比较。

方差分析要求数据满足正态性和方差齐性,对不符合方差分析条件的资料,一是数据变换,二是采用非参数统计方法,三是采用近似检验。

复习思考题

1. 设某试验因素 A 有 $K(K \geqslant 3)$ 个水平,观测数据是连续性资料,且满足各种参数检验的前提条件。用多次 t 检验取代方差分析和 q 检验,将会_____。
   A. 明显增大犯第 I 类错误的概率　　　　B. 使结论更加具体
   C. 明显增大犯第 II 类错误的概率　　　　D. 使计算更加简便

2. 在完全随机设计的方差分析中,必然有_____。
   A. $SS_{组内} < SS_{组间}$　　　　B. $MS_{组间} < MS_{组内}$
   C. $MS_{总} = MS_{组间} + MS_{组内}$　　　　D. $SS_{总} = SS_{组间} + SS_{组内}$

3. 在进行成组设计资料的 t 检验或进行方差分析之前,要注意两个前提条件:一要考察各样本是否来自正态总体,二要_____。
   A. 核对数据　　　　B. 作方差齐性检验

C. 求 $\bar{X}$、S 和 $S_{\bar{x}}$ 　　　　　　　　D. 作变量代换

4. 四个样本均数经方差分析后 $P < 0.05$，为进一步弄清四个均数间的差别，应进行_____。

　　A. χ^2 检验　　　　B. t 检验　　　　C. Z 检验　　　　D. q 检验

5. 四个均数比较，若方差分析结果 $F > F_{0.05(\nu_1, \nu_2)}$，则_____。

　　A. $\mu_1 = \mu_2 = \mu_3 = \mu_4$　　　　　　B. $\mu_1 \neq \mu_2 \neq \mu_3 \neq \mu_4$

　　C. 可能至少有两个样本均数不等　　　　D. 可能至少有两个总体均数不等

6. 对样本率资料进行方差分析，可考虑进行：_____。

　　A. 对数变换　　　　　　　　　　　　B. 平方根变换

　　C. 平方根反正弦变换　　　　　　　　D. 倒数变换

7. 对完全随机设计资料，若利用简便计算法计算 F 值，必须_____。

　　A. 知道各组的原始数据　　　　　　　B. 知道 $\bar{X}_i$、S_i

　　C. 各组例数相等　　　　　　　　　　D. 知道 $\bar{X}_i$、S_i 和 n_i

8. 检验三组以上定量资料的总体方差是否相等时，可用的检验统计量是_____。

　　A. 一般 F 统计量　　　　　　　　　B. t 统计量

　　C. 一般 χ^2 统计量　　　　　　　　D. Bartlett χ^2 统计量

9. 某单位研究棉布、府绸、的确良、尼龙 4 种衣料内棉花吸附十硼氢量（定量指标），每种衣料各做 5 次检验，得到 5 个定量数据，假定资料满足各种参数检验的前提条件，为回答"4 种衣料内棉花吸附十硼氢量均值之间差别有无统计学意义"，应选用_____。

　　A. t 检验　　　　B. F 检验　　　　C. Z 检验　　　　D. χ^2 检验

10. 用某种新降压药治疗 15 名高血压患者，测得每位患者治疗前、治疗后第 3、6、9 天的血压值，假定资料满足各种参数检验所要求的前提条件，且每位患者 4 次测定值写在了同一行上。为排除个体差异的影响，在分析资料时，应选择_____。

　　A. 单因素 4 水平设计资料的方差分析　　B. 配对设计资料的 t 检验

　　C. 配伍组设计资料的方差分析　　　　　D. χ^2 检验

11. Z、t、F 检验的共同前提条件是_____。

　　A. 方差齐性　　　　B. 正态性　　　　C. 可加性　　　　D. 正态性和方差齐性

12. 掌握方差分析的基本思想，即使记不住具体公式，一般也能作出结果，得出结论，其基本思想可简述为_____。

　　A. 组间方差大于组内方差

　　B. 误差的方差必然小于组间方差

　　C. 总离均差平方和及其自由度可以分解成几种不同的来源

　　D. 两方差之比服从 F 分布

13. 某职业病防治院对某石棉矿的石棉肺患者（A 组）、可疑患者（B 组）及非患者（C 组）进行了用力肺活量测定，结果如表 7.13 所示，问三组石棉矿工的用力肺活量有无差别？

表 7.13 三组石棉矿工的用力肺活量(L)

A组	1.8	1.4	1.5	2.1	1.9	1.7	1.8	1.9	1.8	1.8	2
B组	2.3	2.1	2.1	2.1	2.6	2.5	2.3	2.4	2.4	3.3	3.5
C组	2.9	3.2	2.7	2.8	2.7	3	3.4	3	3.4		

14. 为研究注射不同剂量雌激素对大白鼠子宫重量的影响,取 4 窝不同种系的大白鼠($b=4$),每窝 3 只,随机地分配到 3 个组内($k=3$)接受不同剂量雌激素的注射,然后测定其子宫重量,结果见表 7.14。问注射不同剂量的雌激素对大白鼠子宫重量是否有影响?

表 7.14 大白鼠注射不同剂量雌激素后子宫的重量(g)

大白鼠种类	雌激素剂量(μg/100g)		
	0.2	0.4	0.8
A	106	116	145
B	42	68	115
C	70	111	133
D	42	63	87

15. 变量变换在本单元资料处理中的作用是什么?

16. 完全随机设计资料与配伍组设计资料有何不同,哪一种试验效率更高?

17. 试说明方差分析与 t 检验的应用条件和应用范围。

18. t 检验可以用来作多组均数的多重比较吗? 为什么?

8 分类资料的假设检验

分类资料即分类变量资料,包含无序分类或者有序分类。本章主要介绍分类变量的率或构成比的假设检验方法,包括完全随机设计的两组比较和多组比较、配对设计的两分类资料比较等。

8.1 完全随机设计的两组率比较(四格表资料的假设检验)

一般意义上的率是指二项概率,即分类变量的取值为两种结果,如生存率、有效率等。本节介绍完全随机设计下两组率的比较,包括卡方检验(χ^2 检验)、Z 检验以及精确概率检验等,应根据资料情况选择不同的检验方法。

8.1.1 两组率比较的卡方检验

卡方检验是根据 χ^2 分布原理,基于比较试验的两组不同结局的频数,计算检验统计量 χ^2 值,再与 χ^2 分布的界值比较,确定 P 值并作出推断。计算 χ^2 值的基本公式为:

$$\chi^2 = \sum \frac{(A-T)^2}{T} \tag{8.1}$$

式中 A 为实际频数(actual frequency),T 为理论频数(theoretical frequency)。

【例 8.1】 为评价某试验药和传统对照药治疗念珠菌性外阴阴道炎的疗效和安全性,进行一项临床试验,采用完全随机设计,结果见表 8.1。问两组疗效有无不同?

表 8.1 某试验药和传统对照药治疗念珠菌性外阴阴道炎的疗效比较

处理	有效例数	无效例数	合计	有效率(%)
试验药	100(91.6)	13(21.4)	113	88.5
对照药	80(88.4)	29(20.6)	109	73.4
合计	180	42	222	81.1

表 8.1 中基本数据为 100、13、80、29,是将研究个体根据两种不同的处理组和两种不同的治疗结局交叉分组得到的,其他数据如合计数以及有效率都是由这 4 个基本数据计算所得,故称这种资料为四格表资料(four fold table),四格表即 2 行 2 列的表,是后述行列表中最简单的表。

本例检验步骤如下:

(1)建立假设、确定检验水准:

H_0:两种疗法的总体有效率相等,$\pi_1 = \pi_2$

H_1:两种疗法的总体有效率不相等,$\pi_1 \neq \pi_2$

$\alpha = 0.05$

(2)计算理论频数(T):在无效假设成立时,即两总体有效率相等的条件下(本例可用两组合计有效率作为总体有效率的估计值),可依据两组的观察例数计算两组的理论有效数和无效数,称为理论频数。本例的试验组有效理论频数＝113×81.1％＝91.6,无效理论频数＝113－91.6＝21.4。同理,可求得对照组有效理论频数＝109×81.1％＝88.4,无效理论频数＝109－88.4＝20.6。

上述计算结果均列入表8.1中的括弧内。将以上计算理论数的过程经整理用符号表示为:

$$T_{RC} = \frac{n_R \times n_C}{n} \tag{8.2}$$

式中 T_{RC} 表示 R 行 C 列的理论频数;R 表示行(row),C 表示列(column),n_R 表示 R 行的行合计数,n_C 为 C 列的列合计数,行合计和列合计统称为边缘合计。n 为两组合计数,也称为总合计数。例如表8.1中第一行第一列的理论频数为:

$$T_{11} = \frac{113 \times 180}{222}$$

其余理论数均可按式(8.2)计算得到。

(3) 计算 χ^2 值:当 T 不小于 5、n 不小于 40 时可用式(8.1)计算 χ^2 值。

$$\chi^2 = \sum \frac{(A-T)^2}{T} = \frac{(100-91.6)^2}{91.6} + \frac{(13-21.4)^2}{21.4} + \frac{(80-88.4)^2}{88.4} + \frac{(29-20.6)^2}{20.6} = 8.2481$$

四格表资料还可用四格表专用公式计算 χ^2 值,直接用原始数据计算,和式(8.1)完全等价。四格表卡方检验专用公式为:

$$\chi^2 = \frac{(ad-bc)^2 n}{(a+b)(c+d)(a+c)(b+d)} \tag{8.3}$$

式中符号的意义见表8.2。

表 8.2　四格表模式

组别	阳性数	阴性数	合计
Ⅰ组	a	b	$a+b$
Ⅱ组	c	d	$c+d$
合计	$a+c$	$b+d$	n

将表8.1数据代入式(8.3)得:

$$\chi^2 = \frac{(100 \times 29 - 13 \times 80)^2 \times 222}{(100+13)(80+29)(100+80)(13+29)} = 8.2781$$

注意:在使用四格表专用公式时,应求最小理论数,以便判断本方法是否符合四格表 χ^2 检验的条件。最小理论数位于四格表中最小行合计数与最小列合计数交汇处。

(4) 计算自由度:卡方检验自由度 υ＝(行数－1)(列数－1)。本例 υ＝(2－1)(2－1)＝1。

(5) 确定 P 值,作出判断:根据近似卡方分布,查 χ^2 界值表(附表10),$\chi^2_{0.05(1)}$＝3.84,本例的 χ^2＝8.248＞$\chi^2_{0.05(1)}$,所以,P＜0.05(P＝0.004)。按 α＝0.05 检验水准拒绝 H_0,接受 H_1,两组有效率差别有统计学意义,可认为试验药与对照药治疗念珠菌性外阴阴道炎的效果不同,试验药的有效率较高。

通过上例可以看出卡方检验的基本思想为:当 H_0 为真时,两种疗法的样本有效率相差不会太大,4 个实际频数(A)与由此而计算的理论频数(T)也不会相差很大;但如果两样本率相差过大,反映在 A 与 T 的差别也较大,就怀疑 H_0 的真实性。因而可通过构造 A 与 T 吻合程度的统计量卡方值,来反映两样本率的差别大小并检验假设 H_0 的真实性。

8.1.2 卡方检验的连续性校正

样本例数不小于 40,且理论频数不小于 5 时,卡方检验统计量近似服从卡方分布。当 n 不小于 40,但有格子 $1 \leqslant T < 5$ 时,式(8.1)计算所得检验统计量值与理论卡方值相比偏大,此时适宜采用连续性校正公式(8.4)计算卡方值。

$$\chi^2 = \sum \frac{(|A - T| - 0.5)^2}{T} \tag{8.4}$$

校正卡方的专用公式为:

$$\chi^2 = \frac{(|ad - bc| - n/2)^2 n}{(a+b)(c+d)(a+c)(b+d)} \tag{8.5}$$

这种方法称为 Yates 校正卡方检验。

【例 8.2】 为研究艾滋病人对抗生素的耐药情况,现有 28 例未服此药和 14 例曾服此药的病人,检测其对于两种抗生素的耐药性,结果如表 8.3,试比较两组的耐药率是否有差别。

表 8.3 某抗生素在艾滋病人中的耐药情况

治疗组	耐药	不耐药	合计	耐药率(%)
曾服该药	5(3.7)	9(10.3)	14	35.7
未服该药	6(7.3)	22(20.7)	28	21.4
合计	11	31	42	26.2

(1)建立检验假设,确定检验水准:$H_0: \pi_1 = \pi_2$,$H_1: \pi_1 \neq \pi_2$,$\alpha = 0.05$。

(2)计算统计量:理论频数计算方法同上,结果见表 8.3 括号内相应值。本例 $n > 40$,但有一个格子 $1 < T < 5$,故需用校正公式计算卡方值。将数据代入式(8.5):

$$\chi^2 = \frac{(|5 \times 22 - 9 \times 6| - 42/2)^2 42}{(5+9)(6+22)(5+6)(9+22)} = 0.385$$

(3)确定 P 值,作出判断:$\upsilon = (2-1)(2-1) = 1$,通过查附表 10,$\chi^2_{0.05(1)} = 3.84$,本例 χ^2 为 0.384 9 < 3.84,所以 $P > 0.05$($P = 0.535$)。故按 $\alpha = 0.05$ 检验水准不拒绝 H_0,还不能认为两组耐药率差别有统计学意义。

8.1.3 两组率比较的 Z 检验

两组率比较的假设检验也可直接基于两个样本率的差别,即 $p_1 - p_2$。如果样本率的差别非常大,则有足够的理由拒绝总体率相同的原假设;否则,得出不同的结论。当 n_1、n_2 较大,p_1、p_2 或 $(1-p_1)$、$(1-p_2)$ 不太小,且 $n_1 p_1$、$n_2 p_2$ 或 $n_1(1-p_1)$、$n_2(1-p_2)$ 均大于 5 时,两样本均数的差近似服从正态分布,此时可以采用 Z 检验,Z 值计算公式如下:

$$Z = \frac{|p_1 - p_2|}{\sqrt{p_c(1-p_c)\left(\dfrac{1}{n_1} + \dfrac{1}{n_2}\right)}} \tag{8.6}$$

式中 p_1、p_2 为两样本率，p_c 为合计率，作为总体率的估计，n_1、n_2 为两样本例数，将表 8.1 中资料代入，得：

$$Z = \frac{|0.885 - 0.734|}{\sqrt{0.811(1 - 0.811)(\frac{1}{113} + \frac{1}{109})}} = 2.873$$

因双侧 $Z_{0.05/2} = 1.96$，现 $Z > 1.96$，$P < 0.05$，故结果推断与前相同。数理统计理论可以证明，在两样本率比较中，当自由度为 1 时，χ^2 检验和 Z 检验是等价的，即 $\chi^2 = Z^2$，但使用时应注意各自的适用条件。

8.1.4 两组率比较的精确概率检验

四格表资料若有理论频数 $T < 1$ 或总例数 $n < 40$，应采用精确概率检验法。事实上，样本例数较大时，四格表资料只要计算机能力许可，计算结果不溢出，均可进行精确概率法检验。当四格表资料的 χ^2 检验，统计量值接近界值时，也应以本方法检验结果为准。

四格表资料精确概率检验法的基本思想是：在无效假设成立的前提下，构造检验统计量的无效分布，即固定边缘合计数不变，得到所有不同实际频数分布的四格表，即四格表中的实际频数 a、b、c、d 的多种组合，计算等于现有样本检验统计量（实际频数与理论频数的差或两样本率的差）以及更极端的四格表的概率，即得到假设检验之 P 值。

【例 8.3】 某临床试验研究妥布霉素治疗细菌性结膜炎的效果，30 例病人随机分配到两种不同剂量和剂型的药物组，即型凝胶（1 日 2 次）和眼药水（一日 3 次），结果见表 8.4。问即型凝胶药的效果是否不同于眼药水？

表 8.4 两种剂型妥布霉素治疗细菌性结膜炎结果比较

组别	有效数	无效数	合计	有效率(%)
即型凝胶	10(a)	4(b)	14($a+b$)	71.43
眼药水	9(c)	7(d)	16($c+d$)	56.25
合计	19($a+c$)	11($b+d$)	30(n)	63.33

本资料 $n = 30 < 40$，故宜用精确检验法。

本例检验方法如下：

(1) 建立假设、确定检验水准：

H_0：两种剂型药物疗效相同

H_1：两种剂型药物疗效不同，双侧 $\alpha = 0.05$

(2) 确定检验统计量：

$|A - T| = 10 - 8.9 = 1.1$

本例以 $|A - T|$ 作为检验统计量，现有样本获得的检验统计量为 1.1；也可选择两样本率的差别为检验统计量，其对应概率仍为四格表出现的概率。

(3) 计算 P 值：根据假设检验的基本思想，P 值为当 H_0 成立时，获得等于现有样本检验统计量或者更极端的所有样本检验统计量的概率。检验统计量的概率即四格表组合出现的概率，计算公式为

$$P_i = \frac{(a+b)!\ (c+d)!\ (a+c)!\ (b+d)!}{n!\ a!\ b!\ c!\ d!} \tag{8.7}$$

式中 P_i 表示第 i 个四格表出现的概率,!表示阶乘,其余符号意义同四格表 χ^2 检验。数理统计可证明,各种组合四格表出现概率的分布服从超几何分布,且总和为 1。

① 现有样本检验统计量的概率为 $P=\dfrac{14!\ 16!\ 19!\ 11!}{10!\ 4!\ 9!\ 7!\ 30!}=0.209\ 6$;

② 求其他所需组合 P 值,即检验统计量等于或大于现有样本的四格表组合的概率,即本例应选出现 $|A-T|\geqslant1.1$ 的样本的四格表组合的概率。

在两组率相等的 H_0 成立的前提下,体现在四格表的边缘合计不变,表中的实际频数 a、b、c、d 可以列出所有可能的样本组合,对每种组合下的四格表计算出检验统计量值和概率如下(其中(5)为实际样本):

组合号	(1)		(2)		(3)		(4)		(5)		(6)	
组 合	14	0	13	1	12	2	11	3	10	4	9	5
	5	11	6	10	7	9	8	8	9	7	10	6
P_i 值	0.000 1		0.002 1		0.019 1		0.085 8		0.209 6		0.293 5	
$|A-T|$	5.1		4.1		3.1		2.1		1.1		0.1	

组合号	(7)		(8)		(9)		(10)		(11)		(12)	
组 合	8	6	7	7	6	8	5	9	4	10	3	11
	11	5	12	4	13	3	14	2	15	1	16	0
P_i 值	0.240 1		0.114 3		0.030 8		0.004 4		0.000 3		0.000 0	
$|A-T|$	0.9		1.9		2.9		3.9		4.9		5.9	

本例为双侧检验,需考虑两侧极端四格表频数组合得到 P 值,本例为 $P=P_1+P_2+P_3+P_4+P_5+P_8+P_9+P_{10}+P_{11}+P_{12}=0.466\ 4$。单侧检验时仅考虑位于一侧的组合,即左侧组合,如本例得单侧 P 值为 $P=P_1+P_2+P_3+P_4+P_5=0.000\ 1+0.002\ 1+0.019\ 1+0.085\ 8+0.209\ 6=0.316\ 7$。

(4)得出结论:因 $P=0.466\ 4>\alpha$,故不拒绝 H_0,两种药物治疗的有效率差别无统计学意义,尚不能说明即型凝胶与眼药水的疗效存在差异。

8.2　行×列表数据的假设检验

完全随机设计下,多组率比较,或者变量分类大于 2 的构成比(如血型构成)的比较涉及行数和(或)列数超过 2 的两维频数表数据,因此,从资料格式的角度,常常统称为行×列表资料或 $R×C$ 表资料,下面介绍这类资料的 χ^2 检验。

8.2.1　多组率比较的卡方检验

【例 8.4】　某医院研究某失眠药物的使用剂量,将 155 例患者随机分为三组,分别服用 3 个剂量的试验药,观察三组患者的治疗情况,结果见表 8.5。问 3 组有效率有无差别?

表 8.5 三个剂量失眠药物治疗失眠有效率比较

组别	有效数	无效数	合计	有效率(%)
高剂量	32(23.2)	18(26.8)	50	64.0
中剂量	20(23.2)	30(26.8)	50	40.0
低剂量	20(25.5)	35(29.5)	55	36.4
合计	72	83	155	46.5

表 8.5 资料为三组有效率比较,属于双向无序 $R \times C$ 表。分析时,可先作 χ^2 检验,然后在多组间差别有统计学意义时,可再作两两比较。

(1) 建立假设、确定检验水准:

H_0:3 组有效率相等

H_1:3 组有效率不相等或不全相等,$\alpha = 0.05$

(2) 计算 χ^2 值:按公式(8.2)计算理论数 T(见表 8.5 括弧内数字),本例 T 均大于 5。将数据代入公式(8.1),得:

$$\chi^2 = \sum \frac{(A-T)^2}{T}$$

$$= \frac{(32-23.2)^2}{23.2} + \frac{(18-26.8)^2}{26.8} + \frac{(20-23.2)^2}{23.2} + \frac{(30-26.8)^2}{26.8} + \frac{(20-25.5)^2}{25.5} + \frac{(35-29.5)^2}{29.5}$$

$$= 9.277$$

双向无序 $R \times C$ 表资料 χ^2 值计算,还可用下列与公式(8.1)完全等价的专用公式:

$$\chi^2 = n\left(\sum \frac{A^2}{n_R n_C} - 1\right) \tag{8.8}$$

表 8.5 数据代入公式(8.8),得:

$$\chi^2 = 155\left(\frac{32^2}{50 \times 72} + \frac{18^2}{50 \times 83} + \frac{20^2}{50 \times 72} + \frac{30^2}{50 \times 83} + \frac{20^2}{55 \times 72} + \frac{35^2}{55 \times 83} - 1\right) = 9.277$$

(3) 确定 P 值,得出结论:本例自由度 $\upsilon = (3-1)(2-1) = 2$,查 χ^2 界值(附表 10),$\chi^2_{0.05(2)} = 5.99$,$9.277 > 5.99$,$P < 0.05(P = 0.010)$,故按 $\alpha = 0.05$ 检验水准拒绝 H_0,接受 H_1,可认为 3 组治疗失眠的有效率不同或不全相同。

8.2.2　构成比比较的卡方检验

两组构成比的比较或多组构成比的比较均涉及多行或多列,比较的基本思想与两组率比较(四格表资料)的卡方检验相同,即在假设各组总体率或总体构成相同的前提下,考察样本实际频数与理论频数的差别,与理论卡方界值相比,进行基于概率的判断。当构成比是根据两种取值的特征计算时,如性别构成的比较,则与前述率的比较完全相同。

【例 8.5】　某研究中比较试验组和对照组的血型构成有无差别,数据见表 8.6。

本例为两组构成比比较,属双向无序 $R \times C$ 表。χ^2 检验步骤如下:

(1) 建立假设、确定检验水准:

H_0:两组病人血型总体构成相同

H_1:两组病人血型总体构成不同,$\alpha = 0.05$

表 8.6　某临床试验治疗组和对照组血型构成

组别	A	B	AB	O	合计
治疗组	60(62.4)	46(46.9)	62(59.3)	21(20.4)	189
对照组	41(38.6)	30(29.1)	34(36.7)	12(12.6)	117
合计	101	76	96	33	306

（2）计算 χ^2 值：以两组合计例数乘以合计构成比，即得两组各证型的理论频数，和采用公式（8.2）计算结果相同。采用公式（8.1）或（8.8）计算本例卡方值，

$$\chi^2 = n\left(\sum \frac{A^2}{n_r n_c} - 1\right) = 306\left(\frac{60^2}{189 \times 101} + \frac{46^2}{189 \times 76} + \frac{62^2}{189 \times 96} + \frac{21^2}{189 \times 33} + \frac{41^2}{117 \times 101} + \frac{30^2}{117 \times 76} + \frac{34^2}{117 \times 96} + \frac{12^2}{117 \times 33} - 1\right) = 0.6592$$

（3）确定 P 值，得出结论：本例自由度 $\upsilon = (2-1)(4-1) = 3$，查卡方界值表（附表 10），$\chi^2_{0.05(3)} = 7.81$，得 $P > 0.05 (P = 0.883)$。按 $\alpha = 0.05$ 检验水准不能拒绝 H_0，所以还不能说两组病人血型构成差别有统计学意义。

8.2.3　行列表卡方检验注意事项

1. 关于理论频数的基本假设　行×列表资料采用 χ^2 检验时，对理论频数的要求与四格表资料类似，即不能有 $T < 1$，且 $T < 5$ 的个数不能超过所有理论数个数的 1/5（四格表中有一个 $T < 5$ 即超过 1/5）。

2. 当理论频数不满足上述基本假设时，可以：

（1）增加观察例数使实际频数增加，从而增加理论频数；

（2）合并相邻行或列的实际频数，减小行数或列数，从而增加理论频数。但是，应当注意这种合并的合理性。

（3）采用精确概率检验法或似然比 χ^2 检验法，读者可参阅其他有关书籍。

（4）可删去 T 过小的行或列。但此为下策，是损失信息的方法。

3. 多组资料比较经 χ^2 检验得到差别有统计学意义的结论时，只能得出多组间存在有统计学意义的差别，如需确认哪两组之间有差别，可采用卡方分割法或改变检验水准法进行进一步分析（见 8.3 节）。

8.2.4　行×列表资料的分类及统计方法的选择

行×列表中的行一般为研究因素的不同水平分组，列一般为研究结果（效应指标）的分类。根据行和列的分组或分类情况，可分为以下几种情况：

（1）双向无序 $R \times C$ 表。行和列的分组或分类均为无序。如前所述率和构成比的比较，表 8.5 和表 8.6 资料均为双向无序 $R \times C$ 表，此时可采用卡方检验处理。

（2）单向有序 $R \times C$ 表。若行的分组为有序（如药物剂量、患者年龄、病情轻重等），但率的效应为无序分类（如染色体损伤的类型、疾病的类型等），此时可按双向无序处理，采用 χ^2 检验，也可采用趋势性检验（trend test），检验效应是否随有序增加的分组变量有特定趋势；若行的分组为无序（如三种药物处理），而列的效应为有序（如痊愈、显效、好转、无效），此时应采用

秩和检验或 Ridit 检验(见第 9 章)方可判断疗效上的优劣。

(3) 双向有序 $R \times C$ 表。若行的分组为有序(如年龄分组),效应分类也为有序(如疗效等级),如果仍从分类比较的角度,可取其中一个为分类变量,比较有序效应的差别,采用秩和检验或 Ridit 检验(参看有关文献)。

若行和列均为同一组观察对象得到的两个有序变量,如矽肺的期次和肺门密度的级别,病程与疗效等,可进行秩相关分析(见第 10 章)。

8.3　多组率的两两比较

与前述多组均数的两两比较(第 7 章)相似,多组样本率或构成比比较,经 χ^2 检验后差别有统计学意义,如有实际需要,也可作进一步的两两比较。行×列表资料的两两比较可采用 χ^2 分割法或改变检验水准法。

8.3.1　χ^2 分割法

χ^2 分割法是利用 χ^2 值的可加性原理,对原行×列表中率或构成比相差小的两组单独列成分割表,进行 χ^2 检验后,如结果为有差别则保留原分组,如无差别则合并成一组,再与其他相差较小的组作比较,直到完成所有比较。

以表 8.5 资料为例,进行分割检验。因中剂量组和低剂量组治愈率相差较小,先对其进行检验,列成表 8.7。

表 8.7　中剂量组和低剂量组 χ^2 分割表

剂量组	有效数	无效数	合计
中剂量	20	30	50
低剂量	20	35	55
合计	40	65	105

按四格表资料处理,求得 $\chi^2 = 0.146\ 9$,$\upsilon = 1$,查附表 10 得 $\chi^2_{0.05(1)} = 3.84$。现 $0.146\ 9 < 3.84$,$P > 0.05 (P = 0.702)$,说明两组有效率差别无统计学意义,将其实际数合并后再与高剂量组进行比较,列成表 8.8。

表 8.8　低剂量和高剂量组合并后的 χ^2 分割表

剂量组	治愈数	未愈数	合计
高剂量	32	18	50
低剂量＋中剂量	40	65	105
合计	72	83	155

按四格表资料处理,求得 $\chi^2 = 9.137\ 8$,$\upsilon = 1$,查卡方界值表得 $\chi^2_{0.05(1)} = 3.84$,$P < 0.05$ $(P = 0.003)$,说明两组有效率差别有统计学意义。最后结论为:低剂量和中剂量两组有效率差别无统计学意义,而高剂量和中剂量及低剂量和高剂量之间有效率差别有统计学意义。

8.3.2 改变检验水准法

在两两比较检验中,为了使两两比较总的 I 类误差保持在原定水平上,需基于总的 I 类误差和比较次数计算每次比较的检验水准,这种改变检验水准的方法也称为 Bonferroni 校正。计算公式之一为:

$$\alpha' = \alpha / c \qquad (8.9)$$

式中 α' 为调整后的检验水准,α 为原检验水准,c 为两两比较的次数。一般有两种情形:一种为多个实验组与一个对照组比较时,$c = k - 1$,k 为组数;另一种为多组间两两比较时,$c = k(k-1)/2$。

现以例 8.4 为例,说明分析步骤。

(1)建立假设、确定检验水准:

H_0:两两比较的总体有效率相等

H_1:两两比较的总体有效率不等,$\alpha = 0.05$

(2)列两两比较表。本例为三组间的两两比较表,需比较三次,列表如下:

表 8.9 三组率两两比较卡方计算表

比较次数	分组	有效	无效	χ^2	P
1	高剂量	32	18	5.769 2	0.016
	中剂量	20	30		
2	中剂量	20	30	0.146 9	0.702
	低剂量	20	35		
3	高剂量	32	18	8.002 1	0.005
	低剂量	20	35		

(3)按四格表资料求 χ^2 值及 P 值。结果见表 8.9。

(4)$\alpha = 0.05$,组数 $k = 3$,$c = 3$,得:$\alpha' = 0.05/3 = 0.016\ 67$

(5)作出推断:中剂量与低剂量比较 $P > \alpha'$,两组有效率差别无统计学意义;高剂量与中剂量比较,高剂量与低剂量比较 $P < \alpha'$,两组治愈率差别有统计学意义。

8.4 配对设计两组率的比较

和数值变量类似,分类变量亦有配对比较形式。如对同一批观察对象或检测样品进行两种方法处理,结果以分类变量表示,如阳性、阴性,此类资料可采用配对卡方检验(McNemar test)进行分析。

【例 8.6】 某研究者进行诊断试验评价两种检验方法的敏感度是否一致,同时对 140 例确诊阳性的患者进行血液检查,结果见表 8.10,问两种方法阳性率是否有差别?

表 8.10　两种方法检测 127 例病人检查结果

甲法	乙法		合计
	+	−	
+	50(a)	40(b)	90(a+b)
−	15(c)	35(d)	50(c+d)
合计	65(a+c)	75(b+d)	140(n)

表 8.10 为配对四格表,是由统计两种方法的阳性和阴性结果的关系得到的,如表中 a 与 d 为两法结果一致的频数,而 b、c 为两种方法不一致的频数。从表 8.10 中可以看出,两种检查均为阳性有 50 例,均为阴性为 35 例,甲法阳性而乙法阴性为 40 例,乙法阳性而甲法阴性为 15 例。

请注意在本例中,两种方法的阳性率的计算,甲法的阳性率的计算为 $(a+b)/n$,而乙法的阳性率的计算为 $(a+c)/n$,因此在比较两法阳性率的差别时,只需要比较两法结果不一致的频数 b 与 c。如果两种方法检查结果相同,理论上应有相应的总体频数 $b=c$,但由于误差的存在,两种方法检查的样本结果 b 与 c 不一定相等,但不会相差太大;如果两种方法检查效果不同,则会造成 b 与 c 相差过大,故可通过 b、c 的差别大小判断两法检查的阳性率有无差别。检验方法如下:

(1) 建立假设、确定检验水准:

$H_0:b=c$ 或甲法的阳性率等于乙法

$H_1:b\neq c$ 或甲法的阳性率不等于乙法

$\alpha=0.05$

(2) 计算 χ^2 值:由于假设总体 b 与 c 相等,故理论频数 $T=(b+c)/2=(40+15)/2=27.5$。

当 $(b+c)$ 不小于 40,四格表专用 χ^2 公式为:

$$\chi^2=\frac{(b-c)^2}{b+c} \tag{8.10}$$

则可用 χ^2 基本公式或配对计算 χ^2 值,二者是完全等价的。

本例:$\chi^2=\frac{(b-c)^2}{b+c}=\frac{(40-15)^2}{40+15}=11.36$

$$\chi^2=\sum\frac{(A-T)^2}{T}=\frac{(40-27.5)^2}{27.5}+\frac{(15-27.5)^2}{27.5}=11.36$$

当 $(b+c)<40$ 时,应采用校正公式。

基本公式校正:$\chi^2=\frac{(|b-c|-1)^2}{b+c}$ $\tag{8.11}$

专用公式校正:$\chi^2=\sum\frac{(|A-T|-0.5)^2}{T}$ $\tag{8.12}$

(3) 确定 P 值,得出结论。配对四格表自由度 $\upsilon=1$,查 χ^2 值表得 $P<0.05(P<0.001)$,故按 $\alpha=0.05$ 检验水准拒绝 H_0,接受 H_1,两组阳性率差别有统计学意义,可认为两种方法检查结果不同。

注意:采用本法作差别性检验要求受检样品是用标准法检出的阳性检品。

8.5 SPSS 操作及其解释

8.5.1 两独立样本卡方检验的 SPSS 实现

例 8.1 数据包含治疗组 group(1=试验药,2=对照药),疗效 effect(1=有效,2=无效)和频数 freq 三个变量。

在 SPSS 操作中,当分类资料是原始数据格式时,可直接进行卡方检验的操作步骤;当数据为频数表格式(如频数)时,分析前需首先指定加权变量,然后再进行卡方检验,操作步骤如下:

数据—>加权个案—>加权个案

频率变量框:freq   * 确定加权变量 freq

确定

对数据加权后,卡方检验操作步骤:

分析—>描述统计—>交叉表

行框:组别(group)

列框:疗效(effect)

统计量:卡方 ✓ 继续   * 指定所需检验统计量

单元格:计数(观察值)百分比(行) 继续

确定   * 指定行列表输出选项

在确定行与列中,应注意行变量是组别变量,列变量为结局变量。例 8.1 输出结果为两部分:交叉列表和卡方检验结果。交叉列表与表 8.1 相似,可输出实际频数、行百分数等。

表 8.11　例 8.1 卡方检验输出结果

	值	df	渐进 Sig.（双侧）	精确 Sig.（双侧）	精确 Sig.（单侧）
Pearson 卡方	8.248[a]	1	.004		
连续校正[b]	7.293	1	.007		
似然比	8.407	1	.004		
Fisher 的精确检验				.006	.003
线性和线性组合	8.211	1	.004		
有效案例中的 N	222				

a. 0 单元格(.0%) 的期望计数少于 5。最小期望计数为 20.62。

由于样本例数为 222 例,大于 40,且最小理论频数为 20.62,选用卡方检验。对应结果为表 8.11 第一行,卡方值为 8.248,自由度为 1,P 值为 0.004。如果当样本例数大于 40 例且最小理论频数介于 1 到 5 之间时,选用第二行连续校正卡方;如果当样本含量小于 40 或最小理论频数小于 1 时,采用第四行的 Fisher 精确检验。

8.5.2 行列表卡方检验的 SPSS 实现

对于例 8.4 的资料操作与四格表的卡方检验步骤完全一致。其输出结果如下:

表 8.12 例 8.4 卡方检验输出结果

	值	df	渐进 Sig.(双侧)
Pearson 卡方	9.277[a]	2	.010
似然比	9.348	2	.009
线性和线性组合	7.816	1	.005
有效案例中的 N	155		

a. 0 单元格(.0%)的期望计数少于 5。最小期望计数为 23.23。

本例中样本例数为 155 例,最小理论频数为 23.23,采用卡方检验,选择第一行,卡方值为 9.277,自由度为 2,近似双侧检验 P 值为 0.010。如果当 25% 理论频数小于 5 或有一个理论频数小于 1 时,应采用似然比卡方检验或精确概率法。关于 Fisher 精确检验需要在一级菜单上点击精确,然后选择 Monte Carlo 模拟的次数。

8.5.3 配对设计卡方检验的 SPSS 实现

例 8.6 数据包含 method1(1=阳性,0=阴性),method2(1=阳性,0=阴性)和频数 freq 三个变量。其操作步骤:

方法 1

分析—>统计描述—>交叉表

行框:法 1(method1)

列框:法 2(method2)

统计量:McNemar ☑ 继续   * 指定所需检验统计量

单元格 计数(观察值)百分比(行) 继续

确定   * 指定行列表输出选项

方法 2
分析—>非参数检验—>旧对话框—>2 个
相关样本
检验对框:method1,method2

检验类型:McNemar ☑ 继续

确定

两种方法输出检验结果如下：

表 8.13　例 8.6 McNemar 检验输出结果 1

	值	精确 Sig.（双侧）
McNemar 检验		.000[a]
有效案例中的 N	140	

a. 使用的二项式分布，采用二项分布得到双侧精确概率为：.000。

方法 1 的结果是根据二项分布得到精确概率 $P < 0.001$。

表 8.14　例 8.6 McNemar 检验输出结果 2[b]

	a & b
N	140
卡方[a]	10.473
渐进显著性	.001

a. 连续性已修正　b. McNemar 检验

本例配对卡方检验为 10.47，它是根据式（8.11）或（8.12）修正后的卡方值，其 P 值为 0.001。

本章小结

1. 本章主要介绍分类资料的假设检验方法，包括完全随机设计两组率的比较、多组率的比较、构成比的比较以及配对设计两个率的比较等。

2. 两组率比较（四格表资料）可用卡方检验和正态近似 Z 检验。卡方检验对于数据的基本条件是样本例数不小于 40，理论频数不小于 5。当有理论频数大于 1 但小于 5 时，可选用连续性校正卡方检验；当样本例数小于 40 或理论频数小于 1 时，可选用精确概率检验。

3. 行列表卡方检验对于理论频数的要求是没有小于 1 的理论频数，并且小于 5 的理论频数不超过 1/5。

4. 配对设计两样本率的比较采用 McNemar 检验，在样本例数不满足基本假设（n 不小于 40）时，也有相应的校正公式。

复习思考题

1. 四格表资料的 χ^2 检验，其基本条件是_____。
A. 总例数大于 40　　　　　　　　B. 理论频数大于 5
C. 两者都不是　　　　　　　　　D. 两者都是

2. 四格表周边合计数不变时，实际频数如有改变，理论频数_____。
A. 增大　　　　　B. 减小　　　　　C. 不变　　　　　D. 不确定

3. χ^2 检验中自由度的计算公式是_____。
A. 行数×列数　　　B. $n-1$　　　C. $n-k$　　　D.（行数－1）（列数－1）

4. 四格表中，当 $a=20,b=60,c=40,d=30$ 时，最小理论频数等于_____。

A. $\dfrac{60 \times 90}{150}$ B. $\dfrac{80 \times 70}{150}$ C. $\dfrac{70 \times 90}{150}$ D. $\dfrac{70 \times 60}{150}$

5. 配对四格表 χ^2 检验时的检验假设为_____。

A. $b=c$ B. $a=c$ C. $b=d$ D. $a=b$

6. 四格表资料精确概率检验中所需组合的确定依据是_____。

A. A 大于实际组合 A B. $|A-T|$ 大于实际 $|A-T|$
C. T 大于实际组合 T D. $P \leqslant$ 实际组合 P

7. n 较大，p 和 $(1-p)$ 均不太小，且 np 或 $(n(1-p)) \geqslant 5$ 时，四格表资料除用 χ^2 检验外，还可用_____。

A. t 检验   B. Z 检验   C. F 检验   D. q 检验

8. 四个样本率作比较，$\chi^2 > \chi^2_{0.01(3)}$，可认为_____。

A. 各总体率不同或不全相同   B. 各总体率均不相同
C. 各样本率均不同   D. 各样本率不同或不全相同

9. 四格表资料的 Z 检验和 χ^2 检验的应用条件有何异同？

10. 普通四格表和配对四格表如何区别？分析方法有何不同？

11. 试解释四格表精确概率法与卡方检验之间的不同。

12. 作 χ^2 检验可用于解决哪些问题？对资料的设计类型和应用条件有何不同要求？

13. 如何处理行列表卡方检验中理论频数过小的问题？

14. 为了了解某市高血压患病情况，随机抽查男 100 人（现患 20 人）；女 150 人（现患 20 人），进行预调查。问该市男性高血压患病率是否高于女性？

15. 某医院肿瘤科 3 年来治疗食管癌病人 131 例，每例观察均满 5 年，求得 5 年生存率如表 8.15，试比较手术治疗和联合治疗（手术＋术后化疗）的效果。

表 8.15　131 例食管癌治疗后五年存活率比较

治疗方法	治疗数	存活数	存活率（%）
手术治疗	80	55	
联合治疗	70	35	
合计	150	90	

16. 研究超声诊断慢性乙型肝炎的效果，现比较慢性乙型肝炎患者与正常人在超声波波型上的表现，资料如表 8.16，问两组波型的分布有无差别？

表 8.16　慢性乙型肝炎患者与正常人超声波波型比较

分组	正常波	可疑波	较密波	合计
乙肝组	15	40	210	265
正常组	220	50	20	290
合计	235	90	230	555

17. 某医院研究 3 种药物治疗吸血虫病的效果,纳入患者 250 例,结果如表 8.17。试比较 3 组治愈率差别有无统计学意义。

表 8.17 三种药物治疗吸血虫病患者治愈率比较

药物组	治疗数	治愈数	治愈率(%)
药物 1	80	36	
药物 2	82	40	
药物 3	88	44	
合计	250	120	

18. 表 8.18 为对某省一个少数民族聚居县(A)和汉族聚居县(B)进行抽样调查得到的 ABO 血型分布结果,问两个县的 ABO 血型构成是否相同?

表 8.18 少数民族和汉族居民的 ABO 血型分布比较

比较县	A 型	B 型	O 型	AB 型
A	442	483	416	172
B	369	384	487	115
合计	811	867	903	287

19. 比较两种方法治疗早期胰腺癌的效果,结果如表 8.19,试比较两种方法效果差别有无统计学意义。

表 8.19 两种方法治疗胰腺癌结果

治疗方法	有效例数	无效例数	合计
化学治疗	14	4	18
放射治疗	8	10	18
合计	22	14	36

20. 比较两种检验方法(荧光抗体法与常规培养法)检测食品沙门氏菌的阳性率,结果如表 8.20,试比较两种方法的阳性结果有无差别。

表 8.20 荧光抗体法与常规培养法检验食品沙门氏菌结果比较

荧光抗体法	常规培养法		合计
	+	—	
+	160	26	186
—	5	48	53
合计	165	74	239

9 非参数统计分析方法

前几章所讲述的均数的区间估计、t 检验、方差分析、相关系数和回归系数的假设检验等分析方法,都有一个运用条件,即假定变量的总体分布是已知的(如正态分布),而其中有的参数是未知的,统计分析的目的就是对这些未知参数进行估计或检验,这种分析方法统计上称为参数统计(parametric statistics)。在实际工作中,若总体分布不清楚或已知总体分布与检验所要求的条件(如正态分布)不符,这时就不能用前面所学的参数统计来估算,要用非参数统计(nonparametric statistics)来估算,这种不依赖于总体分布类型,也不对参数进行估计或检验的统计方法,称为非参数检验,统计分析的目的仅仅是比较总体分布或分布位置是否相同。

非参数统计方法的主要优点是:① 适用范围广。非参数统计分析方法不受总体分布类型的影响,可以适用于:偏态分布或分布不清的数值变量资料;一端或两端没有确切数值(如<1.0、>1.0 等)的资料;有序分类变量资料。② 资料搜集简便。对于不能精确测量,只能以严重程度、优劣等级、次序先后等表示的资料,都可以利用非参数统计方法来灵活处理,因而搜集资料十分简便。

非参数统计方法的主要缺点是:① 对于符合参数检验的资料如果选用非参数检验,由于没有充分利用资料提供的信息,所以检验功效在样本含量不大时往往低于参数检验,犯 I 类错误的概率会增大。② 非参数统计分析方法仅仅用于比较总体分布或分布位置是否相同,不能对总体参数进行估计或检验,所以没有概括性的数字说明总体的数量特征。

非参数检验方法有多种,如秩和检验、符号检验、Ridit 分析,其中秩和检验功效较高。所谓秩和检验就是将具体数值大小转化为位次或序号大小并求和的检验,根据不同设计,有配对设计的符号秩和检验、完全随机设计两样本与多个样本比较的秩和检验等。

9.1 配对设计资料的符号秩和检验

配对设计资料的符号秩和检验(Wilcoxon signed rank test 或 Wilcoxon 配对法)用于配对数值变量资料设计的非参数检验。

9.1.1 方法步骤

【例 9.1】 某医院采取胆道支架治疗胆道梗阻患者 10 例,观察术前和术后 2 周血清总胆红素(TBIL),结果见表 9.1 第(2)栏和第(3)栏。试问胆道支架治疗胆道梗阻是否有效?

表 9.1　治疗前后测得患者血清总胆红素(μmol/L)

样品编号 (1)	术前 (2)	术后 (3)	差值 d (4)=(2)-(3)	秩次 (5)
1	395.5	255.3	140.2	7
2	299.2	30.7	268.5	9
3	577.5	605.7	-28.2	-1
4	158.4	252.8	-94.4	-5
5	428.0	99.6	328.4	10
6	123.5	4.6	118.9	6
7	95.9	10.0	85.9	4
8	218.6	172.0	46.6	2
9	394.1	322.0	72.1	3
10	273.6	483.2	-209.6	-8

(1) 建立假设、确定检验水准:

H_0:术前和术后血清总胆红素含量的总体分布位置相同,即差值的总体中位数 $M_d=0$

H_1:术前和术后血清总胆红素含量的总体分布位置不同,即差值的总体中位数 $M_d \neq 0$

$\alpha = 0.05$

(2) 计算统计量 T:

① 求差值 d:见表 9.1 第(4)栏。

② 编秩:见表 9.1 第(5)栏,依差值的绝对值从小到大编秩,再根据差值的正、负号给秩次冠以正负号。编秩时,如遇差值等于 0,舍去不计,用于检验的有效对子数 n 相应减少;如遇差值的绝对值相同,则取其平均秩次,再标明原差值的正负号。

③ 求秩和:分别求出正、负秩次之和,正秩和以 T_+ 表示,负秩和的绝对值以 T_- 表示。T_+ 和 T_- 之和等于 $n(n+1)/2$。此式可验算 T_+ 和 T_- 的计算是否正确。本例 $T_+=41$,$T_-=14$,其和为 55,$n(n+1)/2=10(10+1)/2=55$,可见计算无误。

④ 求 T 值:任取 T_+ 或 T_- 作为检验统计量 T,本例可取 $T=14$ 或 $T=41$。

(3) 确定 P 值,做出统计结论。

当 $n \leqslant 50$ 时,查附表 11(T 界值表)。表中不同对子数与不同概率水平所对应的界值是一个范围,P 值的判断是:若检验统计量 T 在 T_α 的上、下界值范围内,则 $P > \alpha$;若检验统计量 T 在 T_α 的上、下界值范围外,则 $P < \alpha$;若检验统计量 T 恰好落在 T_α 的界值上,其 P 值通常小于相应的概率水平。本例 $n=10$,$T=14$,双侧概率为 0.05 时的界值范围为 8～47,T 值在此范围内,则 $P > 0.05$($P=0.169$)。按 $\alpha=0.05$ 的检验水准,不拒绝 H_0,还不能认为术前和术后患者血清总胆红素检测结果有差别。

当 $n > 50$,超出附表 11(T 界值表)的范围,可用正态近似法作 Z 检验,按式(9.1)计算 Z 值:

$$Z = \frac{|T - n(n+1)/4| - 0.5}{\sqrt{n(n+1)(2n+1)/24}} \tag{9.1}$$

式中 0.5 是连续性校正数,因为 T 值是不连续的,而 Z 分布是连续的,这种校正一般影响甚微,常可省去。

若相同秩次较多时(不包括差值为 0 者),用式(9.1)求得的 Z 值偏小,应用式(9.2)计算

校正的 Z_c 值：

$$Z_c = \frac{|T - n(n+1)/4| - 0.5}{\sqrt{\dfrac{n(n+1)(2n+1)}{24} - \dfrac{\sum(t_j^3 - t_j)}{48}}} \tag{9.2}$$

式中 t_j 为第 $j(j=1,2,\cdots)$ 个相同秩次的个数，如有这样 9 个数据：$1,1,2,2,2,2.5,2.5$，$2.5,2.5$，则 $\sum(t_j^3 - t_j)/48 = \dfrac{(2^3 - 2) + (3^3 - 3) + (4^3 - 4)}{48} = 1.875$。

9.1.2 本法的基本思想

若术前和术后患者血清总胆红素相同，则差值的总体分布是对称的，差值的总体中位数为零。若 H_0 为真，在大多数情况下，T_+ 和 T_- 都应该在 $n(n+1)/4$ 附近，并且从差值的随机样本中获得正、负秩和相差悬殊的可能性很小；反之，若样本的正秩和与负秩和差别太大，我们就有理由拒绝 H_0，接受 H_1。

9.2 完全随机设计两样本比较的秩和检验

完全随机设计两样本比较的秩和检验（Wilcoxon 两样本比较法）适用于两组数值变量资料或两组等级资料的比较，目的是推断两样本所代表的总体分布位置是否相同。

9.2.1 两组为数值变量资料的秩和检验

【例 9.2】 某医院用两种方法治疗胆道梗阻患者 22 例，将患者随机分成对照组和试验组，两组患者均采用胆道支架术治疗，试验组支架上载有放射性同位素，对照组支架上无放射性同位素，测量术前和术后两周血清总胆红素（TBIL）的下降量，结果见表 9.2 第（1）栏和第（3）栏。试问两种方法治疗胆道梗阻的疗效是否不同？

表 9.2　两种方法治疗胆道梗阻患者测得的血清总胆红素下降量（μmol/L）

对照组 （1）	秩次 （2）	试验组 （3）	秩次 （4）
140.2	11	48.6	5
268.5	16	246.5	15
−28.2	3	415.7	21
−94.4	2	378.2	20
328.4	19	133.8	10
118.9	9	308.4	18
85.9	7	308.1	17
46.6	4	487.3	22
72.1	6	113.3	8
−209.6	1	155.6	13
		228.5	14
		144.0	12
$n_1 = 10$	$T_1 = 78$	$n_2 = 12$	$T_2 = 175$

(1) 建立假设、确定检验水准：

H_0：两种治疗方法的血清总胆红素下降量分布位置相同

H_1：两种治疗方法的血清总胆红素下降量分布位置不同

$\alpha = 0.05$

（2）计算统计量 T：

① 编秩：见表 9.2 第（2）栏和第（4）栏，将两组数据混合由小到大统一编秩，编秩时如遇原始数据相同，则取平均秩次。

② 求秩和：两组秩次分别相加，记为 T_1 和 T_2，本例 $T_1 = 78$，$T_2 = 175$。

③ 求 T 值：若两组例数相等，则任取一组的秩和为统计量 T；若两组例数不等，则以样本例数较小者对应的秩和为统计量 T。本例对照组 $n_1 = 10$，试验组 $n_2 = 12$，故取对照组的秩和为统计量 T，本例检验统计量为 $T = 78$。

（3）确定 P 值，做出统计结论。

由 n_1，$n_2 - n_1$ 查附表 12，若 T 值在界值范围内，则 $P > \alpha$；若 T 值等于界值或在界值范围外，则 $P \leqslant \alpha$。本例 $n_1 = 10$，$n_2 = 12$，查附表 12 双侧概率 0.05 的范围为 84～146，$T = 78$ 落在该范围外，$P < 0.05$（$P = 0.015$），按 $\alpha = 0.05$ 的检验水准，拒绝 H_0，接受 H_1，可以认为两组患者血清总胆红素下降量是不相同的。

如果 n_1 或 $n_2 - n_1$ 超出附表 12 的范围，可用正态近似法即 Z 检验，按式（9.3）计算 Z 值：

$$Z = \frac{|T - n_1(n_1 + n_2 + 1)/2| - 0.5}{\sqrt{n_1 n_2 (n_1 + n_2 + 1)/12}} \tag{9.3}$$

式（9.3）用于无相同秩次或相同秩次不多的情况；当相同秩次较多时，按式（9.3）估算的 Z 值偏小，须按式（9.4）校正，计算 Z_c 值：

$$Z_c = Z/\sqrt{c} \tag{9.4}$$

其中 $c = 1 - \sum (t_j^3 - t_j)/(N^3 - N)$，$t_j$ 为第 j 个相同秩次的个数。

9.2.2 两组等级资料的秩和检验

【例 9.3】 某医师用两种方法治疗急性脑梗死 Ⅱ 期患者 212 例，数据见表 9.3 第（1）～（3）栏，问两种疗法治疗急性脑梗死 Ⅱ 期的疗效是否有差别？

表 9.3 两种疗法治疗急性脑梗死 Ⅱ 期的疗效比较

疗效 (1)	试验组 (2)	对照组 (3)	合计 (4)	秩次范围 (5)	平均秩次 (6)	秩和 试验组 (7)=(2)×(6)	秩和 对照组 (8)=(3)×(6)
基本痊愈	39	8	47	1～47	24	936	192
显著进步	43	48	91	48～138	93	3 999	4 464
进步	21	32	53	139～191	165	3 465	5 280
无效	5	16	21	192～212	202	1 010	3 232
合计	108	104	212	—	—	9 410	13 168

（1）建立假设、确定检验水准：

H_0：两种治疗方法的疗效总体分布相同

H_1：两种治疗方法的疗效总体分布不同

$\alpha = 0.05$

（2）计算统计量 Z_c。

① 编秩：本例为等级资料，在编秩时，先计算各等级的合计人数，见第（4）栏，再确定各组段的秩次范围，见第（5）栏，然后计算出各组段的平均秩次，见第（6）栏。

② 求秩和：以各组段的平均秩次分别与该组段例数相乘，见第（7）、（8）栏，再求和得到 T_1 和 T_2，本例 $T_1 = 9\,410$，$T_2 = 13\,168$。

③ 计算统计量 Z_c：本例 $n_1 = 108$，$n_2 = 104$ 超过了附表12（T 界值表）的范围，需用正态近似法即 Z 检验，可用公式（9.3）求 Z 值，本例由于相同秩次较多，须按式（9.4）作校正。

$$Z = \frac{|13\,168 - 104 \times (212+1)/2| - 0.5}{\sqrt{104 \times 108 \times (212+1)/12}} = 4.68$$

$$c = 1 - \sum (t_j^3 - t_j)/(N^3 - N) = 1 - \frac{(47^3 - 47) + (91^3 - 91) + (53^3 - 53) + (21^3 - 21)}{212^3 - 212} = 0.$$

89 $Z_c = Z/\sqrt{c} = 4.68/\sqrt{0.89} = 4.96$

（3）确定 P 值，做出统计推断。

$Z_c > 1.96$，$P < 0.05$（$P < 0.001$），按 $\alpha = 0.05$ 的检验水准，拒绝 H_0，接受 H_1，可以认为两种方法治疗急性脑梗死 Ⅱ 期患者疗效总体分布不相同。

9.3　完全随机设计多个样本比较的秩和检验

上节讨论了两样本比较的秩和检验，如果进行比较的样本多于两个，则需要用本节介绍的 Kruskal-Wallis 秩和检验，该方法是由 Kruskal 和 Wallis 在 Wilcoxon 秩和检验的基础上扩展而来，又称为 K-W 检验或 H 检验，主要用于推断多组样本的总体分布是否相同，适用于多组数值变量资料和多组等级资料间的比较。

9.3.1　多组数值变量资料的秩和检验

【例9.4】　某医师检测了健康人、肝癌患者、肝炎患者和肝硬化患者甲胎蛋白（AFP），测量结果见表9.4第（1）、（3）、（5）和（7）栏，问四组人群 AFP 检测结果是否有差别？

表 9.4　四组人群 AFP 检测结果（μg/L）

肝癌	秩次	肝炎	秩次	肝硬化	秩次	健康组	秩次
（1）	（2）	（3）	（4）	（5）	（6）	（7）	（8）
4.7	16.5	2.1	4	1.5	1	1.7	2
5.8	18	2.3	5	2.0	3	2.4	6
13.3	21	4.7	16.5	2.8	9	2.6	7.5
22.9	23	7.8	19	4.5	15	2.6	7.5
205.9	25	50.6	24	9.0	20	2.9	10

肝癌 (1)	秩次 (2)	肝炎 (3)	秩次 (4)	肝硬化 (5)	秩次 (6)	健康组 (7)	秩次 (8)
274.0	26	452.3	27	21.1	22	3.3	11
71 348.8	28					3.6	12
2 134.8	29					3.9	13
9 402.0	30					4.4	14
159 261.0	31						
R_i	247.5		95.5		70		83
n_i	10		6		6		9

(1) 建立检验假设,确定检验水准:

H_0:四组人群 AFP 检测结果总体分布相同

H_1:四组人群 AFP 检测结果总体分布不同或不完全相同

$\alpha = 0.05$

(2) 计算统计量 H:

① 编秩:将各组数据混合由小到大统一编秩,见表 9.4 第(2)、(4)、(6)、(8)栏;若遇相同数值时,取其平均秩次,如第(1),(3)栏各有一个 4.7,均取原秩次 16 和 17 的平均秩次 16.5。

② 求秩和:将各组秩次相加得到秩和,记为 R_i,下标 i 为组号($i=1,2,3\cdots$),本例 $R_1 = 274.5$,$R_2 = 95.5$,$R_3 = 70$,$R_4 = 83$。

③ 计算统计量 H:按式(9.5)计算统计量 H。

$$H = \frac{12}{N(N+1)} \sum \frac{R_i^2}{n_i} - 3(N+1) \tag{9.5}$$

式中 n_i 为各组例数,N 为总例数。

本例 $H = \dfrac{12}{31 \times 32} \times \left(\dfrac{247.5^2}{10} + \dfrac{95.5^2}{6} + \dfrac{70^2}{6} + \dfrac{83^2}{9} \right) - 3 \times 32 = 15.626$

(3) 确定 P 值,做出统计推断。

① 当组数 $k=3$,每组例数 $n_i \leqslant 5$ 时,可查附表 13(H 界值表)确定 P 值。

② 当组数 $k>3$ 或每组例数 $n_i>5$ 时,H 近似服从自由度 $\upsilon=k-1$ 的 χ^2 分布,可查 χ^2 界值表来确定 P 值。

本例 $k=4$,每组例数 $n_i>5$,查附表 10(χ^2 界值表),$\upsilon=k-1=3$,得 $P<0.05$($P=0.001$),按 $\alpha=0.05$ 的检验水准,拒绝 H_0,接受 H_1,可以认为四组人群 AFP 检测结果总体分布不同或不完全相同。

式(9.5)用于秩次不同或相同秩次不多的情况,当各样本相同秩次较多时,由式(9.5)计算所得的 H 值偏小,此时应按式(9.6)作 H 值的校正,即

$$H_c = \frac{H}{c} \tag{9.6}$$

其中 $c = 1 - \sum (t_j^3 - t_j)/(N^3 - N)$,t_j 为第 j 个相同秩次的个数。

9.3.2 多组等级资料的秩和检验

【例 9.5】 某医院用某药物治疗不同类型病理性黄疸病人,疗效见表 9.5 第(1)～(4)栏,问不同类型病人疗效是否有差别?

表 9.5 某医院用某药物治疗不同类型病理性黄疸病人的疗效比较

疗效 (1)	溶血性 (2)	肝细胞性 (3)	梗阻性 (4)	合计 (5)	秩次范围 (6)	平均秩次 (7)
控制	65	77	42	184	1～184	92.5
显效	18	16	6	40	185～224	204.5
好转	30	36	23	89	225～313	269.0
无效	13	18	11	42	314～355	334.5
R_i	22 112	26 099.5	14 978.5			
n_i	126	147	82	355		

(1) 建立检验假设,确定检验水准:

H_0:不同类型病人疗效总体分布相同

H_1:不同类型病人疗效总体分布不同或不全相同

$\alpha = 0.05$

(2) 计算统计量 H_c:

① 编秩:与两组等级资料的秩和检验编秩类似,先计算各等级的合计,见第(5)栏,再确定各等级的秩次范围及平均秩次,见第(6)、(7)栏。

② 求秩和:以各组段的平均秩次分别与该组段的例数相乘,再求秩和 R_i。本例 $R_1 = 22\,112$, $R_2 = 26\,099.5$, $R_3 = 14\,978.5$。

③ 计算统计量 H_c:先按式(9.5)计算统计量 H。

$$H = \frac{12}{355 \times 356} \times \left(\frac{22\,112^2}{126} + \frac{26\,099.5^2}{147} + \frac{14\,978.5^2}{82} \right) - 3 \times 356 = 0.248$$

由于此资料相同秩次很多,须按式(9.6)作校正。

$$c = 1 - \frac{(184^3 - 184) + (40^3 - 40) + (89^3 - 89) + (42^3 - 42)}{355^3 - 355} = 0.842$$

$$H_c = 0.248/0.842 = 0.295$$

(3) 确定 P 值,做出统计结论。

本例 $k = 3$,每组例数 $n_i > 5$,所以按 $\upsilon = k - 1 = 3 - 1 = 2$ 查 χ^2 界值表,得 $P > 0.05$($P = 0.863$)。按 $\alpha = 0.05$ 的检验水准,不拒绝 H_0,还不能认为该药物治疗不同类型病理性黄疸疗效有差异。

9.4 多个样本两两比较的秩和检验

用多个样本比较的秩和检验(Kruskal-Wallis 秩和检验)推断多个总体分布是否相同时,当统计推断结论拒绝 H_0,接受 H_1 时,只能得出总体分布不同或不全相同的结论,但不能说明任意两个总体分布不同。若要对每两个总体分布做出有无不同的推断,需要作多个样本两两比较的秩和检验。

【例 9.6】 对例 9.4 资料作四个样本间的两两比较。

(1)建立检验假设,确定检验水准:

H_0:任何两组人群检测 AFP 的总体分布相同

H_1:任何两组人群检测 AFP 的总体分布不同

$\alpha = 0.05$

(2)计算统计量 Z:

$$Z = \frac{|\overline{R}_A - \overline{R}_B|}{\sqrt{\dfrac{N(N+1)}{12}\left(\dfrac{1}{n_A} + \dfrac{1}{n_B}\right)}} \tag{9.7}$$

其中 $\overline{R}_A$ 和 $\overline{R}_B$ 表示比较的 A 组和 B 组的平均秩和,即 $\overline{R}_A = R_A/n_A$,$\overline{R}_B = R_B/n_B$,N 为所有处理组的例数之和。本例 $\overline{R}_{肝癌} = 247.5/10 = 24.750$,$\overline{R}_{肝炎} = 95.5/6 = 15.917$,$\overline{R}_{肝硬化} = 70/6 = 11.667$,$\overline{R}_{健康组} = 83/9 = 9.222$,$N = 31$

肝癌与肝炎相比:$Z_1 = \dfrac{|24.75 - 15.917|}{\sqrt{\dfrac{31 \times 32}{12}\left(\dfrac{1}{10} + \dfrac{1}{6}\right)}} = 1.881$

用同样的方法计算得到其他各比较组的 Z 值。

(3)确定 P 值,作出统计结论。

① 检验水准的调整,按 $\alpha = 0.05$ 总的检验水准,每次比较时必须采用调整的检验水准 α',α' 按式(9.8)估算:

$$\alpha' = \frac{\alpha}{k(k-1)/2} \tag{9.8}$$

其中 k 为组数,本例 $k = 4$,$\alpha' = \dfrac{0.05}{4 \times 3/2} = 0.0083$。

② 确定 P 值:由于统计量 Z 近似服从标准正态分布,确定 P 值时只需查标准正态分布的临界值表,并与调整的检验水准 α' 作比较,结果见表 9.6。

表 9.6 四个样本间两两比较的秩和检验

对比组 (1)	$|\overline{R}_A - \overline{R}_B|$ (2)	Z (3)	P (4)
肝癌与肝炎	8.833	1.881	>0.0083
肝癌与肝硬化	13.083	2.492	<0.0083
肝癌与健康组	15.528	3.717	<0.0083
肝炎与肝硬化	4.250	0.810	>0.0083
肝炎与健康组	6.695	1.397	>0.0083
肝硬化与健康组	2.445	0.510	>0.0083

可以看出,肝癌与肝硬化和肝癌与健康组人群 AFP 检测结果差异有统计学意义,其余各

组之间 AFP 检测结果差异均无统计学意义。

式(9.7)用于秩次不同或相同秩次不多的情况,当各样本相同秩次较多时,此时应按式(9.9)作 Z 值的校正,即

$$Z_c = \frac{Z}{\sqrt{c}} \qquad\qquad (9.9)$$

其中 $c = 1 - \sum(t_j^3 - t_j)/(N^3 - N)$,$t_j$ 为第 j 个相同秩次的个数。

9.5 SPSS 操作及其解释

9.5.1 配对设计资料符号秩和检验的 SPSS 实现

例 9.1 的数据集至少包括两个变量:术前测量值(X_1)与术后测量值(X_2)。其 SPSS 分析步骤如下:

分析—>非参数检验—>旧对话框—>2 个相关样本

检验对:术前测量值(X_1) 术后测量值(X_2)   *将配对的变量一起放入

确定

分析结果见表 9.7,表中对应内容分别为例数(N)、秩均值、秩和。表 9.8 为基于正秩和的 Wilcoxon 检验,$P = 0.169$。

表 9.7 秩

		例数(N)	秩均值	秩和
术后—术前	负秩	7[a]	5.86	41.00
	正秩	3[b]	4.67	14.00
	结	0[c]		
	总数	10		

a. 术后 <术前　b. 术后 >术前　c. 术后 ＝术前

表 9.8 检验统计量[b]

	术后—术前
Z	−1.376[a]
渐近显著性(双侧)	.169

a. 基于正秩　b. Wilcoxon 带符号秩检验

9.5.2 完全随机设计两样本比较秩和检验的 SPSS 实现

例 9.2 的数据集至少包括两个变量:分组变量(group)与血清总胆红素下降量(TBIL)。其 SPSS 分析步骤如下:

分析—>非参数检验—>旧对话框—>2个独立样本

变量列表:血清总胆红素下降量(TBIL)

分组变量:组别(group)

定义组:组1(1):1

　　　　组2(2):2　继续

确定

分析结果见表9.9,表中内容分别为组别(group)、样本总数(N)、秩均值、秩和。表9.10中列出 Wilcoxon W=78,双侧 $P=0.015$。

表9.9　秩

	组别	N	秩均值	秩和
	对照组	10	7.80	78.00
血清总胆红素下降量	试验组	12	14.58	175.00
	总数	22		

表9.10　检验统计量[b]

	血清总胆红素下降量
Mann-Whitney U	23.000
Wilcoxon W	78.000
Z	−2.440
渐近显著性(双侧)	.015
精确显著性[2∗(单侧显著性)]	.014[a]

a.没有对结进行修正　b.分组变量:组别

对于例9.3的数据集是频数的资料,在进行分析前,首先要对资料进行权重,权重的步骤见第8章。加权后,其 SPSS 分析步骤与原始资料的操作一致。

9.5.3　完全随机设计多个样本比较秩和检验的 SPSS 实现

例9.4的数据集至少包括两个变量:组别(group)与甲胎蛋白测量值(AFP)。其 SPSS 分析步骤如下:

分析—>非参数检验—>旧对话框—>K 个独立样本

变量列表:AFP(x)

分组变量:组别(group)

定义范围:最小值:1

　　　　最大:4　继续

确定

分析结果见表 9.11 及表 9.12，表 9.11 中内容分别为组别（group）、样本总数（N）、秩均值。表 9.12 中对应的内容分别是卡方值，自由度以及 P 值。

表 9.11　秩

组别		N	秩均值
	肝癌	10	24.75
	肝炎	6	15.92
AFP	肝硬化	6	11.67
	健康组	9	9.22
	总数	31	

表 9.12　检验统计量[a,b]

	AFP
卡方	15.633
df	3
渐近显著性	.001

a. Kruskal Wallis 检验　　b. 分组变量：组别

本章小结

1. 本章介绍了非参数检验的基本概念，非参数检验的优缺点，非参数检验与参数检验的区别。

2. 根据资料的类型及分析的目的，本章主要介绍了配对设计资料的符号秩和检验（Wilcoxon 配对法）、完全随机设计两样本比较的秩和检验（Wilcoxon 两样本比较法）、完全随机设计多个样本比较的秩和检验（Kruskal-Wallis 秩和检验）、多个样本两两比较的秩和检验。

3. 需特别注意，非参数检验不依赖于总体分布类型，也不对参数进行估计或检验，仅仅比较总体分布或分布位置是否相同，所以，在参数检验条件满足的情况下，应首选参数检验方法。

复习思考题

1. 符合参数检验条件的数值变量资料如果采用非参数检验则_____。

A. Ⅰ 类错误概率增大　　　　　　B. Ⅱ 类错误概率增大

C. Ⅰ 类错误概率减小　　　　　　D. Ⅱ 类错误概率减小

2. 以下检验方法中，不属于非参数检验方法的是_____。

A. t 检验　　　B. χ^2 检验　　　C. H 检验　　　D. T 检验

3. 等级资料比较宜采用_____。

A. t 检验　　　B. 方差分析　　　C. 秩和检验　　　D. Z 检验

4. 两小样本资料比较的假设检验，若总体方差不等且分布呈偏态，宜选用_____。

A. t 检验　　　B. Z 检验　　　C. Kruskal-Wallis 秩和检验　　　D. Wilcoxon 秩和检验

5. Wilcoxon 配对法,其无效假设是_____。

A. 总体均数相同　　　　　　　　B. 样本均数相同

C. 差值的总体中位数为 0　　　　D. 差值的样本中位数为 0

6. 以下对非参数检验的描述哪一项是错误的_____。

A. 非参数检验方法不依赖于总体的分布类型

B. 应用非参数检验时可以不用考虑被研究对象的分布类型

C. 非参数检验犯 Ⅱ 类错误的概率高于参数检验

D. 非参数检验的检验效能高于参数检验

7. 等级资料作秩和检验时,如果用 H 值而不用校正后的 H_c 值,则会_____。

A. 对结果没有影响

B. 会把一些无差别的总体推断成有差别

C. 会把一些有差别的总体推断成无差别

D. 不能确定

8. Wilcoxon 配对法,对差值编秩时,如遇差值的绝对值相等,则_____。

A. 正负号相同,取平均秩次　　　B. 正负号相同,顺次编秩

C. 正负号不同,顺次编秩　　　　D. 不用考虑正负号,按顺序编秩

9. 非参数检验的应用条件是_____。

A. 总体是正态分布

B. 总体是偏态分布

C. 大样本

D. 若两组数值变量资料作比较,要求两组资料的总体方差相等

10. 秩和检验和 t 检验相比,其优点是_____。

A. 计算简便,不受分布限制　　　B. 检验效能高

C. 抽样误差小　　　　　　　　　D. 结果精确

11. 某研究人员用中药治疗 8 名成年女性贫血患者,分别于治疗前和治疗后 6 个月测量血红蛋白,结果见表 9.13。试分析用药前后患者血红蛋白水平有无变化?

表 9.13　贫血患者治疗前后血红蛋白测量值(g/dL)

编号	1	2	3	4	5	6	7	8
治疗前	10.8	10.6	9.5	10.2	8.8	9.0	9.6	8.9
治疗后	11.2	10.5	10.8	11.4	9.0	9.0	9.5	11.0

12. 某研究人员观察某种抗癌新药治疗小鼠肿瘤的疗效,选择 20 只小鼠随机分成两组,每组各有 10 只,一组给予抗癌新药,另一组不给药物治疗,以生存日数作为观察指标,试验结果见表 9.14。试分析两组小鼠生存日数有无差别?

表 9.14 两组小鼠生存天数(天)

编号	1	2	3	4	5	6	7	8	9	10
试验组	35	38	26	32	40	42	38	32	36	42
对照组	24	28	10	8	32	30	28	34	18	9

13. 某研究人员用三种中药治疗 18 名成年女性贫血患者,将患者随机分成三组,每组 6 人,治疗后血红蛋白升高测量值见表 9.15。试分析这三种中药的疗效是否有差异? 若有差异,请进一步两两比较。

表 9.15 用不同中药治疗后患者血红蛋白升高值(g/dL)

编号	甲药	乙药	丙药
1	0.2	1.0	1.9
2	0.8	0.9	2.0
3	1.2	0.6	1.5
4	0.9	1.5	1.8
5	1.6	1.2	1.7
6	1.1	1.3	1.0

10 直线相关与回归

医学研究中,常要分析两个或两个以上变量间的关系,如年龄与血压、体温与脉搏次数、身高与体重、药物剂量与动物死亡率、血糖与胰岛素等。回归与相关就是研究这种关系的统计方法。

变量间的关系可以分成两种,一种是确定性关系,又称为函数关系 $Y=f(X)$,即自变量 X 取某一数值时,应变量 Y 有且仅有一个确定的值与之对应。例如,圆半径为 r,则圆的面积 $S=\pi r^2$。另一种是非确定性关系,自变量 X 取同一数值时,不同观测中应变量 Y 可以取不同的值。如血压随年龄的增长而增高,但是相同年龄的人,其血压亦有高有低,具有随机性,不能用一个函数来加以描述。但通过大量的试验和观察,可寻求上述具有随机性的非确定性关系背后的统计规律性,来表达变量间的关系。

相关(correlation)是研究两个变量间的相互关系与密切程度,并用相关系数表达。回归(regression)是研究应变量(dependent variable)Y 与自变量(independent variable)X 的依存关系,并用函数形式加以表示。根据变量间的关系,可将回归分为线性回归(linear regression)与非线性回归(non-linear regression);根据自变量的个数,可以将其分为简单回归(simple regression)与多元回归(multiple regression)。

10.1 直线相关

10.1.1 直线相关的概念

直线相关(linear correlation)又称为简单相关(simple correlation),是描述具有直线关系的两变量 X、Y 间的相互关系,它用于分析两个变量间是否有协同变化的关系及变化的趋势。

相关系数(correlation coefficient)又称为积差相关系数(coefficient of product-moment correlation),它是用来说明具有直线关系的两个变量间相关关系的密切程度和方向的指标。样本相关系数用符号 r 表示,总体相关系数用希腊字母 ρ 表示。直线相关的性质可由散点图(scatter diagram)直观地说明。

图 10.1(a)中,两变量的散点呈椭圆形分布,两变量 X、Y 同时增大或减小,变化趋势同向,为正相关(positive correlation);图 10.1(b)中,X、Y 间呈反向变化,称为负相关(negative correlation);图 10.1(c)中,两变量 X、Y 的散点在一条直线上,且是同向变化,称为完全正相关(perfect positive correlation);图 10.1(d)中,X、Y 散点在一条直线上但呈反向变化,称为完全负相关(perfect negative correlation)。图 10.1(e)与(f)两变量散点呈圆形与抛物线形,(g)与(h)的散点图平行于 X 轴或 Y 轴,四者均无直线相关关系。

10.1.2 相关系数的计算

相关系数 r 的计算公式为:

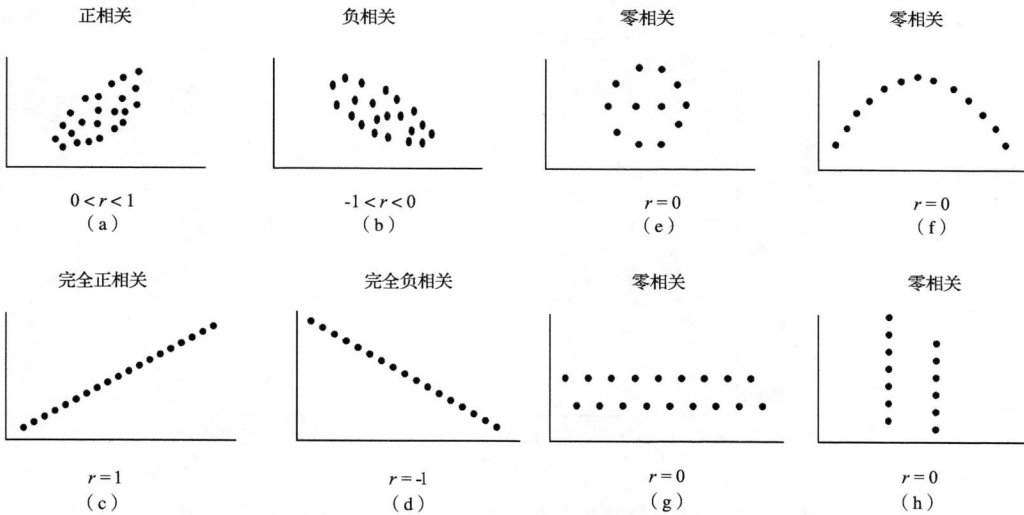

正相关　　　　　负相关　　　　　零相关　　　　　零相关

$0 < r < 1$　　　　　$-1 < r < 0$　　　　　$r = 0$　　　　　$r = 0$
（a）　　　　　（b）　　　　　（e）　　　　　（f）

完全正相关　　　　完全负相关　　　　零相关　　　　　零相关

$r = 1$　　　　　$r = -1$　　　　　$r = 0$　　　　　$r = 0$
（c）　　　　　（d）　　　　　（g）　　　　　（h）

图 10.1　相关系数示意

$$r = \frac{\sum (X - \overline{X})(Y - \overline{Y})}{\sqrt{\sum (X - \overline{X})^2 \sum (Y - \overline{Y})^2}} = \frac{l_{XY}}{\sqrt{l_{XX} l_{YY}}} \tag{10.1}$$

式中 $\overline{X}$、$\overline{Y}$ 分别为 X、Y 的均数；l_{XX} 为 X 的离均差平方和，l_{YY} 为 Y 的离均差平方和，l_{XY} 为 X 与 Y 离均差积和，其计算公式分别为：

$$l_{XX} = \sum (X - \overline{X})^2 = \sum X^2 - \frac{(\sum X)^2}{n} \tag{10.2}$$

$$l_{YY} = \sum (Y - \overline{Y})^2 = \sum Y^2 - \frac{(\sum Y)^2}{n} \tag{10.3}$$

$$l_{XY} = \sum (X - \overline{X})(Y - \overline{Y}) = \sum XY - \frac{(\sum X)(\sum Y)}{n} \tag{10.4}$$

相关系数没有单位，其值为 $-1 \leqslant r \leqslant 1$。$r$ 值为正表示正相关，r 值为负表示负相关，r 的绝对值等于 1 为完全相关。下面以例 10.1 说明相关系数的计算步骤。

【例 10.1】　某医师收集了 12 名糖尿病患者的糖化血红蛋白（X，%）与血糖（Y，mmol/L）测量值，其数据如下，计算直线相关系数。

表 10.1　12 名糖尿病患者的糖化血红蛋白与血糖测量值

	1	2	3	4	5	6	7	8	9	10	11	12
X	8.2	8.4	8.9	9.1	9.8	10.3	11.2	11.4	11.5	11.7	12.3	12.6
Y	10.04	11.9	9.79	12.07	10.12	14.61	16.36	14.91	15.18	13.12	17.56	16.94

（1）作散点图，判断有无直线趋势。

散点图的横坐标为自变量 X，纵坐标为应变量 Y，每个个体的变量值（X，Y）在坐标系中用点描出。例 10.1 的散点图见图 10.2，从散点图上可以直观地看出两个变量之间存在直线趋势，且为正相关。

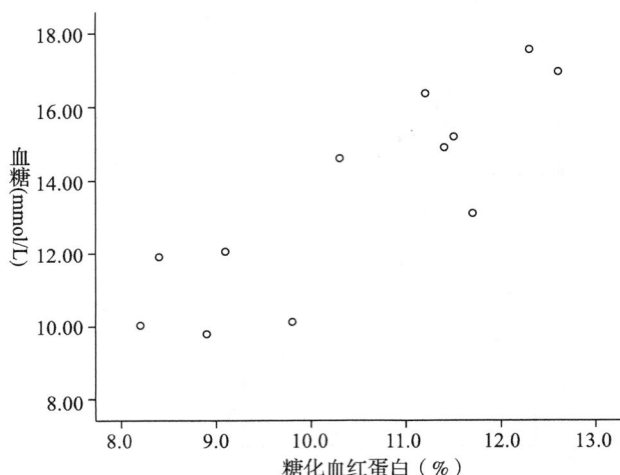

图 10.2　12 名糖尿病患者的糖化血红蛋白与血糖的关系

（2）求 $\sum X$、$\sum Y$、$\sum X^2$、$\sum Y^2$、$\sum XY$、l_{XX}、l_{YY} 和 l_{XY}。

$\sum X = 125.4$，$\sum Y = 162.60$，$\sum X^2 = 1\ 336.540\ 0$，$\sum Y^2 = 2\ 287.648\ 8$，$\sum XY = 1\ 739.627\ 0$。

由式（10.2）到式（10.4）有：$l_{XX} = 1\ 336.54 - (125.4)^2/12 = 26.110\ 0$

$$l_{YY} = 2\ 287.648\ 8 - (162.60)^2/12 = 84.418\ 8$$

$$l_{XY} = 1\ 739.627 - 125.4 \times 162.60/12 = 40.457\ 0$$

（3）计算相关系数。

按式（10.1）得相关系数：

$$r = \frac{40.457\ 0}{\sqrt{26.110\ 0 \times 84.418\ 8}} = 0.861\ 7$$

10.1.3　相关系数的假设检验

上面所求的相关系数 r 是样本统计量，它是总体相关系数 ρ 的估计值。要判断 X、Y 间是否真有相关关系，就要对 r 进行是否来自 ρ 为零的总体的假设检验。这是因为即使对 $\rho = 0$ 的总体作随机抽样，由于抽样误差的存在，抽样所得的样本，计算出的样本相关系数 r 值也常不等于零。

对于相关系数的检验常用 t 检验，统计量 t 值的计算公式如下：

$$t = |r| / \sqrt{\frac{1-r^2}{n-2}} = |r|\sqrt{\frac{n-2}{1-r^2}}，\quad \upsilon = n-2 \tag{10.5}$$

在本例中，$r = 0.861\ 7$，$n = 12$，代入式（10.5），得

$$t_r = 0.861\ 7\sqrt{\frac{12-2}{1-(0.861\ 7)^2}} = 5.370\ 2$$

查 t 界值表（附表 4），得 $P < 0.05$（$P = 0.000\ 3$），故可认为血糖与糖化血红蛋白之间呈正相关。

相关系数的假设检验亦可按 $\upsilon = n-2$，直接查相关系数 r 界值表（附表 14），当 $|r| < r_{\alpha/2,\upsilon}$ 时，$P > \alpha$；当 $|r| \geqslant r_{\alpha/2,\upsilon}$ 时，$P \leqslant \alpha$。本例 $r = 0.861\ 7$，按 $\upsilon = 10$，查 r 界值表，$r_{0.05/2,10} = 0.576$，故 $P < 0.05$。

126

10.2 等级相关系数

直线相关适用于(X,Y)服从双变量正态分布的资料。在实际工作中,常遇到有些资料并非呈双变量正态分布,或不知道是否属双变量正态分布。有些是有序资料,有些是用率或构成比等相对数为变量组成的资料。对于这些资料,就不宜用上述相关分析方法,而应用非参数分析方法,即等级相关(rank correlation)。等级相关系数的计算方法有几种,最常用的是 Spearman 相关系数,也称为秩相关系数。下面通过实例介绍其计算方法和步骤。

秩相关系数不用原始数据计算相关系数,而是按其取值由小到大排秩,然后根据这种秩次来计算秩相关系数。具体步骤如下:将 X 和 Y 分别由小到大编秩,秩次分别记为 R_X、R_Y,数值相同时,取平均秩次。利用 R_X、R_Y 计算相关系数 r_s:

$$r_s = \frac{\sum (R_X - \overline{R}_X)(R_Y - \overline{R}_Y)}{\sqrt{\sum (R_X - \overline{R}_X)^2 \sum (R_Y - \overline{R}_Y)^2}} \tag{10.6}$$

式(10.6)与直线相关的公式类似,只是把公式中的 X、Y 换成其秩次 R_X、R_Y,r_s 的含义与 r 相同,下面举例介绍计算 r_s 的具体步骤。

【例 10.2】 某医师收集了 15 名肝癌患者的甲胎蛋白 AFP(X,U/mL)与 α-L-岩藻糖苷酶 AFU(Y, Kat/L),其数据如下,请计算等级相关系数。

表 10.2 15 名肝癌患者的 AFP 与 AFU 数据

ID	X (1)	Y (2)	R_X (3)	R_Y (4)	R_X^2 (5)	R_Y^2 (6)	$R_X R_Y$ (7)
1	3 450.0	36.8	11	1.0	121	1.00	11.0
2	51.0	47.4	2	2.0	4	4.00	4.0
3	225.4	134.0	3	3.0	9	9.00	9.0
4	723.6	147.0	7	4.0	49	16.00	28.0
5	473.9	151.0	6	5.0	36	25.00	30.0
6	335.2	163.0	4	6.0	16	36.00	24.0
7	1 889.8	181.0	10	7.0	100	49.00	70.0
8	9 402.0	190.0	14	8.0	196	64.00	112.0
9	22 283.0	205.0	15	9.5	225	90.25	142.5
10	1 778.1	205.0	9	9.5	81	90.25	85.5
11	8 750.0	226.0	13	11.0	169	121.00	143.0
12	14.5	300.0	1	12.0	1	144.00	12.0
13	1 750.0	314.0	8	13.0	64	169.00	104.0
14	413.5	318.0	5	14.0	25	196.00	70.0
15	8 397.0	480.0	12	15.0	144	225.00	180.0

计算秩相关系数的步骤为:

(1)排秩 将各 X 与 Y 由小到大排秩得 R_X、R_Y,列于表 10.2 中第(3)、(4)列。当遇到相等的测定值时则用平均秩,如 ID 号为 9 与 10 的 AFU 值,其秩均为 9.5。

(2)求出等级相关系数 将表 10.2 的数据代入式(10.6)得

$$r_s = \frac{1\,025 - 120 \times 120/15}{\sqrt{(1\,240 - 120^2/15)(1\,239.5 - 120^2/15)}} = 0.232$$

样本等级相关系数 r_s 是总体等级相关系数 ρ_s 的估计值；r_s 值界于 -1 与 1 之间，r_s 为正表示正相关，r_s 为负表示负相关，r_s 等于零为零相关。

（3）对总体相关系数 ρ_s 作假设检验

根据样本含量 n 的大小有两种方法：

① 当 $n \leqslant 50$，用查表法，根据样本含量 n 查附表 15。若 $|r_s| \geqslant r_{s(a/2,n)}$，$P \leqslant \alpha$，说明相关有统计意义；若 $|r_s| < r_{s(a/2,n)}$，$P > \alpha$，说明相关无统计意义。

本例查表 $r_{s(0.05/2,15)} = 0.521$，$P = 0.405$，$r_s < 0.521$，$P > 0.05$，还不能认为肝癌患者的 AFP 与 AFU 之间存在相关性。

② 当 $n > 50$ 时，用 t 检验，按式（10.7）计算统计量 t 值，有

$$t = \frac{|r_s|}{\sqrt{(1-r_s^2)/(n-2)}} \tag{10.7}$$

10.3 直线回归

10.3.1 直线回归的概念

直线相关是研究两个变量的线性共同变化关系。有时研究者可能关心的是两个变量在数量上的依存关系，就可应用直线回归。直线回归是回归分析中最基本、最简单的一种，又称为简单回归，是研究两个变量之间的数量依存关系，找出一条最能代表这种数据关系的直线。直线相关中的两个变量 X 与 Y 的地位相同；而回归分析中两变量的地位是不相同的，应变量 Y 是随自变量 X 变化而变化的。由图 10.2 可见，血糖 Y 随糖化血红蛋白 X 的增加而增加，但并非 12 个点恰好全都在一条直线上，而是散点图呈现线性趋势。直线回归分析在于找出两个变量有依存关系的直线方程，以确定一条能代表这些数据关系的、最接近各实测点的直线，这条直线使各实测点与该直线的纵向距离的平方和为最小，为了区别于一般的函数方程，我们称之为直线回归方程。

10.3.2 直线回归方程的建立

直线回归方程的一般表达式为

$$\hat{Y} = a + bX \tag{10.8}$$

式中，a 为回归直线在 Y 轴上的截距（intercept），或称为常数项（constant），它是自变量 X 取为 0 时 Y 的平均估计值，即 $\hat{Y}$ 值。b 为回归系数（regression coefficient），也称为斜率（slope）。$b > 0$，表示 Y 随 X 增大而增大；$b < 0$，表示 Y 随 X 增大而减小；$b = 0$，表示直线与 X 轴平行，即 X 与 Y 无直线关系。由式（10.8）可以看出 b 的统计学意义是 X 每增（减）一个单位，Y 平均改变 $|b|$ 个单位。

为求解 a、b 两个系数，根据数学上的最小二乘法（least square method）原理，使各实测值 Y_i 与回归直线上对应的估计值 $\hat{Y}_i$ 之差的平方和（即 $\sum (Y_i - \hat{Y}_i)^2 = \sum (Y_i - a - bX_i)^2$）达

到最小。对于上式,分别对 a、b 求偏导数并令其等于 0,可得到两个方程,求解方程组得:

$$b = \frac{l_{XY}}{l_{XX}} \tag{10.9}$$

$$a = \overline{Y} - b\overline{X} \tag{10.10}$$

式中 $\overline{X}$、$\overline{Y}$、l_{XX}、l_{XY} 的意义同前。

【例 10.3】 例 10.1 的资料,以血糖为应变量,糖化血红蛋白为自变量作直线回归分析。

(1)作散点图,判断有无直线趋势:由图 10.2 可见,血糖与糖化血红蛋白存在线性趋势。

(2)求回归系数与截距:由式(10.9)与式(10.10)得:

$$b = \frac{l_{XY}}{l_{XX}} = \frac{40.4570}{26.1100} = 1.5495$$

$$a = \overline{Y} - b\overline{X} = 13.55 - 1.5495 * 10.45 = -2.6423$$

(3)列出直线回归方程:

$$\hat{Y} = a + bX = -2.6423 + 1.5495X$$

回归系数 b 的意义是:对于糖尿病病人,如果糖化血红蛋白每增加 1%,血糖平均增加 1.5495 mmol/L。

(4)绘制回归直线:在自变量 X 的取值范围内任取两个 X 值,代入方程可算出两点 Y 的预测值,通过两点就确定直线。回归方程一定会经过 $(\overline{X},\overline{Y}) = (10.45,13.55)$;另外,再取 $X=12$ 时,$\hat{Y}=15.9517$,根据这两点绘制直线,图形见图 10.3。

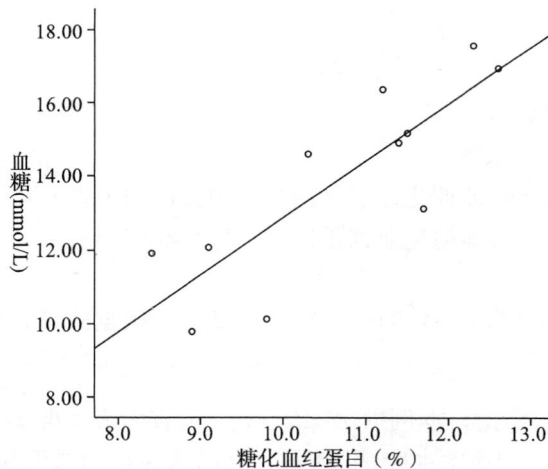

图 10.3 糖尿病病人的血糖与糖化血红蛋白的关系

10.3.3 直线回归系数的区间估计与假设检验

与直线相关系数一样,回归系数也是样本统计量,存在抽样误差。即使 X、Y 的总体回归系数 β 为零,由于存在抽样误差,其样本回归系数 b 也不一定为零。因此,当用样本求得不等于零的回归系数 b 后,还不能认为 $\beta \neq 0$,即 X 与 Y 间存在回归关系。我们必须对 β 是否为零进行假设检验,回归系数的假设检验可用 t 检验或方差分析。

（1）回归系数的区间估计　根据抽样原理,总体回归系数 β 的（$1-\alpha$）置信区间为

$$b \pm t_{\alpha/2,v} S_b \tag{10.11}$$

式中 S_b 为样本回归系数的标准误:

$$S_b = \frac{S_{Y\cdot X}}{\sqrt{l_{XX}}} \tag{10.12}$$

$S_{Y\cdot X}$ 为剩余标准差（residual standard deviation）,亦称标准估计误差（standard error estimation）,自由度 $v = n - 2$。

$$S_{Y\cdot X} = \sqrt{\frac{\sum (Y - \hat{Y})^2}{n - 2}} \tag{10.13}$$

$$\sum (Y - \hat{Y})^2 = l_{YY} - \frac{l_{XY}^2}{l_{XX}} \tag{10.14}$$

本例中,将 $l_{XX} = 26.1100, l_{YY} = 84.4188, l_{XY} = 40.4570$ 代入式（10.14）、（10.13）与（10.12）,可得剩余标准差与回归系数的标准误分别为 1.4742 和 0.2885。

查 t 界值表（附表 4）,得双侧 $t_{0.05/2,10} = 2.228$,代入式（10.11）,得总体回归系数 β 的 95% 置信区间为（$1.5495 - 2.228 \times 0.2885, 1.5495 + 2.228 \times 0.2885$）,则例 10.3 总体回归系数 β 的 95% 置信区间为 0.9067 ~ 2.1923。

（2）回归系数的 t 检验法

回归系数假设检验的 t 检验公式如下:

$$t_b = \frac{b - 0}{S_b}, \quad v = n - 2 \tag{10.15}$$

对于例 10.3,其具体步骤如下:

① 建立假设,确定检验水准:

H_0:总体回归系数 $\beta = 0$,即糖化血红蛋白与血糖无回归关系

H_1:总体回归系数 $\beta \neq 0$,即糖化血红蛋白与血糖存在回归关系

$\alpha = 0.05$

② 计算统计量:回归系数 $b = 1.5495$, $S_b = 0.2885$,根据式（10.15）得:

$$t_b = 1.5495 / 0.2885 = 5.3709$$

③ 确定 P 值,并做出结论。本例中 $v = 12 - 2 = 10$,查附表 4 得 $t_{0.05/2,10} = 2.228$, $P < 0.05$（$P < 0.001$）。按 $\alpha = 0.05$ 的检验水准,拒绝 H_0,可以认为在糖尿病患者中,血糖与糖化血红蛋白之间存在直线回归关系。

（3）方差分析法

在介绍回归方程的方差分析之前,我们先对应变量 Y 的离均差平方和 l_{YY} 进行分解。图 10.4 中,P 点的坐标为（X, Y）,平行于 X 轴的虚线是 Y 的均数 $\overline{Y}$,斜线为回归的直线。P 点到虚线的距离为 $Y - \overline{Y}$,它是由两段纵向距离组成的,即: $Y - \overline{Y} = (\hat{Y} - \overline{Y}) + (Y - \hat{Y})$。

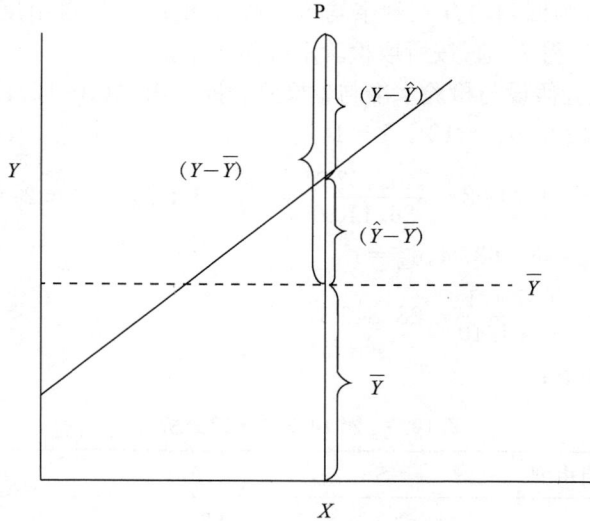

图 10.4　应变量 Y 的离均差分解示意图

$(Y-\hat{Y})$ 表示观测点与回归直线的纵向距离,即实测值 Y 与 $\hat{Y}$ 之差,称为剩余或残差 (residual)。$(\hat{Y}-\overline{Y})$ 是估计值 $\hat{Y}$ 与均数 $\overline{Y}$ 之差,即回归能解释的部分,它与回归系数的大小有关,$|b|$ 越大,$(\hat{Y}-\overline{Y})$ 差值越大,反之亦然。

这里的 P 是散点图中任取的一点,将全部点都按上述处理,并将等式两边平方后再求和,则有:

$$\sum(Y-\overline{Y})^2=\sum(\hat{Y}-\overline{Y})^2+\sum(Y-\hat{Y})^2 \tag{10.16}$$

上述用符号表示:

$$SS_{总}=SS_{回}+SS_{剩} \tag{10.17}$$

总平方和(total sum of square)$SS_{总}=\sum(Y-\overline{Y})^2$,等于 Y 的离均差平方和 l_{YY},它是没有考虑回归关系时 Y 的总变异。回归平方和(regression sum of square)$SS_{回}=\sum(\hat{Y}-\overline{Y})^2$ 是指当自变量 X 引入回归方程后,由于 X 的不同而引起的 $\hat{Y}=a+bX$ 之间的不同,它是在总平方和中可以用 X 解释的部分,$SS_{回}$ 越大,说明拟合的回归直线效果越好。剩余平方和 (residual sum of square),或称为残差平方和 $SS_{剩}=\sum(Y-\hat{Y})^2$,是在总平方和中无法用 X 解释的部分。

以上三个平方和,其相应的自由度 υ 分别为:

$$\upsilon_{总}=n-1,\upsilon_{回}=1,\upsilon_{剩}=n-2$$

其关系如下 $\upsilon_{总}=\upsilon_{回}+\upsilon_{剩}$。

按照方差分析思想,统计量 F 的计算公式为:

$$F=\frac{SS_{回}/\upsilon_{回}}{SS_{剩}/\upsilon_{剩}}=\frac{MS_{回}}{MS_{剩}} \tag{10.18}$$

$MS_回$、$MS_剩$ 分别称为回归均方与剩余均方。统计量 F 服从自由度为 $\upsilon_回$、$\upsilon_剩$ 的 F 分布。求 F 值后,查 F 界值表,得 P 值,按所取检验水准做出结论。

对于例 10.3,其检验假设与检验水准与 t 检验相同。由式(10.16)计算离均差平方和。

$$SS_总 = l_{YY} = 84.418\,8, \upsilon_总 = 12-1 = 11$$

$$SS_剩 = l_{YY} - \frac{l_{XY}^2}{l_{XX}} = 84.418\,8 - \frac{40.457\,0^2}{26.110\,0} = 21.731\,4, \upsilon_剩 = 12-2 = 10$$

$$SS_回 = SS_总 - SS_剩 = 62.687\,4, \upsilon_回 = 1$$

$$F = \frac{SS_回 / \upsilon_回}{SS_剩 / \upsilon_剩} = \frac{62.687\,4/1}{21.731\,4/10} = 28.846\,3$$

列出方差分析表如下:

表 10.3　例 10.3 的方差分析表

变异来源	自由度	SS	MS	F	P
回归	1	62.687 4	62.687 4	28.841 3	<0.05
残差	10	21.731 4	2.173 1		
总变异	11	84.418 8			

按 $\upsilon_1 = 1, \upsilon_2 = 10$,查 F 界值表(附表 7),$F_{0.05(1,10)} = 4.96, P < 0.05 (P < 0.001)$,按 $\alpha = 0.05$ 检验水准拒绝 H_0,接受 H_1,故可认为血糖与糖化血红蛋白之间线性依存关系存在。

实际上,直线回归分析中,回归系数的 F 检验与 t 检验是等价的,$t_{\alpha/2,\upsilon_剩}^2 = F_{\alpha(1,\upsilon_剩)}$。

10.3.4　直线回归系数的条件均数的区间估计与容许区间估计

1. Y 条件均数 $\mu_{\hat{Y}|X_0}$ 的区间估计

$\mu_{\hat{Y}|X_0}$ 是总体中当 X 取为定值 X_0 时 Y 的总体条件均数(conditional mean)。若将 $X = X_0$ 代入回归方程求得点估计值 $\hat{Y}_{X_0} = a + bX_0$,称为 $X = X_0$ 时的条件均数,它也是样本统计量。条件均数服从总体均数为 $\mu_{\hat{Y}|X_0} = \alpha + \beta X_0$ 和标准差为 $\sigma_{\hat{Y}|X_0} = \alpha \sqrt{\frac{1}{n} + \frac{(X_0 - \overline{X})}{\sum(X - \overline{X})^2}}$ 的正态分布。当 σ 未知时,若以标准差估计值 $S_{Y \cdot X} = \sqrt{MS_剩}$ 代替 σ,统计量 $\hat{Y}_{X_0}$ 服从自由度为 $n-2$ 的 t 分布。

当 $X = X_0$ 时,条件均数 $\mu_{\hat{Y}|X_0}$ 的 $(1-\alpha)$ 置信区间为

$$\hat{Y}_{X_0} \pm t_{\alpha/2,\upsilon} S_{\hat{Y}|X_0} \tag{10.19}$$

式中,标准误的估计值:

$$S_{\hat{Y}|X_0} = S_{Y \cdot X} \sqrt{\frac{1}{n} + \frac{(X_0 - \overline{X})^2}{\sum(X - \overline{X})^2}} \tag{10.20}$$

【例 10.4】 以例 10.3 所求直线回归方程,试计算当糖化血红蛋白 $X_0 = 10$ 时,$\mu_{\hat{Y}|X_0}$ 的 95% 置信区间。

由例 10.3 得 $\hat{Y}=-2.6423+1.5495X$，$\overline{X}=10.45$，$l_{XX}=26.1100$，$S_{Y \cdot x}=1.4742$，当 $X_0=10$ 时，$\hat{Y}=-2.6423+1.5495\times10=12.8527$，按式(10.20) 有：

$$S_{\hat{Y}|X_0}=1.4742\sqrt{\frac{1}{12}+\frac{(10-10.45)^2}{26.11}}=0.4449$$

本例 $n=12$，$\upsilon=12-2=10$，查 t 界值表(附表 4)，得 $t_{0.05/2,10}=2.228$，按式(10.19)求当 $X_0=10$ 时，$\mu_{\hat{Y}|X_0}$ 的 95% 置信区间：

$$(12.8527-2.228\times0.4449,\ 12.8527+2.228\times0.4449)=(11.8615,13.8439)$$

用同样的方法，可计算出对应于所有 X 值时的 Y 的条件均数的置信区间，以 X 为横坐标，Y 为纵坐标，同时将置信区间的上下限分别连起来，形成两条弧线间的区域，称之为回归直线的置信带(confidence band)。对于例 10.3 数据的置信带见图 10.5 中的虚线带。

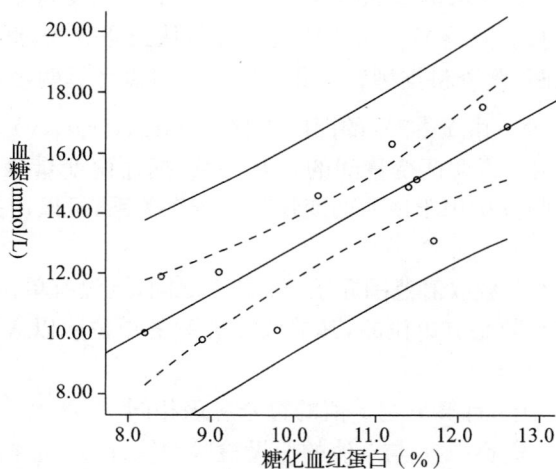

图 10.5　血糖条件均数的区间估计与容许区间估计

2. 个体 Y 值 $\mu_{\hat{Y}|X_0}$ 的容许区间

总体中，当 X 取为定值 X_0 时，个体 Y 围绕着 $\hat{Y}_{X_0}$ 波动，其标准误计算公式如下：

$$S_{Y|X_0}=S_{Y \cdot x}\sqrt{1+\frac{1}{n}+\frac{(X_0-\overline{X})^2}{\sum(X-\overline{X})^2}} \tag{10.21}$$

则当 $X=X_0$ 时，个体 Y 值的 $(1-\alpha)$ 容许区间按下式计算：

$$\hat{Y}_{X_0}\pm t_{\alpha/2,\upsilon}S_{Y|X_0} \tag{10.22}$$

【例 10.5】　以例 10.3 所求的直线回归方程，试计算当糖化血红蛋白 $X_0=10$ 时，该点血糖观察值的 95% 容许区间。

根据式(10.21)与上例计算结果，得：

$$S_{Y|X_0}=1.4742\sqrt{1+\frac{1}{12}+\frac{(10-10.45)^2}{26.11}}=1.5399$$

则个体 Y 值的 95% 容许区间为：

$(12.8527-2.228\times1.5399,12.8527+2.228\times1.5399)=(9.4218,16.2836)$

用同样的方法，可计算出对应于所有 X 值时的 Y 的容许区间，以 X 为横坐标，Y 为纵坐标，同时将容许区间的上下限分别连起来，形成两条弧线间的区域，称之为回归直线的预测带。对于例 10.3 数据的预测带见图 10.5 中的实线带。

10.4　直线相关与回归应用时的注意事项

10.4.1　直线相关与回归的区别与联系

1. 区别

（1）资料要求：直线相关要求两个随机变量 X 与 Y 服从双变量正态分布；而回归要求 X 可以精确测量和严格控制，应变量 Y 作为随机变量且服从正态分布，此种回归属于 I 型回归。如果 X 和 Y 需要相互推断，此资料类型属于 II 型回归。可以计算两个回归方程：由 X 推 Y 的回归方程 $\hat{Y}=a_{Y.X}+b_{Y.X}X$ ；由 Y 推 X 的回归方程 $\hat{X}=a_{X.Y}+b_{X.Y}Y$。

（2）应用：相关分析用于说明两变量间的相互关系，描述两变量 X、Y 相互之间呈线性关系的密切程度和方向；回归分析用于说明两变量间的依存关系，可以用一个变量的数值推算另一个变量的数值。

（3）数值与单位：相关系数取值范围介于 -1 到 1 之间，且没有单位；而回归系数的取值范围介于 $-\infty$ 到 $+\infty$，回归系数是有单位的，其单位等于 Y 的单位除以 X 的单位。

2. 联系

（1）符号：在同一资料中，计算 r 与 b 值的符号应该相同。

（2）假设检验：在同一资料中，r 与 b 值的假设检验的统计量 t 值相等，即 $t_r=t_b$。

（3）换算关系：$b=r\sqrt{l_{YY}/l_{XX}}$ 。在 II 型回归中：$r=\sqrt{b_{XY}b_{YX}}$

（4）用回归解释相关：相关系数 r 的平方称为决定系数，也称为相关指数。公式为：

$r^2=\dfrac{l_{XY}^2}{l_{XX}l_{YY}}=\dfrac{l_{XY}^2/l_{XX}}{l_{YY}}=\dfrac{SS_{回}}{SS_{总}}$，其值在 $0\sim1$ 之间。决定系数表示 Y 的变异中可由 X 解释的部分占总变异的比例。因此 r^2 越接近于 1，说明应用相关分析的意义越大，即贡献越大；相反的意义亦成立。

3. 应用直线相关与回归的注意事项

（1）作相关与回归分析要有实际意义。从专业角度对两个变量的内在联系有一定认识，不能把毫无关联的两种现象勉强作相关与回归分析。如儿童身高的增长与小树的增长，作相关或回归分析是没有任何实际意义的。

（2）对相关分析的作用要正确理解。相关分析只是以相关系数来描述两个变量间直线关系的密切程度和方向，并不能证明是因果关系。要说明两事物间的内在联系，必须凭借专业知识从理论上加以阐明。但是，当事物间的内在联系尚未被认识时，可根据相关分析的数量关系为理论研究提供线索。

（3）绘制散点图。两变量的关系除了从专业角度考虑之外，在进行直线相关与回归之前先作散点图也是很重要的。散点图可以判断两变量间的关系是否为线性趋势，有无离群点等问题。

（4）结果的解释。相关系数或回归系数接近于 0 并不一定能说明两变量不存在任何关系，此时变量可能存在非线性的关系。不能仅根据假设检验的 P 值判断回归或相关效果的优劣，因 P 值除了与相关系数与回归系数的大小有关外，还与样本含量有关。

（5）不能外推。回归方程只能在自变量 X 原观察数据的范围内使用，而不能随意外推，因为我们并不知道在这些观察值的范围之外，两变量间是否也存在同样的直线关系。

10.5 SPSS 操作及其解释

10.5.1 散点图及直线回归方程的作图

例 10.1 的数据包含两个变量：X 为糖化血红蛋白（%），Y 为血糖（mmol/L）。散点图及直线回归方程的 SPSS 分析步骤如下：

图形—>旧对话框—>散点/点状—>简单分布

Y 轴：血糖（Y）

X 轴：糖化血红蛋白（X）

确定

按上述步骤可得到散点图，双击散点图进入图形编辑模式。点击快捷键 [图标]，出现属性框，在属性的 拟合线 下的 拟合方法 选项中选定 [图标] ◉线性，则可在散点图中加上回归直线。如果在 置信区间 中加上◉均值选项，可在图形中加上 95% 置信区间带，关闭返回图形。以同样的方式，从属性的 拟合线 下的 置信区间 中选择选项◎个体，则可在具有回归直线及置信区间带的图形中加上 95% 的个体预测带。其图形见图 10.5。

10.5.2 直线相关的 SPSS 实现

例 10.1 的数据直线相关的 SPSS 步骤如下：

分析—>相关—>双变量

变量：血糖（Y）   要分析的变量

糖化血红蛋白（X）

相关：☑ Pearson ☑ spearman   计算相关系数，默认为 Pearson 相关系数，若
                                      要计算秩相关系数，Spearman 选项前打上勾

确定

表 10.4　直线相关系数的 SPSS 分析结果

		糖化血红蛋白	血糖
糖化血红蛋白	Pearson 相关性	1	.862**
	显著性（双侧）		.000
	N	12	12
血糖	Pearson 相关性	.862**	1
	显著性（双侧）	.000	
	N	12	12

＊＊.在 .01 水平（双侧）上显著相关。

表 10.4 的结果表明糖化血红蛋白与血糖之间的相关系数 $r = 0.862$ 及 $P < 0.001$。

10.5.3　直线回归的 SPSS 实现

例 10.3 的直线回归的 SPSS 步骤如下：

分析—>回归—>线性

因变量：血糖（Y）

自变量：糖化血红蛋白（X）

统计量：☑置信区间　　　　　　　　　　　　输出回归系数的 95％置信区间

确定

表 10.5　直线回归的 SPSS 结果（1）——模型汇总

模型	R	R 方	调整 R 方	标准估计的误差
1	.862[a]	.743	.717	1.474

表 10.6　直线回归的 SPSS 结果（2）——回归系数

模型	非标准化系数		标准系数	t	Sig.	B 的 95.0％ 置信区间	
	B	标准误差	试用版			下限	上限
1　（常量）	−2.642	3.045		−.868	.406	−9.426	4.142
糖化血红蛋白	1.549	.288	.862	5.371	.000	.907	2.192

a. 应变量：血糖

表 10.5 中列出了直线回归中的 $R^2 = 0.743$（R方）、剩余标准差（标准估计的误差）等于 1.474。

表 10.6 中列出了直线回归的回归系数（β），第一行常量为截距项（或称为常数项），$a = -2.642$；第二行为回归系数，$b = 1.549$。标准误差为截距项与回归系数的标准误；后四项分别列出了统计量 t、P（Sig.）及回归系数的 95％置信区间。

本章小结

本章介绍两变量之间的相关和回归。直线相关分析是描述两变量间是否有直线关系以及直线关系的方向和密切程度的分析方法。总体相关系数用 ρ 表示，样本相关系数用 r 表示。相关系数 r 没有单位，其值为 $-1 \leqslant r \leqslant 1$。如果资料不服从正态分布或为等级资料时，应计算秩相关系数 r_s。由样本资料所求得的相关系数 r 及 r_s 是样本相关系数，它是总体相关系数 ρ 或 ρ_s 的估计值，需进行假设检验。

直线回归是用直线回归方程表示两个数值变量间依存关系的统计分析方法，直线回归建立一个描述应变量依自变量变化而变化的直线方程，并要求各点与该直线纵向距离的平方和为最小，直线回归方程 $\hat{Y} = a + bX$ 中，a、b 是决定直线的两个系数。a 为截矩；b 为回归系数，即直线的斜率，表示 X 每变化一个单位时，Y 的平均变化量的估计值。在寻找回归方程前，应根据原始数据绘出散点图，以估计两变量之间是否有线性相关关系。根据样本资料计算出来的相关系数和回归系数 b 也有抽样误差，需进行假设检验，其假设检验方法有 F 检验与 t 检验。

复习思考题

1. $|r| > r_{0.05(v)}$ 时，可认为两变量之间：_____。

A. 有一定关系   B. 有正相关关系

C. 有直线关系   D. 一定有直线关系

2. 下列式子中可出现负值的是_____。

A. $\sum (X - \overline{X})^2$ B. $\sum Y^2 - (\sum Y)^2 / n$

C. $\sum (Y - \overline{Y})^2$ D. $\sum (X - \overline{X})(Y - \overline{Y})$

3. 已知 $r = 1$，则一定有_____。

A. $b = 1$ B. $a = 1$ C. $S_{Y \cdot X} = 0$ D. $F = 0$

4. 用最小二乘法确定直线回归方程的原则是各实测点_____。

A. 距直线的纵向距离相等   B. 距直线的垂直距离相等

C. 距直线的纵向距离的平方和最小   D. 距直线的垂直距离的平方和最小

5. 对于同一份资料计算得到的相关系数和回归系数，下列论断正确的是：_____。

A. 相关系数与回归系数的符号一致

B. 相关系数有统计学意义则回归系数不一定有统计学意义

C. 相关系数和回归系数都有单位

D. 相关描述关联关系，回归描述因果关系

6. 相关系数假设检验的无效假设为：_____。

A. r 来自 $\rho = 0$ 的总体   B. r 有高度相关性

C. r 来自 $\rho = 0$ 的总体   D. r 来自 $\rho > 0$ 的总体

7. 在 Y 对 X 的直线回归分析中：_____。

A. $|b|$ 值愈大，所描绘的散点愈靠回归直线

B. $|b|$ 值愈大,所描绘的散点愈离回归直线

C. $|b|$ 值愈大,回归直线对 X 轴倾斜

D. $|b|$ 值愈大,回归直线对 X 轴平坦

8. 假设 $r \approx 0$,$P > 0.9$,下列描述中正确的是_____。

A. X 和 Y 存在线性相关关系　　　　　B. X 和 Y 存在曲线相关关系

C. X 和 Y 不存在线性相关关系　　　　D. X 和 Y 不存在相关关系

9. $\hat{Y} = a + bX = 14 + 4X$ 是 1～7 岁儿童以年龄(岁)估计体重(市斤)的回归方程,若体重换算成国际单位千克,则此方程式有:_____。

A. 截距改变　　　B. 回归系数改变　　　C. 两者都有改变　　　D. 两者都不改变

10. 相关与回归的联系与区别?

11. 应用直线回归和相关分析应注意哪些问题?

12. 某资料的 X 与 Y 的相关系数 $r = 0.8$,可否认为 X 与 Y 有较密切的相关关系?

13. 12 名糖尿病人血糖水平(mmol/L)与胰岛素水平(mU/L)的测定值列于表 10.7 中。试以血糖为应变量 Y,胰岛素为自变量 X,计算直线相关系数并建立直线回归方程。

表 10.7　12 名糖尿病人血糖(mmol/L)与胰岛素(mU/L)测定值

ID	1	2	3	4	5	6	7	8	9	10	11	12
Y	12.21	14.54	12.27	12.04	7.88	11.1	10.43	13.32	19.59	9.05	6.44	9.49
X	15.2	16.7	11.9	14	19.8	16.2	17	10.3	5.9	18.7	25.1	16.4

11 多元线性回归与 logistic 回归

多因素分析(multivariate analysis)是多变量资料的统计分析方法。与单因素分析相比,它可以在错综复杂的多因素中寻求事物内部的规律性及相互之间的联系。目前,医学研究中较为成熟的多因素统计分析方法有多元线性回归、logistic 回归、Cox 回归等。

11.1 多元线性回归

直线回归是分析一个应变量 Y 与一个自变量 X 之间的数量依存关系。但通常一个应变量受到许多因素的影响,例如一个人的收缩期血压受到年龄、饮食、锻炼及遗传等因素的影响;住院费用受住院时间、病种、年龄、手术情况等的影响。多元线性回归(multiple linear regression)是分析一个应变量与多个自变量间关系的一种统计分析方法。

11.1.1 多元线性回归方程的建立

假定有 n 个观测对象,应变量为 Y,p 个自变量为 $X_1, X_2, \cdots, X_p$,则数据格式如下:

表 11.1 多元线性回归数据格式

序号	Y	X_1	X_2	$\cdots$	X_p
1	Y_1	X_{11}	X_{12}	$\cdots$	X_{1p}
2	Y_2	X_{21}	X_{22}	$\cdots$	X_{2p}
$\cdots$	$\cdots$	$\cdots$	$\cdots$	$\cdots$	$\cdots$
n	Y_n	X_{n1}	X_{n2}	$\cdots$	X_{np}

多元线性回归模型为:

$$Y = \beta_0 + \beta_1 X_1 + \beta_2 X_2 + \cdots + \beta_p X_p + \varepsilon \tag{11.1}$$

式中 β_j 是 $X_j(j=1,2,\cdots,p)$ 对 Y 的偏回归系数(partial regression coefficient),又简称为回归系数。它表示在其他自变量固定不变的情况下,X_j 每改变一个测量单位时所引起的应变量 Y 的平均改变量。ε 为残差,独立服从 $N(0, \sigma^2)$ 分布。用最小二乘法解出偏回归系数 β_j 的估计值 $b_j(j=1,2,\cdots,p)$ 后,得到相应的多元线性回归方程为:

$$\hat{y} = a + b_1 x_1 + b_2 x_2 + \cdots + b_p x_p \tag{11.2}$$

多元线性回归模型的应用需要满足 LINE 的条件:(1) 线性(linear):自变量与应变量的关系是线性的;(2) 独立性(independence):$Cov(\varepsilon_i, \varepsilon_j)=0$,即残差间相互独立性,也等价于测量值间相互独立;(3) 正态性(normality):$\varepsilon_i \sim N(0, \sigma^2)$,$i=1,2,\cdots,n$;(4) 方差齐性(equal variance):$Var(\varepsilon_i)=\sigma^2$,$i=1,2,\cdots,n$。后两个条件是残差服从于均数为 0,方差 σ^2 的正态分

布,等价于给定自变量为 $X_1,X_2,\cdots,X_p$ 的条件下,应变量 Y 具有相同方差的正态分布,但其均数可能不同。

11.1.2 多元线性回归方程回归系数的估计

与直线回归一样,多元线性回归的参数估计是利用最小二乘法原理得到的,即要求各实测值 Y_i 与估计值 $\hat{Y}_i$ 之差的平方和达到最小:

$$Q = \sum_{i=1}^{n}(Y_i - \hat{Y}_i)^2 = \sum_{i=1}^{n}[Y_i - (b_0 + b_1 X_{i1} + b_2 X_{i2} + \cdots + b_p X_{ip})]^2 \qquad (11.3)$$

根据微分知识,对于上式,分别对 $b_0,b_1,b_2,\cdots,b_p$ 求偏导数,并令其等于 0,求解可得到 p 个方程的正规方程组:

$$\begin{cases} l_{11}b_1 + l_{12}b_2 + \cdots + l_{1p}b_p = l_{1Y} \\ l_{21}b_1 + l_{22}b_2 + \cdots + l_{2p}b_p = l_{2Y} \\ \vdots \\ l_{p1}b_1 + l_{p2}b_2 + \cdots + l_{pp}b_p = l_{pY} \end{cases} \qquad (11.4)$$

$$b_0 = \overline{Y} - (b_1\overline{X}_1 + b_2\overline{X}_2 + \cdots + b_p\overline{X}_p) \qquad (11.5)$$

式中:

$$l_{jk} = \sum_i (X_{ij} - \overline{X}_j)(X_{ik} - \overline{X}_k) \quad j,k = 1,2,\cdots,p \qquad (11.6)$$

$$l_{jY} = \sum_i (Y_i - \overline{Y})(X_{ij} - \overline{X}_j) \quad j = 1,2,\cdots,p \qquad (11.7)$$

求解方程组(11.4)与式(11.5),可得到回归系数的解。

【例 11.1】 探讨影响新生儿体重 $Y(\mathrm{g})$ 的相关因素,某医生共收集了 173 例孕 20～24 周的孕妇的年龄 X_1(岁)、体重 X_2(kg)、BMI X_3 以及中孕期胎儿的头围 X_4(mm)、腹围 X_5(mm),另外还考虑从中孕超声检查至分娩的间隔 X_6(天)及胎儿性别 X_7(1=男,2=女)共计 7 个自变量。资料如表 11.2。

表 11.2 173 例胎儿出生体重及其影响因素资料

ID	Y	X_1	X_2	X_3	X_4	X_5	X_6	X_7
1	2 400	28	60	22.58	179.78	144.6	107	2
2	2 530	35	55	21.16	205.70	172.5	103	1
…	…	…	…	…	…	…	…	…
173	4 345	27	74	27.33	200.15	188.8	127	1

采用 SPSS 统计软件包可得到多元线性回归方程为:

$$\hat{Y} = 636.46 - 17.46X_1 + 4.78X_2 + 21.02X_3 - 4.07X_4 + 10.37X_5 + 12.06X_6 - 52.94X_7$$

年龄的回归系数为 -17.46 克/岁,说明其他因素固定的情况下,孕妇的年龄每增加 1 岁,新生儿体重平均减少 17.46 克;新生儿性别的回归系数说明,固定前 6 个因素后,男婴比女婴的体重平均重 52.94 克。

11.1.3 多元线性回归方程的假设检验

根据样本所计算的回归系数为样本统计量,存在抽样误差,因此,需要进行假设检验。对于多元线性回归的假设检验有两个:一是对整个模型的假设检验;另一个是对偏回归系数的假设检验。

1. 对整个模型的假设检验(overall regression)

(1) 方差分析法

用方差分析法对整个模型的假设检验是检验应变量 Y 与方程中所有自变量整体是否存在线性关系。其检验假设为:

$$H_0: \beta_1 = \beta_2 = \cdots = \beta_p = 0 \qquad\qquad H_1: \beta_j \neq 0 (j = 1, 2, \cdots, p)$$

其分析思路与简单直线回归一致,是将总变异 $\sum (Y - \bar{Y})^2$ 分解成引入回归以后的变异(或剩余) $\sum (Y - \hat{Y})^2$ 及回归平方和 $\sum (\hat{Y} - \bar{Y})^2$ 两部分,即:

$$SS_{\text{总}} = SS_{\text{回}} + SS_{\text{剩}} \tag{11.8}$$

上式各项相应的自由度 υ 分别为:

$$\upsilon_{\text{总}} = n - 1, \upsilon_{\text{回}} = p, \upsilon_{\text{剩}} = n - p - 1$$

按照方差分析思想,统计量 F 的计算公式为:

$$F = \frac{SS_{\text{回}} / \upsilon_{\text{回}}}{SS_{\text{剩}} / \upsilon_{\text{剩}}} = \frac{MS_{\text{回}}}{MS_{\text{剩}}} \tag{11.9}$$

对于例 11.1,其方差分析结果见表 11.3。

表 11.3 例 11.1 的方差分析表

变异来源	SS	自由度	MS	F	P
回归	7 269 703.88	7	1 038 529.13	11.33	<0.05
残差	15 117 677.33	165	91 622.29		
总变异	22 387 381.21	172			

方差分析中 $P < 0.05 (P < 0.000 1)$,说明在 $\alpha = 0.05$ 的检验水准上拒绝 H_0,可认为拟合的回归方程有统计学意义,也就是说回归系数不全为 0。

(2) 决定系数(determinant coefficient)

决定系数用于解释模型中的自变量能够解释 Y 变化的百分比,越接近 1 说明模型越好。它的计算公式如下:

$$R^2 = \frac{SS_{\text{回}}}{SS_{\text{总}}} = 1 - \frac{SS_{\text{剩}}}{SS_{\text{总}}} \tag{11.10}$$

对于本例,$R^2 = 0.324 7$,也就是说利用 7 个自变量可解释新生儿体重变异的 32.47%。

(3) 复相关系数(multiple correlation coefficient)

进行多元回归时,如果希望了解一个应变量和一组自变量之间的相关程度,它是观测值 Y 与预测值 $\hat{Y}$ 间的相关系数。复相关系数 R 的公式为

$$R = \sqrt{\frac{SS_{回}}{SS_{总}}} = \sqrt{\frac{\sum (\hat{y}_i - \bar{y})^2}{\sum (y_i - \bar{y})^2}} = \sqrt{R^2} \qquad (11.11)$$

当自变量仅有一个时，复相关系数就等于简单相关系数。当自变量个数大于 2 时，复相关系数的值比任何一个自变量与单个应变量的简单相关系数之绝对值大。

例 11.1，$R = 0.5698$ 说明了新生儿体重与 7 个自变量之间的相关系数为 0.5698。

2. 偏回归系数的假设检验

方差分析是检验应变量 Y 与所有自变量间的关系，如果 $P < 0.05$，只能说明所有的回归系数不全为 0，并未说明每一个自变量与 Y 的影响如何。在实际分析中，人们更关注的是每个自变量对 Y 的影响。因此，有必要对回归系数进行假设检验。对于每个回归系数的假设检验有 t 检验与偏回归系数法，这里介绍 t 检验法。

（1）t 检验法

对于第 j 个变量的假设为：

$H_0: \beta_j = 0$ $\qquad\qquad$ $H_1: \beta_j \neq 0$ $\qquad\qquad$ $(j = 1, 2, \cdots, p)$

t 检验的公式如下：

$$t_j = \frac{b_j - 0}{s_{b_j}} \qquad (11.12)$$

它是服从于自由度为 $n - p - 1$ 的 t 分布。用 SPSS 统计软件可计算 7 个自变量的检验结果如表 11.4。

表 11.4　例 11.1 的回归分析结果

变量	回归系数	标准误差	标准化回归系数	t	P
常数项	636.46	611.14		1.04	0.299
孕妇年龄（岁）	-17.46	7.70	-.146	-2.27	0.025
中孕期体重（kg）	4.78	7.27	.099	0.66	0.512
孕妇中孕期 BMI	21.02	20.49	.154	1.03	0.307
中孕期胎儿头围（mm）	-4.07	2.42	-.133	-1.68	0.095
中孕期胎儿腹围（mm）	10.37	2.38	.354	4.35	<0.001
中孕期超声检查至分娩间隔（天）	12.06	2.83	.280	4.26	<0.001
胎儿性别	-52.94	47.22	-.073	-1.12	0.264

（2）标准化回归系数

如果要比较上述 7 个自变量对新生儿出生体重的影响大小，从回归系数看，性别的系数最大，但我们不能说性别对出生体重的影响最大，中孕期体重对出生体重的影响最小。因为自变量单位的不同，从而造成回归系数的单位也不相同，所以回归系数间不能直接进行比较。如果要进行比较，需要对每个自变量进行标准化，即：

$$X_j' = \frac{X_j - \overline{X}_j}{S_j} \qquad (11.13)$$

然后再利用标准化的变量进行多元线性回归,所得到的回归系数即标准化回归系数(stand-ardized regression coefficient)。标准化回归方程中常数项(截距项)为 0,标准化回归系数 $b_j{}'$ 与回归系数 b_j 间的关系如下:

$$b_j{}' = b_j \sqrt{\frac{l_{jj}}{l_{yy}}} = b_j \left(\frac{S_j}{S_Y}\right) \tag{11.14}$$

S_j 与 S_Y 分别是第 j 个自变量与应变量 Y 的标准差。如例 11.1 中,新生儿体重的标准差 $S_Y =$ 360.78,中孕期胎儿腹围的标准差 $S_5 = 12.31$,由式 (11.14) 得:

$$b_5{}' = 10.37 \left(\frac{12.31}{360.78}\right) = 0.354$$

同理,计算其他 6 个标准化回归系数。从表 11.4 可见,在 7 个变量中,对婴儿出生体重影响最大的是中孕期胎儿腹围,其次是中孕超声检查到婴儿出生的时间差。

11.1.4 自变量筛选

在设计时,一般根据问题本身的专业理论及有关经验,尽可能罗列出与应变量(Y)有关的自变量。这时自变量往往较多,其中有一些自变量可能对应变量影响很小。如果把这些自变量都纳入,不但计算量大,而且对应变量的估计和预测的精度也会下降。因此,筛选自变量是回归分析中一个非常重要的问题。

从例 11.1 中回归系数的假设检验可以看出,孕妇年龄、胎儿腹围、中孕检查距出生时间差三个变量对婴儿出生时体重有影响,而另外 4 个变量的影响则无统计学意义,因此需要进行自变量筛选。筛选的方法有全局择优法、逐步筛选法等。

1. 全局择优法

对自变量各种不同的组合所建立的回归方程进行比较,从而选出一个"最优"的回归方程。对于"最优"的方程的判断可以根据校正决定系数、AIC、Cp 等统计量。

从方程总体上评价,以决定系数 R^2 越大越优。但由于 R^2 是随自变量的增多而增加的,即使对应变量无显著作用的因素也能使 R^2 轻微增大。因此,还需考虑方程中所含自变量的个数,即在 R^2 相近的情况下,以包含的自变量少者为优。这时用校正决定系数 R_a^2 作为评价标准。R_a^2 越大,方程越优。R_a^2 的计算公式为:

$$R_a^2 = 1 - (1 - R^2)\frac{n-1}{n-p-1} = 1 - \frac{MS_{剩}}{MS_{总}} \tag{11.15}$$

n 为样本含量,p 为自变量的个数。

校正决定系数不一定随自变量的增加而增大。如例 11.1,如果 7 个自变量全部纳入考虑多元线性回归模型,$R^2 = 0.324\,7$,$R_a^2 = 0.296\,1$。如果把孕妇体重剔除,另外 6 个变量纳入考虑多元线性回归模型,则模型的 $R^2 = 0.323\,0$,$R_a^2 = 0.298\,5$。前者的决定系数大于后者,而后者的校正决定系数大于前者。后者的 R_a^2 较大且孕妇体重的回归系数无统计学意义,故后一个模型更优于前一个模型。

2. 逐步筛选法

对上述的例子中,如果采用全局择优法,需要对自变量个数为 1 到 7 均要进行回归模型的构造,这时需要的模型个数为 $2^7 - 1 = 127$。当自变量个数为 n 个时,则需要 $2^n - 1$ 个模型,其计算量很大,而且用全局择优法并不能保证每个自变量都有统计学意义。因此,对于多元线性回归更常用的是逐步筛选法,常见的方法有以下三种。

（1）向前筛选法（forward selection）

该法是事先给定一个入选标准,即Ⅰ类错误的概率为$\alpha_入$,然后对自变量进行筛选,把偏回归平方和最大、其偏F检验的概率水准小于$\alpha_入$者逐个引入回归方程,直至无显著贡献的自变量可以选入时为止。

向前筛选法中,自变量一旦被入选便始终保留在方程中而不被剔出。因此,该方法的缺点在于:当后续变量引入后,可能会使先进入的自变量变得不重要,甚至原先已经引入的自变量无统计学意义,但向前筛选法却仍然将其保留在回归方程中。

（2）向后剔除法（backward elimination）

该法是事先给定剔除标准$\alpha_出$,即变量保留在方程中的概率水准。首先建立一个包括全部自变量的全回归方程,然后逐个审查,把偏回归贡献最小而无统计学意义（即Ⅰ类错误的概率$>\alpha_出$）的自变量从方程中逐个剔除,直至方程内的所有自变量都有显著贡献为止。

向后剔除法的优点是考虑自变量的组合作用,其缺点为当自变量数目多或高度相关时,可能出现不正确的结果。

（3）逐步法（stepwise）

给出选入方程的检验水准$\alpha_入$和保留在方程中的检验水准$\alpha_出$,每次选入一个在方程外最具统计学意义的自变量后,就对原来已在方程中的自变量作剔除检验,把偏F值最小而达不到保留水平的自变量从方程中剔除。这个过程是一步一步进行的,直到没有统计学意义的自变量可以引入,也没有无统计学意义的自变量保留在方程中为止。

逐步法即考虑纳入又考虑剔除,从理论上讲效果最好,故实际工作中多采用逐步法。由于多元线性回归分析多用于因素筛选,因此不必对$\alpha_入$及$\alpha_出$规定得很严格,如对于小样本$\alpha_入$及$\alpha_出$可取为0.10与0.15,对于大样本两者分别取为0.05与0.1（这是统计软件包默认的临界值）,在界值的选取上,$\alpha_入$要小于$\alpha_出$,否则计算时可能会出现死循环。

对于例11.1,向前筛选法、向后剔除法、逐步法三种方法所得结果相同,其结果如下:

表11.5　例11.1逐步回归分析的结果

变量	回归系数	标准误差	标准化回归系数	t	P
常数项	−55.07	512.028		−0.11	0.915
孕妇年龄（岁）	−16.35	7.674	−.137	−2.13	0.035
孕妇中孕期BMI	34.48	8.804	.253	3.92	<0.001
中孕期胎儿腹围（mm）	8.52	1.918	.291	4.44	<0.001
中孕检查距出生时间差（天）	12.63	2.821	.293	4.48	<0.001

从结果上看,孕妇年龄、中孕期BMI、中孕期胎儿腹围及中孕检查距出生时间差四个变量进入方程。其中,孕妇年龄越大,新生儿的体重越轻;孕妇中孕期BMI、中孕期胎儿腹围及中孕检查距出生时间差的值越大,新生儿的体重越重。

11.1.5 多元线性回归分析的作用与注意问题

1. 多元线性回归的作用

医学研究中,多元线性回归可以分析疾病的影响因素,如高血压的影响因素有年龄、饮食情况、吸烟、紧张、家族史等;在临床试验中,如果基线比较不均衡时,可用多元线性回归控制混杂因素。另外,多元线性回归可以应用容易测量的指标对难以直接测量的指标进行预测。如根据儿童的心脏横径、心脏纵径和心脏宽径估计心脏的表面积;根据胎儿的孕龄、头颈、胸径和腹径预测出生儿体重。

2. 多元线性回归自变量的设置

多元线性回归中,Y 是定量资料,自变量可以是定量的,也可以是定性(包括两分类、无序多分类及有序分类)的。如果自变量为定量的资料,可以用原始观察值进行分析;如果资料是两分类的,则编码后纳入方程进行分析,如性别,可用 1 代表男性,0 代表女性。在自变量为无序多分类变量的情况下,假定有 $k > 2$ 种分类,不可以用自然数例如 $1,2,3,\cdots,k$ 进行有序量化,必须采用 $k-1$ 个哑变量(dummy variable)作定性赋值,哑变量设置最常用的是参照代码设计阵(reference coding)。如职业分成工人、农民、干部及职员 4 个分类时,这时需用 3 个哑变量,其哑变量的赋值结果如下:

$$X_1 = \begin{cases} 1, 农民 \\ 0, 其他 \end{cases}, \quad X_2 = \begin{cases} 1, 干部 \\ 0, 其他 \end{cases}, \quad X_3 = \begin{cases} 1, 职员 \\ 0, 其他 \end{cases}$$

表 11.6　无序多分类的哑变量赋值方法

职业	指示变量		
	X_1	X_2	X_3
工人	0	0	0
农民	1	0	0
干部	0	1	0
职员	0	0	1

如果 X_1、X_2 及 X_3 都取为 0 时,即都在"其他"项中,代表工人,它作为对比基础。X_1、X_2 及 X_3 分别代表农民、干部及职员与工人进行的比较。

当自变量为有序分类时,如 $X=1$ 代表轻,$X=2$ 代表中,$X=3$ 代表重。其处理方式有两种:第一种是作为定量资料直接纳入:如果变量存在线性关系,即自变量每增加一个等级时所引起的 Y 的平均改变量相等,如自变量中与轻、重与中所引起的 Y 的平均改变量相等,这时可采用以定量资料的形式进行分析;第二种生成哑变量后纳入:如果变量不存在线性关系,可生成哑变量后纳入回归方程,但这种作法将会增加变量的个数。

3. 样本含量

多元线性回归是建立在统计推断的基础上,因此需要一定的样本含量,一般情况下,样本例数 n 至少是多元线性回归方程的自变量个数 p 的 5～20 倍。

4. 多重共线性

自变量间存在高度相关,即一些自变量间存在较强的线性关系,如胎儿的头顶径、头围长、腹围间可能存在高度的相关性。多重共线性的判断可以根据方差膨胀因子(variance infliation factor，VIF)、容许度(tolerance)或条件数(condition number)等统计量。容许度是方差膨胀因子的倒数，一般认为当 VIF 大于 10 时或容许度小于 0.1 时，存在严重的共线性问题，必须进行多重共线性处理。

多重共线性可能造成：回归系数的符号与实际不符；回归系数的估计值与实际相差太大；回归系数的标准误太大；有些重要变量选不进方程；整个方程有显著性，而每一个自变量均无显著性。回归方程不稳定，增加几个或减少几个变量时，估计值可能发生很大变化。消除多元共线性问题的方法有：岭回归、主成分回归、通径分析法等，关于这些方法可参考多元统计分析教材。

表 11.7　多重共线的容许度与条件数

变量	容许度	条件数
孕妇年龄(岁)	.960	1.042
孕妇中孕期 BMI	.964	1.038
中孕期胎儿腹围(mm)	.988	1.012
中孕检查距出生时间差(天)	.999	1.001

利用 SPSS 软件计算例 11.1 的容许度与条件数，表 11.7 可见，条件数均小于 10，因此，可以认为本例的资料不存在多重共线性。

11.2　logistic 回归

前面 11.1 节介绍的多元线性回归方程中，要求应变量 Y 为连续型变量，而且残差 ε 服从 $N(0,\sigma^2)$ 分布。然而，在医学研究中，例如流行病学研究中，经常遇到应变量为两分类(如疾病的发生与不发生)或多分类(包括有序或无序)的资料(如儿童智商的分级)，而且影响应变量的自变量可能是数值变量(如年龄)，也可能是定性变量(如性别、暴露与否)。如：食管癌的发生与吸咽、饮酒、不良饮食习惯、基因等危险因素有关。此时用多元线性回归分析是不恰当的，而适宜于用 logistic 回归 (logistic regression) 簇进行分析。在病例对照研究中，可用 logistic 回归分析影响因素。此外，logistic 回归还可以在临床上用于评价治疗措施的效果及筛选与疾病预后有关的因素。

logistic 回归簇包含的方法有如下几种：当应变量 Y 为两分类且为病例对照研究时，则为非条件 logistic 回归，通常简称为 logistic 回归；当应变量 Y 为两分类且设计类型为匹配设计时，此时模型为条件 logistic 回归；当应变量 Y 为有序分类资料时，模型为有序 logistic 回归模型；当应变量 Y 为无序多分类时，模型为多项 logistic 回归。本节内容主要介绍非条件 logistic 回归与条件 logistic 回归。

11.2.1　非条件 logistic 回归

11.2.1.1　非条件 logistic 回归模型及系数意义

应变量 Y 为两分类的资料，如治愈与未愈、生存与死亡、发病与未发病等概括为阳性与阴性两种互斥的结果，此类模型在实际应用中非常广泛。下面介绍 logistic 回归模型。

1. logistic 回归方程

设观察对象在一组自变量 X_1，X_2，…，X_p 作用下出现结果(应变量)Y，当出现阳性结果

时赋值 $Y=1$，否则赋值 $Y=0$。如果出现阳性结果的概率为 $P(Y=1)$ 或记为 P，出现阴性结果的概率为 $P(Y=0)$ 或记为 $Q=1-P$，要将观察对象的应变量 Y 出现的概率 P 与自变量 X_1，X_2，$\cdots$，X_p 联系起来，可以写成数学中的函数形式，即 $P=f(X_1, X_2, \cdots, X_p)$。显然，概率 P 不能写成线性函数形式，因为概率 P 只能取 0 到 1 间的值，而 X_1，X_2，$\cdots$，X_p 在取值范围内建立的方程不能满足这个要求。为此，要在 X_1，X_2，$\cdots$，X_p 的作用下对 Y 出现的概率 P 进行数学变换。经过不少学者的研究表明，在经过 logit 变换后建立的 logistic 回归模型不仅数学上处理方便，而且较好地解决了上述问题；另外，在生物学和医学上该模型的意义也得到了较满意的解释。

流行病学中将阳性结果概率 P 与阴性结果概率 $Q=1-P$ 的比值 $P/Q=P/(1-P)$ 称为比数（odds），也称为优势。将 odds 的对数，即 $\ln(odds)$ 称为阳性结果概率 P 的 logit 变换。

$$\text{logit } P = \ln(odds) = \ln(P/Q) \tag{11.16}$$

这里的 ln 是自然对数，则 logistic 回归方程为：

$$\text{logit } P = \ln\left(\frac{P}{Q}\right) = \beta_0 + \beta_1 X_1 + \cdots + \beta_p X_p \tag{11.17}$$

根据式（11.16），经数学演算表示出现阳性结果的概率为：

$$P = \frac{\exp(\beta_0 + \beta_1 X_1 + \cdots + \beta_p X_p)}{1 + \exp(\beta_0 + \beta_1 X_1 + \cdots + \beta_p X_p)}$$

式中 β_0 是与所研究的因素无关的截距项，$\beta_j (j=1,2,\cdots,p)$ 是与研究因素 X_j 有关的参数，称为偏回归系数。

2. logistic 回归系数意义

设有第 i 个与第 k 个两个观察对象，它们出现阳性的概率分别记作 P_i 与 P_k；影响因素分别为 X_{i1}，X_{i2}，$\cdots$，X_{ip} 与 X_{k1}，X_{k2}，$\cdots$，X_{kp}，则有

$$odds_i = P_i/Q_i \qquad odds_k = P_k/Q_k$$

记　$OR = odds_i/odds_k$

OR 称为比值比（odds ratio），根据式（11.17）有：

$$\ln(OR) = \ln\left(\frac{P_i/Q_i}{P_k/Q_k}\right) = \beta_1(X_{i1}-X_{k1}) + \beta_2(X_{i2}-X_{k2}) + \cdots + \beta_p(X_{ip}-X_{kp})$$

$$\tag{11.18}$$

$$OR = \exp[\beta_1(X_{i1}-X_{k1}) + \beta_2(X_{i2}-X_{k2}) + \cdots + \beta_p(X_{ip}-X_{kp})] \tag{11.19}$$

上式其实是具有不同暴露水平的个体的比值比的对数，等式左边是流行病学分析指标比值比的自然对数，等式右边的 $(X_{ij}-X_{kj})(j=1,2,\cdots,p)$ 是同一因素的暴露水平之差。从式（11.18）可知，偏回归系数 β_j 的流行病学意义是：其他因素固定时，自变量 X_j 的暴露水平每改变一个观测单位时，所引起的比值比的自然对数改变量。或者从式（11.19）可知，当自变量 X_j 的暴露水平每改变一个观测单位时所引起的比值比的改变量为 $\exp(\beta_j)$。

由此可见，logistic 回归系数与 OR 有直接联系，当发病率很低（接近于 0）时，理论上可以用 OR 估计相对危险度（relative risk，记作 RR）。

【例 11.2】　在食管癌的研究中，$Y=1$ 代表病例，$Y=0$ 代表对照；考虑吸烟 X_1（0＝不吸烟，1＝吸烟）与饮酒 X_2（0＝不饮酒，1＝饮酒）两个影响因素，得到 logistic 回归方程如下：

logit $P=-0.991+0.886X_1+0.526X_2$;如果考虑吸烟与饮酒之间的交互作用,其模型为:
logit $P=-0.770+0.511X_1+0.240X_2+0.581X_1*X_2$。试对回归系数进行解释。

$\beta_1=0.886$,$\exp(\beta_1)=2.42$,表明控制饮酒因素后,即分别对于饮酒或不饮酒的两部分人群,吸烟者与不吸烟者相比,患食管癌的比数比均为 2.42。$\beta_2=0.526$,$\exp(\beta_2)=1.69$,表明控制吸烟因素后,饮酒者与不饮酒者相比,患食管癌的比数比为 1.69。

如果考虑交互作用时,$\beta_1=0.511$,$\exp(\beta_1)=1.67$,表明不饮酒的人群中,吸烟者与不吸烟者相比,患食管癌的比数比为 1.67。$\beta_2=0.240$,$\exp(\beta_2)=1.27$,表明控制吸烟因素后,饮酒者与不饮酒者相比,患食管癌的比数比为 1.27。而 $\beta_3=0.581$,表明吸烟与饮酒两者同时存在协同作用。

11.2.1.2 logistic 回归的系数估计及模型假设检验

1. logistic 回归的系数估计

logistic 回归通常用最大似然解法求参数(β_j)的估计值 b_j(j$=1,2,\cdots,p$)。设样本例数为 n,第 i 个个体的应变量及一组因素的观察值为($Y_i,X_{i1},X_{i2},\cdots,X_{ip}$),则该个体的似然函数 l_i 为

$$l_i=P_i^{Y_i}(1-P_i)^{1-Y_i}$$

当 $Y_i=1$ 时,$l_i=P$,当 $Y_i=0$ 时,$l_i=1-P$。n 例观察对象的似然函数 L 是每个观察对象似然函数 l_i 的连乘积,即有:

$$L=\prod l_i=\prod P_i^{Y_i}(1-P_i)^{1-Y_i}$$

$$=\prod \frac{(\exp(\beta_0+\beta_1X_{i1}+\cdots+\beta_pX_{ip}))^{Y_i}}{1+\exp(\beta_0+\beta_1X_{i1}+\cdots+\beta_pX_{ip})} \tag{11.20}$$

式(11.20)就是 logistic 回归的似然函数方程,式中 $\prod$ 是对观察例数 $i=1, 2, \cdots, n$ 的连乘积。使该似然函数 L 达最大的参数估计值称为最大似然估计值,记为 b_j($j=0, 1, 2, \cdots, p$)。对上式求以 e 为底的对数后得到对数似然函数 LL,分别对 LL 中的 $P+1$ 个参数求导,得到 $P+1$ 个方程,再采用 Newton-Raphson 迭代法求得方程的解。

2. logistic 回归的假设检验

(1) 似然比检验

似然比检验是通过比较两个相嵌套模型的对数似然函数统计量 G(又称 deviance)来进行的,其统计量为:

$$G=2[\ln(L_M/L_K)]=2(\ln L_M-\ln L_K) \tag{11.21}$$

其中,模型 M 中的变量是模型 K 中变量的一部分,G 服从自由度为 $K-M$ 的 χ^2 分布。当 $M=0$ 时就是判断 K 个参数是否同时为 0,即模型的整体检验;当 $K=M+1$ 时,可以对除模型 M 个变量外的变量进行假设检验。

(2) Wald 检验

Wald 检验实际上是通过比较第 j 个估计系数与 0 的差别来进行的,其检验统计量为:

$$\chi^2=\left(\frac{b_j-0}{S_{b_j}}\right)^2 \tag{11.22}$$

上式服从自由度为 1 的 χ^2 分布。

（3）OR 值的 95％置信区间

对于第 j 个变量 OR 值的 95％置信区间为：

$$\exp(b_j \pm S_{b_j}) \tag{11.23}$$

3. logistic 回归模型的拟合度检验

（1）分类表法（classification table）

当估算出回归参数后，将每个个体所对应的协变量代入方程（11.17），可估算出每个个体发生的预测概率 $\hat{p}_i$。如果设定一个界值 C（cut point），当预测概率$\geqslant C$ 值，认为阳性事件发生，否则认为事件不发生。理论分类 $\hat{Y}_i$ 可表达为：

$$\hat{Y}_i = \begin{cases} 1 & \text{若} \hat{p}_i \geqslant C \\ 0 & \text{若} \hat{p}_i < C \end{cases} \quad i=1,2,\cdots,n$$

一般情况下，界值 C 取为 0.5，这也是 SPSS 软件默认的界值。

将 n 个病例实际观测值 Y_i 与观测 $\hat{Y}_i$ 发生与否构成一个四格表，其表格形式如表 11.8。可计算敏感度＝$a/(a+b)*100\%$；特异度＝$d/(c+d)*100\%$；总符合率＝$(a+d)/(a+b+c+d)*100\%$，可根据这三个指标判断模型的拟合好坏。

表 11.8 实际分类与理论分类比较表

实际分类 Y	理论分类 $\hat{Y}_i$	
	阳性（1）	阴性（0）
阳性（1）	a	b
阴性（0）	c	d

（2）Pearson 统计量

设协方差组合（covariate pattern）数目为 C，协方差组合是指协变量不同值时的组合。如有两个两分类的协变量，其赋值均为 0 与 1，则其有 4 种组合，分别为（0,0），（0,1），（1,0），（1,1）。分别计算 C 种组合下阳性与阴性的实际频数与理论频数的差异，采用 χ^2 统计量：

$$\chi^2 = \sum_{i=1}^{C} \left[\frac{(O_{i1} - E_{i1})^2}{E_{i1}} + \frac{(O_{i0} - E_{i0})^2}{E_{i0}} \right] \tag{11.24}$$

式中，O_{i1}，E_{i1}，O_{i0}，E_{i0} 分别代表阳性实际频数、阳性理论频数、阴性实际频数、阴性理论频数。Pearson 统计量是服从于自由度为（$2C-$待估计参数数目）的 χ^2 分布。

（3）Hosmer-Lemeshow 拟合度检验

当自变量数量增大时，尤其是连续变量纳入模型之后，协变量的组合便增大，造成许多协变量组合中只有很少的观察例数，这时，Pearson 统计量不再适合于拟合度的检验。Hosmer 与 Lemeshow 于 1980 年提出了 HL 拟合度检验方法。

这种方法根据预测概率将数据分成 G 个组，将观察对象按预测概率进行升序排列，第一组包括估计概率最小的那些观察对象，最后一组包括估计概率最大的那些观察对象，通常 G 个组中例数不等。一般情况下，G 取值$\leqslant 10$。

$$HL = \sum_{g=1}^{G} \frac{(O_g - n_g \hat{p}_g)^2}{n_g \hat{p}_g (1 - \hat{p}_g)} \tag{11.25}$$

O_g 为第 g 个组的实际频数，n_g 为第 g 个组样本例数。HL 统计量服从于自由度为 $(G-2)$ 的 χ^2 分布。

11.2.1.3 实例分析

【例 11.3】 为研究低出生体重婴儿的影响因素，共收集 189 例婴儿的体重及其母亲年龄、怀孕前体重、种族、怀孕期是否吸烟、高血压史、子宫过敏史及孕早期（前三月）看医生次数资料，变量设置及数据格式为表 11.9 与表 11.10。

表 11.9 变量的赋值情况

序号	变量	变量名	变量赋值
1	低体重	LOW	1 ＝体重＜＝2 500 g,0 ＝ 体重＞2 500 g
2	母亲年龄	AGE	岁
3	母亲怀孕前体重	LWT	磅
4	种族	RACE	1 ＝白人,2＝黑人,3＝其他种族
5	怀孕期吸烟	SMOKE	0 ＝否,1＝是
6	高血压史	HT	0 ＝无,1＝有
7	子宫过敏史	UI	0 ＝无,1＝有
8	孕早期看医生	FTV	次数

表 11.10 189 例婴儿的低出生体重的病例对照研究的原始数据

ID	LOW	AGE	LWT	RACE	SMOKE	HT	UI	FTV
1	1	28	120	3	1	0	1	0
2	1	29	130	1	0	0	1	2
...	...	...	...	...	...	...	...	...
189	0	45	123	1	0	0	0	1

从表 11.9 的资料看，种族是一个无序分类变量，首先要生成哑变量，哑变量的生成采用以白人为参照的参照代码法：

$$RACE(1) = \begin{cases} 1, & \text{黑人} \\ 0, & \text{其他} \end{cases} \quad RACE(2) = \begin{cases} 1, & \text{其他种族} \\ 0, & \text{其他} \end{cases}$$

其余变量均为定量或两分类。利用 SPSS 统计软件包，将上述 7 个自变量纳入，采用后退法，计算结果如表 11.11 所示。

表 11.11　例 11.3 留在方程的自变量及其参数的估计值

变量	b_j	S_{bj}	χ^2	P	OR	95% CI 下限	95% CI 上限
LWT	−0.02	0.01	6.05	0.014	0.98	0.97	1.00
RACE(1)	1.32	0.52	6.45	0.011	3.76	1.35	10.45
RACE(2)	0.93	0.43	4.63	0.031	2.52	1.09	5.87
SMOKE	1.04	0.39	6.96	0.008	2.82	1.31	6.08
HT	1.87	0.69	7.34	0.007	6.50	1.68	25.17
UI	0.90	0.45	4.09	0.043	2.47	1.03	5.94

最终留在模型中的危险因素有怀孕前体重、种族、怀孕期是否吸烟、高血压史及子宫过敏史。对于体重,孕妇体重每增加 1 磅,其比数比为 0.98,说明孕妇体重越重,出生婴儿为低体重的风险越小。黑人与白人,其他种族与白人相比,其比数比为 3.76 与 2.52。另外,有吸烟史、有高血压史及子宫过敏均为危险因素。如果要比较不同因素之间的相对重要性,可采用标准化回归系数。

用 $P = 0.50$ 作为对低体重进行理论分类的临界值,$P \geqslant 0.50$ 时,判归低体重儿,$P < 0.50$ 时,判归非低体重儿,从而得到理论分类与实际分类的比较表,见表 11.12。敏感度为 35.59%,特异度为 90.00%,总符合率为 73.02%。如果取 $P = 0.3$ 作为临界值,则敏感度为 66.92%,特异度为 71.18%,总符合率为 68.25%。因此,P 值取不同值时,就可得到不同 P 值下的敏感度与特异度,从而可作出 ROC 曲线,关于 ROC 曲线的具体内容见第 13 章。

表 11.12　实际分类与理论分类表

实际分类 Y	理论分类 $P \geqslant 0.50$	理论分类 $P < 0.50$
1	21	38
0	13	117

由于母亲怀孕前体重是定量资料,只能进行 HL 拟合度检验。由 SPSS 软件计算可得 HL 统计量为 11.71,$P = 0.164\ 6$,因此可认为该模型的拟合较为理想。

11.2.2　条件 logistic 回归

如果应变量 Y 为两分类且设计类型为匹配设计,模型为条件 logistic 回归。条件 logistic 回归一般是配对资料分析的一种方法,在设计时为了控制一些混杂因素,常把这些混杂因素进行匹配,形成多个匹配组(层),每个匹配组中有 1 个病例 M 个对照,称为 $1:M$ 匹配($M < 4$)。模型截距是当所有自变量为零时的基线风险,由于匹配因素在各个组相同,所以条件 logistic 回归不含截距项。条件 logistic 回归如下:

$$\text{logit } P = \beta_1 x_1 + \beta_2 x_2 + \cdots + \beta_p x_p$$

【例 11.4】 为研究低出生体重婴儿的影响因素,按照母亲年龄相近的原则进行匹配,共有 66 对数据。其变量设置低体重(LOW)、母亲年龄(AGE)、母亲怀孕前体重(LWT)、种族

（RACE）、怀孕期吸烟（SMOKE）、高血压史（HT）、子宫过敏史（UI）。这些变量的赋值与表 11.9 一致，早产（PTD）的赋值为 0 ＝无、1＝有。其数据格式如表 11.13,试进行条件 logistic 回归。

表 11.13　按母亲年龄匹配研究低出生体重婴儿影响因素的原始数据

配比组	观察对象	组内编号	影响因素						
			AGE	LWT	RACE	SMOKE	PTD	HT	UI
1	病例	0	14	135	1	0	0	0	0
1	对照	1	14	101	3	1	1	0	0
2	病例	0	15	98	2	0	0	0	0
2	对照	1	15	115	3	0	0	0	1
⋮	⋮	⋮	⋮	⋮	⋮	⋮	⋮	⋮	⋮
66	病例	0	35	170	1	0	1	0	0
66	对照	1	34	187	2	1	0	1	0

与例 11.3 分析一致，先对种族生成哑变量,其参照组为白人。利用 SPSS 统计软件包,由于年龄是匹配因素不能纳入模型中,将剩余的 6 个自变量纳入,采用逐步回归法,$\alpha_入$ 及 $\alpha_出$ 取为 0.10 与 0.15,计算结果如表 11.14 所示。

表 11.14　例 11.4 进入方程的自变量及其参数的估计值

变量	b_j	S_{bj}	χ^2	P	OR	95%CI	
						下限	上限
LWT	−0.02	0.01	3.43	0.064	0.99	0.97	1.00
SMOKE	1.48	0.56	6.93	0.009	4.39	1.46	13.21
PTD	1.67	0.75	5.00	0.025	5.32	1.23	22.97
HT	2.33	1.00	5.40	0.020	10.27	1.44	73.28
UI	1.34	0.69	3.76	0.053	3.84	0.99	14.95

进入模型的共有 5 个变量:母亲怀孕前体重、怀孕期吸烟、早产、高血压史及子宫过敏史,其回归系数的意义与非条件 logistic 回归一致。

11.2.3　logistic 回归应用及注意事项

根据应变量的取值类型及设计类型不同,logistic 回归簇中包含了多种形式的 logistic 回归,本章节仅考虑了两分类资料的非条件 logistic 回归与条件 logistic 回归两种模型。对于应变量 Y 为有序分类资料的有序 logistic 回归及 Y 为无序多分类时的多项 logistic 回归,可参考其他多元统计教程。

1. logistic 回归的应用

logistic 回归常用于流行病学中的病例对照研究、横断面研究,也可用于队列研究,其目的主要在于探索危险因素。在临床试验中,要分析的变量为两分类变量(如疗效的有效与无效、痊愈与未痊愈),如果在基线时试验组与对照组的年龄或病情不同,可用 logistic 回归进行混杂因素的调整。logistic 回归还可以进行判别与预测,当回归参数估算出来后,根据式(11.17),将影响因素代入到方程即可估算出预测概率 P,从而判断事件发生的概率多大。如例 11.3,如果母亲年龄为 30 岁、体重为 150 磅、白人、不吸烟、无高血压史、无子宫过敏史,将这些值代入方程,则出生婴儿体重低于 2 500 克的概率为 0.079 2。

2. 应用 logistic 回归的注意事项

(1) 自变量的取值形式

自变量可以是定量的,也可以是定性的(两分类、无序及有序多分类)。自变量类型为定量资料时可以直接纳入进行分析,也可将定量资料转换为等级资料或两分类资料进行分析;当自变量为两分类时,将其赋值后直接分析;当自变量是无序分类时,一定要先生成哑变量再分析;当自变量是有序时,可直接按得分处理,也可按哑变量处理。

(2) 样本含量

logistic 回归也是建立在统计推断的基础上的,也需要一定的样本含量。与多元线性回归一样,样本例数 n 至少是 logistic 回归中自变量个数的 10~20 倍,病例与对照的例数不能太少,至少各有 30~50 例。对抽样调查、普查或队列研究,每个自变量(暴露)至少需要出现 10 个阳性或阴性的结果,否则,常会导致回归系数估计无效,可能会出现该变量的回归系数变异很大。

(3) 自变量的筛选

与多元线性回归相似,在自变量较多时,可使用逐步回归分析方法,在 SPSS 中,逐步回归法有向前逐步法与后退法两种。绝大多数情况下两种方法的结论完全一致,但有时其结果可能会不一致。如例 11.3 中,采用向前逐步法,则纳入怀孕前体重、高血压史及子宫过敏史;而后退法中纳入有怀孕前体重、种族、怀孕期是否吸烟、高血压史及子宫过敏史五个因素。前进法模型中 $-2LL$ 为 216.613,后退法为 204.217,两者相差 12.396,它服从自由度为 2 的 χ^2 分布,$P<0.05$,表明了采用后退法纳入种族、怀孕期是否吸烟两个变量不都为 0,后一个模型优于前一个模型。

因此,在筛选自变量时,所得到的模型不一定是"最优"的模型。因此,对于同一份资料,可以采用不同的筛选法,如果样本量不是很大时,还可将 $\alpha_入$ 及 $\alpha_出$ 调整到 0.10 与 0.15 再进行分析。如果几个模型的结果不一致时,可通过专业学意义及拟合度来选择一个较优的模型。

(4) 条件 logistic 回归注意事项

匹配的原则是混杂因素尽可能相同或相近,但不能把研究因素纳入匹配,否则研究因素的参数无法估计。在 1∶M 的匹配过程中,对照组数目不应超过 4 组。

11.3　SPSS 操作及其解释

11.3.1　多元线性回归的 SPSS 实现

例 11.1 的多元线性回归的 SPSS 步骤如下:

分析─＞回归─＞线性

应变量:婴儿出生体重(Y)   ＊纳入应变量

自变量:年龄(X_1)、体重(X_2)、BMI(X_3)、中
孕期胎儿的头围(X_4)、腹围(X_5)、时间间隔   ＊纳入要分析的自变量
(X_6)及胎儿性别(X_7)

方法:逐步   ＊选择自变量筛选方法

统计量:☑置信区间   ＊输出回归系数的 95％置信区间及输出共
                                      线性诊断的统计量
        ☑共线性诊断(L)

继续
保存:预测值   ☑未标准化(U)   ＊主要功能是将 Y 的预测值、残差及 95％置
                                      信区间与 95％的容许区间计算出来,生成新
     残差   ☑未标准化(N)   的变量保存在数据集中

     预测区间   ☑均值(M) ☑单值

     继续   ＊考虑自变量逐步法筛选中的纳入标准与剔
                                      除标准
选项:进入(E):.05   删除(M):.10

确定

自变量筛选方法中,"进入"是指强制进入法,即所有分析的自变量均在方程中;另外还有
逐步法、向前法及向后法。

SPSS 的结果包括了模型汇总、ANOVA、系数等内容。

表 11.15　多元线性回归的模型汇总

模型	R	R 方	调整 R 方	标准估计的误差
1	.368[a]	.135	.130	336.462
2	.476[b]	.226	.217	319.215
3	.537[c]	.288	.276	307.021
4	.554[d]	.307	.291	303.856

表 11.15 中列出了每一步的多元线性回归中的复相关系数(R)、R^2(R 方)、调整 R 方、剩
余标准差(标准估计的误差)。同时列出了方差分析的结果,与表 11.3 一致,此处不列出。也
给出了纳入方程的时间差、腹围、BMI、年龄 4 个变量的回归系数(β)、回归系数的标准差、标准
化回归系数、t、P 及共线性诊断的容差及 VIF,其结果与表 11.5 相似。

11.3.2 logistic 回归的 SPSS 实现

例 11.3 的 logistic 回归的 SPSS 步骤如下：

分析—＞回归—＞二项 logistic 回归

应变量:低体重(LOW)   ＊纳入应变量

自变量:母亲年龄(AGE)、母亲怀孕前体重(LWT)、种族   ＊纳入要分析的自变量
(RACE)、怀孕期吸烟(SMOKE)、高血压史(HT)、子宫
过敏史(UI)、孕早期看医生(FTV)

方法:向后条件   ＊选择自变量筛选方法

分类 : 分类协变量 ：RACE   ＊采用参照方法生成哑变量,其
                                                       中指定第一个分类为对照,默认
更改对比   对比（N）: 指示符 ▼   更改（H）   为最后一个分类为对照

参考类别:◉最后一个（L）◎第一个（F）

保存 : 预测值 :☑概率（P）   继续   ＊将每个个体的预测概率算出并
                                                       保存于数据库

选项 : 统计量和图 ☑ exp(B)的 CI(x): 95   %   ＊在统计量和图中将 OR 值的
                                                       95% 置信区间、分类图及 HL 拟
☑分类图（C）   ☑ Hosmer–Lemeshow   拟合度（H）   合度检验的值输出;步进概率考
                                                       虑自变量逐步法筛选中的纳入标
步进概率   进入（N）0.05 删除（V）0.10   准与剔除标准

继续

确定

SPSS 输出结果包含了哑变量的编码、分类表、模型汇总、HL 检验、模型系数(方程中的变量)等。

表 11.16   种族的哑变量编码

		频率	参数编码	
			（1）	（2）
种族	白人	96	.000	.000
	黑人	26	1.000	.000
	其他	67	.000	1.000

从结果中可见,白人有 96 例,其所对应的两个变量均为 0。

表 11.17   Hosmer 和 Lemeshow 检验

步骤	卡方	df	Sig.
1	5.800	8	.670
2	11.423	8	.179
3	11.710	8	.165

表 11.17 列出了后退法中每个步骤的 HL 检验,最后一个模型中(第 3 步),$\chi^2 = 11.71, P = 0.165$,说明了模型的拟合结果较为理想。对于分类表及模型系数与文中的表 11.10 及表 11.11 相似,此处不再列出。

11.3.3 条件 logistic 回归的 SPSS 实现

例 11.4 的条件 logistic 回归的 SPSS 步骤如下:SPSS 没有专门进行条件 logistic 回归的模块,它可以在 Cox 比例风险模型中完成。首先要生成一个新的变量 time=2−low。

分析—>生存函数—>Cox 回归

时间框:time —— 新生成的变量 time=2−low。

状态框:低体重(low)

定义事件:单值:1   继续 —— *以 1 代表事件发生

协变量:母亲年龄(AGE)、母亲怀孕前体重(LWT)、种族(RACE)、怀孕期吸烟(SMOKE)、早产儿(PTD)、高血压史(HT)、子宫过敏史(UI) —— *要分析的变量

方法:向前条件 —— *选择自变量筛选方法

分类 : 分类协变量 :RACE —— *采用参照方法生成哑变量,其中指定第一个分类为对照,默认为最后一个分类为对照

更改对比 : 对比(N): 指示符 ▼   更改(H)

参考类别: ◎最后一个(L) ◉第一个(F)

选项 : 模型统计量 ☑ CI 用于 exp(B) 95 ▼ % —— *在模型统计量中将 OR 值的 95%置信区间输出;步进概率考虑自变量逐步法筛选中的纳入标准与剔除标准

步进概率 进入(N):.10 删除(M):.15

层 : 配对(pair) —— *对子号

确定

最终模型中给出了哑变量的编码、模型汇总、模型系数(方程中的变量)等。其结果与非条件 logistic 回归相似。

本章小结

多元线性回归和 logistic 回归簇都是分析一个应变量与多个自变量间的关系,不同之处在于多元线性回归要求应变量 Y 是数值型且服从正态分布的资料,而 logistic 回归簇的应变量为分类资料。logistic 回归簇主要介绍了两分类资料下的非条件 logistic 回归与匹配资料下的条件 logistic 回归。本章介绍了多元线性回归与 logistic 回归簇模型的构建、整个模型的假设检验及偏回归系数的假设检验。

在多元线性回归与 logistic 回归簇中,筛选自变量是回归中一个很重要的问题,本章介绍了多元线性回归中的全局择优法、向前筛选法、向后剔除法、逐步法及上述方法的优缺点;而

logistic 回归簇主要有向后剔除法与逐步向前法两种筛选自变量方法。在两类回归模型中,自变量类型既可以是数值型的,也可以是分类资料,文中介绍了自变量的设置方法,如无序多项分类资料一定要生成哑变量。

复习思考题

1. 下列关于 logistic 回归的说法中,不正确的是_____。

A. logistic 回归可用于校正混杂因素

B. logistic 回归可用于筛选危险因素

C. logistic 回归可用于定性变量

D. logistic 回归仅可用于完全随机设计的资料

2. 根据 27 名 13 岁男童的总胆固醇 X_1(mmol/L)、甘油三脂 X_2(mmol/L)、胰岛素 X_3(μU/ml)、糖化血红蛋白 X_4(%)和血糖 y(mmol/L)建立的回归方程为:

$$\hat{y} = 5.943\,3 + 0.142\,4X_1 + 0.351\,5X_2 - 0.270\,6X_3 + 0.638\,2X_4$$

以下说法正确的是:_____。

A. 对于整体模型的假设检验的 H_0 为 $\beta_1 = \beta_2 = \beta_3 = \beta_4 = 0$

B. 在回归方程中,糖化血红蛋白对血糖的影响最大,其次是甘油三脂

C. 无法比较总胆固醇、甘油三脂、胰岛素及糖化血红蛋白对血糖影响的大小

D. 0.142 4 代表总胆固醇每增加一个单位时引起血糖的平均改变量

3. 为了研究食管癌与吸烟及饮酒间的关系,某研究者收集 103 例病人,建立如下方程:logit $P = -0.909\,9 + 0.885\,6X_1 + 0.526\,1X_2$,系数 0.885 6 的意义为_____。

A. 吸烟与不吸烟者相比,食管癌与非食管癌的比数比为 0.885 6

B. 吸烟与不吸烟者相比,食管癌与非食管癌的比数比为 $e^{0.885\,6}$

C. 固定饮酒,吸烟与不吸烟者相比,食管癌与非食管癌的比数比为 0.885 6

D. 固定饮酒,吸烟与不吸烟者相比,食管癌与非食管癌的比数比为 $e^{0.885\,6}$

4. logistic 回归分析适用于应变量为_____。

A. 分类值的资料　　　　　　　　B. 连续型的计量资料

C. 正态分布资料　　　　　　　　D. 一般资料

5. logistic 回归与多元线性回归有什么不同? 两种方法各有什么特点?

6. 多元线性回归与 logistic 回归分析可使用哪些类型的自变量? 如何设置?

7. 表 11.18 的数据是根据对 20 名 25～34 岁的健康妇女进行测量取得的,建立由三头肌皮褶厚度、大腿围和中臂围预测身体脂肪分布的方程。

表 11.18　20 名健康女性的身体各部位脂肪分布情况

受试者	三头肌皮褶厚度 X_1(cm)	大腿围 X_2(cm)	中臂围 X_3(cm)	身体脂肪 Y(cm)
1	19.5	43.1	29.1	11.9
2	24.7	49.8	28.2	22.8
3	30.7	51.9	37.0	18.7

受试者	三头肌皮褶厚度 X_1 (cm)	大腿围 X_2 (cm)	中臂围 X_3 (cm)	身体脂肪 Y (cm)
4	29.8	54.3	31.1	20.1
5	19.1	42.2	30.9	12.9
6	25.6	539	23.7	21.7
7	31.4	58.5	27.6	27.1
8	27.9	52.1	30.6	25.4
9	22.1	49.9	23.2	21.3
10	25.5	53.5	24.8	19.3
11	31.1	56.6	30.0	25.4
12	30.4	56.7	28.3	27.2
13	18.7	46.5	23.0	11.7
14	19.7	44.2	28.6	17.8
15	14.6	42.7	21.3	12.8
16	29.5	54.4	30.1	23.9
17	27.7	55.3	25.7	22.6
18	30.2	58.6	24.6	25.4
19	22.7	48.2	27.1	14.8
20	25.2	51.0	27.5	21.1

8. 某研究人员在探讨肾细胞癌转移的有关临床病理因素研究中,收集了一批行根治性肾切除术患者的肾癌标本资料,变量设置如下:X_1 为确诊时患者的年龄(岁);X_2 为肾细胞癌血管内皮生长因子(VEGF),其阳性表述由低到高共 3 个等级;X_3 为肾细胞癌组织内微血管数(MVC);X_4 为肾癌细胞核组织学分级,由低到高共 4 级;X_5 为肾细胞癌分期,由低到高共 4 期;Y 为肾细胞癌转移情况(有转移为 1;无转移为 0)。现从中抽取 26 例资料作为示例进行 logistic 回归分析。

表 11.19 26 例行根治性肾切除术患者的肾癌标本资料

标本序号	X_1	X_2	X_3	X_4	X_5	Y
1	59	2	43.4	2	1	0
2	36	1	57.2	1	1	0
3	61	2	190.0	2	1	0
4	58	3	128.0	4	3	1
5	55	3	80.0	3	4	1
6	61	1	94.4	2	1	0
7	38	1	76.0	1	1	0

标本序号	X_1	X_2	X_3	X_4	X_5	Y
8	42	1	240.0	3	2	0
9	50	1	74.0	1	1	0
10	58	3	68.6	2	2	0
11	68	3	132.8	4	2	0
12	25	2	94.6	4	3	1
13	52	1	56.0	1	1	0
14	31	1	47.8	2	1	0
15	36	3	31.6	3	1	1
16	42	1	66.2	2	1	0
17	14	3	138.6	3	3	1
18	32	1	114.0	2	3	0
19	35	1	40.2	2	1	0
20	70	3	177.2	4	3	1
21	65	2	51.6	4	4	1
22	45	2	124.0	2	4	0
23	68	3	127.2	3	3	1
24	31	2	124.8	2	3	0
25	58	1	128.0	4	3	0
26	60	3	149.8	4	3	1

12 临床试验中的统计学应用基础

临床试验(clinical trial),指任何在人体(病人或健康志愿者)进行药物的系统性研究,以证实或揭示试验药物的作用、不良反应及/或试验药物的吸收、分布、代谢和排泄,目的是确定试验药物的疗效与安全性。临床试验是以人为受试对象的研究,具有以下四个特点:一是临床试验必须符合医学伦理学的要求;二是对干预措施进行的前瞻性追踪研究;三是临床试验需经历从探索到确证的递进性过程;四是整个临床试验过程易受多种因素影响,可能存在偏倚。本节主要介绍有关新药临床试验中的统计学应用基础,其他临床试验可参照此进行。

12.1 临床试验概述

为确保新药临床试验的科学性、严谨性和规范性,新药临床试验必须经过国家食品药品监督管理局(State Food and Drug Administration,SFDA)批准,必须严格遵守《药品注册管理办法》、《药物临床试验质量管理规范》(Good Clinical Practice,GCP)以及《化学药物和生物制品临床试验的生物统计学技术指导原则》等相关规定。

12.1.1 药物临床试验分期

按照 2007 年 10 月 1 日起施行的《药品注册管理办法》,药物的临床试验分为Ⅰ、Ⅱ、Ⅲ、Ⅳ期。

Ⅰ期临床试验:初步的临床药理学及人体安全性评价试验。观察人体对于新药的耐受程度和药代动力学,为制定给药方案提供依据。

Ⅱ期临床试验:治疗作用初步评价阶段。其目的是初步评价药物对目标适应症患者的治疗作用和安全性,也包括为Ⅲ期临床试验研究设计和给药剂量方案的确定提供依据。此阶段的研究设计可以根据具体的研究目的,采用多种形式,包括随机盲法对照临床试验。

Ⅲ期临床试验:治疗作用确证阶段。其目的是进一步验证药物对目标适应症患者的治疗作用和安全性,评价利益与风险关系,最终为药物注册申请的审查提供充分的依据。试验一般应为具有足够样本量的随机盲法对照试验。

Ⅳ期临床试验:新药上市后应用研究阶段。其目的是考察在广泛使用条件下的药物的疗效和不良反应,评价在普通或者特殊人群中使用的利益与风险关系以及改进给药剂量等。

12.1.2 多中心临床试验

多中心临床试验(multicenter clinical trial):系指由一个单位的主要研究者总负责,多个单位的研究者合作,按同一个试验方案(protocol)同时进行的临床试验。多中心试验可以在较短的时间内入选所需的病例数,且入选的病例范围广,临床试验的结果更具代表性。但影响因素亦随之更趋复杂。

多中心临床试验必须在统一的组织领导下,遵循一个共同制定的试验方案完成整个试验。

应特别注意:① 试验方案必须由参加试验的研究机构的主要研究者共同拟定,并严格遵循;② 各中心试验组和对照组病例数的比例应与总样本的比例相同,以保证各中心齐同可比;③ 试验开始前应对所有参与临床试验的人员,如医师、护士、药师、检验人员等进行统一培训;④ 试验过程要有监查员(monitor)进行试验监查,保证各中心严格按方案执行,对严重违背方案者及时上报;⑤ 采用的评价安全性和疗效的方法必须统一。这里所说的方法包括实验室检查和临床检查方法和范围,从常规的血、尿检查,生化指标,肝肾功能,X 线,心电图,到特殊的形态和功能检查。不同的实验室采用不同的方法和材料做同一个检查项目,其结果就很难汇合,也很难比较。为了解决这一问题,在临床检验方面,当前主张采用中心实验室的办法。⑥ 各中心间应考虑一致性问题,对有些指标评定,特别是量表评定,需进行一致性检验。

12.1.3 临床试验中的对照组设置及常见的设计类型和比较类型

1. 对照组的设置

临床试验中设立对照组可以将受试药物给病人带来的结果(症状、体征或其他病状的改变)与其他因素,如疾病的自然进展、观察者或者病人的期望、其他治疗措施等造成的结果区分开来。

根据受试者所接受的处理情况,临床试验常用的对照设置可分为以下几种类型:

(1) 空白对照(no-treatment control) 临床试验中对照组并未给予任何处理称为空白对照。临床试验中很少采用空白对照,但在某些情况下,盲法试验无法或难以进行,如手术等,此时使用安慰剂对照没有意义,这时可以使用空白对照。

(2) 安慰剂对照(placebo control) 在临床试验中,如果对照组使用的制剂在外观如剂型、大小、颜色、重量、气味、口味等都与试验药一致,但不含有试验药物的有效成分,这种对照称为安慰剂对照。安慰剂对照常用于消除主观因素的干扰,包括来自于研究者和受试者的干扰。安慰剂对照常常是双盲试验,但是使用安慰剂的临床试验不一定就是安慰剂对照试验。例如在阳性药物对照试验中,为了保证双盲试验的执行,常采用双模拟技术(double dummy)。这种技术是在临床试验中,当试验药和对照药外观不一致时,可为试验药和对照药各准备一种安慰剂,以达到试验药与对照药在用药的外观与给药方法上的一致。这样的临床试验是阳性药物对照试验,而不是安慰剂对照试验。使用安慰剂对照必须注意伦理学方面的问题。当一个临床试验所研究的适应症尚没有一个经过批准的有效药物时,使用安慰剂对照,并不存在伦理问题;但是,在研究的条件下,已经具有有效药物,而该药物已经给受试者带来一定的益处。这时再用安慰剂对照就存在伦理问题,一般不能采用。

(3) 剂量—反应对照(dose-response control) 将试验药物设计成几个剂量,而受试者被随机地分入一个剂量组中,观察不同剂量的效应,这样的临床研究称为剂量—反应对照,它可以包括安慰剂对照即零剂量(zero dose),也可以不包括安慰剂。剂量—反应对照主要用于研究剂量和疗效、不良反应的关系,或者仅用于说明疗效。剂量—反应对照有助于回答给药方案中采用的剂量是否合适。

(4) 阳性药物对照(active/positive control) 在临床试验中采用已知的有效药物作为试验药的对照,称为阳性药物对照。阳性对照药物必须是疗效肯定,医学界公认的药物。最权威的公认是药典中收载的药物,特别是最近药典中收载,对所研究的适应症最为有效安全的药物。阳性对照药物试验应该是随机双盲的,双盲执行过程常是双模拟的;阳性药物对照可以是平行对照也可以是交叉对照。试验药与阳性药物对照之间的比较需要在相同条件下进行,阳性对照药物使用的剂量、给药方案必须是该药最优剂量和最优方案。

2. 设计类型

（1）平行组设计（parallel group design）：是最常用的临床试验设计类型，可为试验药设置一个或多个对照组，试验药也可设多个剂量组。对照组可分为阳性或阴性对照。阳性对照一般采用按所选适应症的当前公认的有效药物，阴性对照一般采用安慰剂，但必须符合伦理学要求。试验药设一个或多个剂量组完全取决于试验方案。

（2）交叉设计（crossover design）：是按事先设计好的试验次序，在各个时期对受试者逐一实施各种处理，以比较各处理组间的差异。交叉设计是将自身比较和组间比较设计思路综合应用的一种设计方法，它可以控制个体间的差异，同时减少受试者人数。

最简单的交叉设计是2×2形式，对每个受试者安排两个试验阶段，分别接受两种试验用药物，而第一阶段接受何种试验用药物是随机确定的，第二阶段必须接受与第一阶段不同的另一种试验用药物。每个受试者需经历如下几个试验过程，即准备阶段、第一试验阶段、洗脱期（washout period）和第二试验阶段。在两个试验阶段分别观察两种试验用药的疗效和安全性。前一阶段的处理对后一阶段的影响称为延滞效应。

交叉设计的优点：① 节约样本；② 能够控制个体差异和时间对处理因素的影响，效率较高；③ 每个受试对象同时接受了试验药和对照药，均等地考虑了每个患者的利益。

使用交叉设计时应当注意：① 该设计的基本前提是两种处理方式不能相互影响，即首先进行的处理方式不应对后者的效应有所影响，因此设计时应避免延滞效应。有效消除延滞效应的方法是在两次试验之间应当有足够长的洗脱期，洗脱期的长短决定于药物从体内的排除时间。研究者可以参照药典或预备实验中药物在血清中的衰减程度，决定其间隔期限。② 交叉设计不适用于病程较短的急性病治疗效果的研究，如大叶肺炎、急性扁桃腺炎等，因为在第一阶段给予实验措施该病便已治愈，第二阶段的措施则不可能反映出来。因此，交叉设计只适用于某些病程相对较长的疾病。③ 交叉设计实验应尽可能采用盲法，使研究者和患者都不知道有效药物在哪一阶段使用，以免产生偏倚。特别是容易使患者在第一阶段使用有效的药物后，便退出试验，这将会严重地影响研究结果。因此应注意控制患者退出实验的比例，尽可能使其降低到最低程度。

（3）析因设计（factorial design）：是将两个或多个试验因素的各水平进行组合，对各种可能的组合都进行试验，从而探讨各试验因素的主效应以及各因素间的交互作用。所谓交互作用是指两个或多个受试因素间的效应互不独立，当某一因素在各水平间变化时，另一个或多个因素各水平的效应也相应地发生变化。最简单的是2×2析因设计，即两个因素，每个因素各有两个水平。

析因设计的优点在于其试验的全面和高效性。析因设计可以全面均衡地对试验用药物剂量的不同水平进行组合，分组进行试验，以最小的试验次数探讨每个试验用药物各剂量间的差异，同时可获得各试验用药物间是否存在交互作用；通过比较各种试验组合，探索两种药物不同剂量的适当组合。

3. 比较类型

根据临床试验的目的确定临床试验中的比较类型，通常有三种：

（1）优效性检验（superiority trial）　目的是显示试验药的治疗效果优于对照药，包括：试验药是否优于安慰剂；试验药是否优于阳性对照药；或剂量间效应的比较。

（2）等效性检验（equivalence trial）　目的是确认两种或多种治疗的效果差别大小在临床

上并无重要意义,即试验药与阳性对照药在疗效上相当。

（3）非劣效性检验(non-inferiority trial)　目的是显示试验药的治疗效果在临床上不劣于阳性对照药。

试验中所选择的比较类型,应从临床角度考虑,并在制定试验方案时确定下来。通常以阳性为对照的临床试验中,如果要说明试验药物的效果不低于阳性对照药时,多倾向于进行非劣效性检验。

12.2　临床试验中的统计学应用基础

12.2.1　临床试验中的随机化、盲法及样本含量估计

1. 随机化(randomization)

临床试验实施中可能产生偏倚和变异,为确保临床试验的完整性,控制偏倚和变异极为重要。在比较性临床试验中,通常使用随机化将患者分配至各治疗组来控制有意或无意的偏倚。随机化的目的不仅仅在于将具有相似特征的患者划分为具有可比性的小组,也要为临床评估研究药物提供可靠的统计学检验方法。

（1）定义:随机化是使临床试验中的受试者有同等的机会被分配到试验组或对照组中,而不受研究者和/或受试者主观意愿的影响,可以使各处理组的各种影响因素(包括已知和未知的因素)分布趋于相似。随机化包括分组随机和试验顺序随机。

（2）随机化实现:临床试验的随机分配表是用文件形式写出的对受试者的处理的随机安排。在最简单的情况下,它是处理(在交叉试验中是处理顺序)的序列表,或者是按受试者号的相应编码。由于临床试验入选受试者的过程较长,为减少季节、疾病流行等因素对疗效的影响,一般采用区组随机化方法安排受试者的分配。区组随机化要先根据处理组数确定区组中对象的数目,即区组长度,然后将对象在区组内按预定的比例进行随机分配。区组长度一般取处理组数的2～3倍。这样进行随机化将有助于增加处理组间的可比性,还可以确保整个试验期间进入每一组的对象数基本相等。

在多中心临床试验中,常常按照试验的中心组织随机化过程,即按中心分层进行区组随机化,这又可称为分层区组随机化。分层随机化有助于保持层内的均衡性,减少偏倚。除按中心分层外,还可按照基线资料中的重要预后因素(如疾病的严重程度)等进行分层的随机化。分层的因素不宜多,且在以后的分析中应加以说明。

当样本量、分层因素、组间比例及区组大小决定后,便可在计算机上使用统计软件(例如SAS等)产生随机分配表。随机分配表必须有可以重新产生的能力,即当产生随机数的初值、分层、区组决定后能使这组随机数重新产生。其中,产生随机数的参数、随机数、随机分配表及试验用药物编码应作为临床试验的盲底妥善保存,随机化的细节(如区组长度等)不应包含在试验方案中。

2. 盲法(blinding)

虽然随机化的概念是为了避免统计学合理评估试验药物时出现偏倚,但这并不能保证由于识别出治疗方法而在报告、评估、数据处理和统计学分析时不出现主观判断造成的偏倚。由于这种主观性和判断性偏倚直接或间接地与治疗相关,因此这种偏倚可能严重扭曲对治疗效果的统计学推断。在实践中,要定量判断这些偏倚及其对治疗效果评估的影响相当困难。因

此,在临床试验中必须通过防止识别治疗方法而消除这些偏倚,这种方法称为设盲。根据设盲程度的不同,盲法分为双盲(double blind)、单盲(single blind)和非盲(non-blind,open-label)。一般将参与试验过程的所有人员,包括临床医生、护士、监察员、数据管理人员、统计分析人员统称为研究者。所谓双盲临床试验是指研究者和受试者在整个试验过程中均不知道受试者接受的是何种处理的临床试验;单盲临床试验是指仅受试者处于盲态的临床试验;非盲临床试验是指研究者和受试者均了解受试者接受了哪种治疗。如条件许可,应尽可能采用双盲试验,尤其在试验的主要变量易受主观因素干扰时,例如神经精神科中的各种量表(如神经功能缺损量表、生活能力量表、日常生活活动(ADL)量表等)。如果双盲不可行,则应优先考虑单盲试验。在某些特殊情况下,由于一些原因而无法进行盲法试验时,可考虑进行非盲的临床试验。

在双盲临床试验中,须对药物进行编盲,即由不参与临床试验的人员根据已产生的随机分配表对试验用药物进行分配编码。药品管理员将药物按号码连续地发放给病人。完成编盲后的盲底(随机数、产生随机数的参数及试验用药物编码)应一式二份密封,交临床试验负责单位和申请人分别保存。从医学伦理学方面考虑,双盲试验应为每一个编盲号设置一份应急信件,信件内容为该编号的受试者所分入的组别及用药情况。应急信件应密封,随相应编号的试验用药物发往各临床试验单位,由该单位负责保存,非必要时不得拆阅。在发生紧急情况或病人需要抢救必须知道该病人接受的是何种处理时,由研究人员按试验方案规定的程序拆阅。一旦被拆阅,该编号病例将中止试验,研究者应将中止原因记录在病例报告表中。所有应急信件在试验结束后随病例报告表一起收回,以便试验结束后盲态审核。

双盲临床试验可采用一次或两次揭盲的方式。当试验组与对照组按 1:1 设计时,一般采用两次揭盲法。数据文件经过盲态审核并认定可靠无误后将被锁定,进行第一次揭盲。此次揭盲只列出每个病例所属的处理组别(如 A 组或 B 组)而并不标明哪一个为试验组或对照组。第一次揭盲的结果交由试验统计学专业人员输入计算机,与数据文件进行联接后,进行统计分析。当统计分析结束后进行第二次揭盲,以明确各组所接受的治疗。

3. 样本含量的估计

样本含量(sample size)即观察例数的多少,又称样本大小。在保证研究结论具有一定可靠性(精度和检验效能)的前提下,常需要在设计阶段就认真估计最少的受试对象数。样本含量估计充分反映了科研设计中"重复"的基本原则,样本含量过小或过大都有其弊端。样本含量过小,所得指标不稳定,用以推断总体的精密度和准确度差;检验的功效低,应有的差别不能显示出来,难以获得正确的研究结果,结论也缺乏充分的依据。样本含量过大,会增加实际工作的困难,浪费人力、物力和时间。由于过分追求数量,可能会引入更多的混杂因素,从而影响数据的质量。

在前面的章节中已经对样本含量问题进行了一般性的介绍,这里将结合药物临床试验对样本含量问题给予进一步的说明。药物临床试验样本含量应根据试验的主要指标来确定,如一次试验设多个主要指标,应计算每一指标的样本含量,取最大数,而且要对其影响因素考虑得更加复杂,如:设计的类型、主要指标的性质(测量指标或分类指标)、临床上认为有意义的差值、检验统计量、检验假设、Ⅰ类和Ⅱ类错误的概率等。样本量的具体计算方法以及计算过程中所需用到的统计量的估计值及其依据应在临床试验方案中列出,同时需要提供这些估计值的来源依据。

12.2.2 非劣效性/等效性试验中的统计推断

1. 确定疗效的界值制定

进行等效性检验或非劣效性检验时,需预先确定一个等效界值(上限和下限)或非劣效界值(下限),这个界值应不超过临床上能接受的最大差别范围,并且应当小于阳性对照药对安慰剂的优效性试验所观察到的差异。等效界值或非劣效界值的确定需要由主要研究者从临床上认可,而不是依赖于试验统计学专业人员。非劣效界值用 δ_0 表示,等效性试验要用劣侧和优侧两个界值,分别用 δ_{01}、δ_{02} 表示。理论上两侧界值可以取不等距,但实际中一般取等距。

根据既往的经验,对有些临床定量指标具有专业意义上的变化量,可提供粗略的界值参考标准,例如血压可取为 0.67 kPa(5 mmHg),胆固醇可取为 0.52 mmol/L(20 mg/dl),白细胞计数可取为 $0.5×10^9$/L(500 个/mm³)。非劣效性/等效性试验经常是对变化量之间的比较,相应的界值(指变化量之间的差值)应更小。例如,血压变化值的等效界值可取为 0.4 kPa(3 mmHg),胆固醇变化值可取为 0.26 mmol/L(10 mg/dl),白细胞计数变化量可取为 $0.2×10^9$/L(200 个/mm³)。当难以确定时,可酌取 1/5~1/2 个标准差或参比组均数的 1/10~1/5 等。对两组率而言,建议取 15% 以下的值,通常最大不超过对照组样本率的 1/5。

2. 制定非劣效性/等效性的假设检验方法

(1) 检验假设的构建

无效假设和备选假设分别用 H_0 和 H_a 表示,以 α 作为总的检验水准。表 12.1 列举了几种不同情形下的检验假设,设 T 为试验组参数,P 为阳性对照组参数。

表 12.1 不同试验类型的检验假设

试验类型	无效假设	备选假设	检验水准
非劣效性试验	$H_0: T-P \leqslant -\delta_0$	$H_a: T-P > -\delta_0$	α
等效性试验	$H_{10}: T-P \leqslant -\delta_0$	$H_{1a}: T-P > -\delta_0$	$\alpha/2$
	$H_{20}: T-P \geqslant \delta_0$	$H_{2a}: T-P < \delta_0$	$\alpha/2$
统计优效性试验	$H_0: T-P \leqslant 0$	$H_a: T-P > 0$	α
临床优效性试验	$H_0: T-P \leqslant \delta_0$	$H_a: T-P > \delta_0$	α

(2) 检验用统计量和结论的推断

① 非劣效性试验:

对于定量指标,均数的非劣效性检验用单侧 t 检验,统计量计算公式为:

$$t = \frac{\delta_0 + (\overline{X}_T - \overline{X}_P)}{S_{\overline{X}_T - \overline{X}_P}} = \frac{\delta_0 + (\overline{X}_T - \overline{X}_P)}{\sqrt{S_c^2 \left(\frac{1}{n_T} + \frac{1}{n_P}\right)}}$$

式中,$S_{\overline{X}_T - \overline{X}_P}$ 为两组均数差值的标准误,S_c 为合并标准差:

$$S_c = \sqrt{\frac{S_T^2(n_T - 1) + S_P^2(n_P - 1)}{n_T + n_P - 2}}$$

对于定性指标,率的非劣效性检验用单侧 Z 检验,统计量计算公式为:

$$Z = \frac{\delta_0 + (p_T - p_P)}{S_{p_T - p_P}}$$

式中 $S_{p_T - p_P}$ 为两组率差值的标准误：

$$S_{p_T - p_P} = \sqrt{\frac{P_T(1 - P_T)}{n_T} + \frac{P_P(1 - P_P)}{n_P}}$$

② 等效性试验：

对于定量指标，均数的等效性检验需进行两次单侧 t 检验，一次为对劣方向上的检验，另一次为对优方向上的检验，其统计量计算公式分别为：

$$t_1 = \frac{\delta_0 + (\overline{X}_T - \overline{X}_P)}{S_{\overline{X}_T - \overline{X}_P}}$$

$$t_2 = \frac{\delta_0 - (\overline{X}_T - \overline{X}_P)}{S_{\overline{X}_T - \overline{X}_P}}$$

对于定性指标，率的等效性检验用两次单侧 Z 检验，统计量计算公式分别为：

$$Z_1 = \frac{\delta_0 + (p_T - p_P)}{S_{p_T - p_P}}$$

$$Z_2 = \frac{\delta_0 - (p_T - p_P)}{S_{p_T - p_P}}$$

3. 判定非劣效性/等效性的置信区间方法

置信区间方法亦可用于非劣效性/等效性的判定，通过构建有关参数差别的置信区间（confidence interval，CI）作为评价的决策准则。假定总的可信度取 $100(1 - \alpha)\%$，以 C_L 表示置信区间的下限，以 C_U 表示置信区间的上限。

(1) 非劣效性试验：按单侧 $100(1 - \alpha)\%$ 置信度，计算出 $T - P$ 置信区间的下限 C_L，若 $[C_L, +\infty)$ 完全在 $[-\delta_0, +\infty)$ 范围内，或者 $C_L > -\delta_0$，可下非劣效性的结论。

① 定量指标：计算两组均数差值置信区间下限的公式为

$$C_L = (\overline{X}_T - \overline{X}_P) - t_{1-\alpha, v} S_{\overline{X}_T - \overline{X}_P}$$

式中，$t_{1-\alpha, v}$ 为在自由度 v 下，检验水准为 α 时的单侧 t 分布界值。

② 定性指标：计算两组率差值置信区间下限的公式为

$$C_L = (p_T - p_P) - Z_{1-\alpha} S_{p_T - p_P}$$

式中，$Z_{1-\alpha}$ 为在检验水准为 α 时的单侧正态分布离差界值。

(2) 等效性试验：按双侧 $100(1 - \alpha)\%$ 可信度，计算出 $T - P$ 置信区间的下限 C_L 和上限 C_U，若 $[C_L, C_U]$ 完全在 $[-\delta_0, \delta_0]$ 范围内，或者 $-\delta_0 < C_L < C_U < \delta_0$，可得出等效性的结论。

① 定量指标：计算两组均数差值置信区间下限和上限的公式分别为

$$C_L = (\overline{X}_T - \overline{X}_P) - t_{1-\alpha/2, v} S_{\overline{X}_T - \overline{X}_P}$$

$$C_U = (\overline{X}_T - \overline{X}_P) + t_{1-\alpha/2, v} S_{\overline{X}_T - \overline{X}_P}$$

式中，$t_{1-\alpha/2, v}$ 为在自由度 v 下，检验水准为 $\alpha/2$ 时的单侧 t 分布界值。

② 定性指标：计算两组率差值置信区间下限和上限的公式分别为

$$C_L = (p_T - p_P) - Z_{1-\alpha/2} S_{p_T - p_P}$$
$$C_U = (p_T - p_P) + Z_{1-\alpha/2} S_{p_T - p_P}$$

式中，$Z_{1-\alpha/2}$ 为在检验水准为 $\alpha/2$ 时的单侧正态分布离差界值。

【例 12.1】 为了显示一种新药血管紧张素 II 拮抗剂（A II antagonist）治疗轻中度原发性高血压的降压效果不差于标准药血管紧张素转换酶抑制剂（ACE inhibitor），进行临床试验，主要终点指标用仰卧舒张压（SDBP，单位为 kPa）的下降幅度。A II 组治疗 60 例，ACE 组治疗 62 例，两组 SDBP 与基线相比的血压值平均下降分别为 1.86 kPa 和 1.60 kPa。假定非劣效界值 $\delta_0 = 0.40$ kPa，两组合并标准差 $S = 1.06$ kPa，取单侧 $\alpha = 0.05$，试推断 A II 与 ACE 相比是否具有非劣效性？

（1）假设检验法：

建立检验假设，$H_0 : \mu_T - \mu_P \leqslant -0.40$ kPa，$H_a : \mu_T - \mu_P > -0.40$ kPa。

计算统计量，先计算两组均数差值的标准误：

$$S_{\bar{x}_T - \bar{x}_P} = \sqrt{1.06^2 \times \left(\frac{1}{60} + \frac{1}{62} \right)} = 0.192\,0$$

代入公式计算得

$$t = \frac{0.40 + (1.86 - 1.60)}{0.192\,0} = 3.437\,5$$

自由度为 $60 + 62 - 2 = 120$，则单侧 $P < 0.05$（$P = 0.000\,4$），拒绝 H_0，可推断 A II 非劣效于 ACE。

（2）置信区间法：

代入公式计算得两组血压平均下降值差值的 95% 单侧置信区间的下限为

$$C_L = (1.86 - 1.60) - 1.658 \times 0.192\,0 = -0.058\,27 \text{ kPa} > -0.40$$

因此，可推断 A II 非劣效于 ACE。

【例 12.2】 为评价某试验药和传统对照药治疗念珠菌性外阴阴道炎的疗效和安全性，进行一项临床试验。试验组 113 例中有效为 100 例，对照组 109 例中有效为 80 例，有效率分别为 88.5% 和 73.4%。假定非劣效界值 $\delta_0 = 10\%$，试进行非劣效性分析。

（1）假设检验法：

建立检验假设，$H_0 : \pi_T - \pi_P \leqslant -10\%$，$H_a : \pi_T - \pi_P > -10\%$。

计算统计量，先计算两组率差值的标准误：

$$S_{p_T - p_P} = \sqrt{\frac{0.885(1 - 0.885)}{113} + \frac{0.734(1 - 0.734)}{109}} = 0.051\,9$$

代入公式计算得

$$Z = \frac{0.10 + (0.885 - 0.734)}{0.051\,9} = 4.836\,2$$

单侧 $P < 0.05$（$P < 0.000\,1$），拒绝 H_0，可推断试验药非劣效于对照药。

（2）置信区间法：

代入公式计算得两组率差值的 95% 单侧置信区间的下限为

$$C_L = (0.885 - 0.734) - 1.645 \times 0.051\,9 = 6.56\% > -10\%$$

因此,可推断试验药非劣效于对照药。

根据以上原理,可以对优效性试验进行统计推断。例如采用置信区间法,按单侧 $100(1-\alpha)\%$ 置信度,计算 $T-P$ 置信区间。若 $[C_L, \infty)$ 不包括 0,或者 $C_L > 0$,可得出统计学优效性的结论;若 $[C_L, +\infty)$ 完全超出 $(-\infty, \delta_0)$ 范围,或者 $C_L > \delta_0$,可得出临床优效性的结论。

12.2.3　临床试验中必须进一步强调的统计学问题

在临床试验过程中,尽管试验方案考虑周全且撰写详细,但在试验中还是可能发生违背方案的情况。例如,受试者随机被分配到某一治疗组,但在试验完成后发现不符合入选和/或排除标准,原因是在随机化和药物发放时,尚缺少某些入选标准中有明确要求的实验室检查结果。在某些情况下,由于随机编码的混淆,受试者可能被分配到错误的治疗组。在紧急情况下或者疾病恶化时,某些受试者可能从指定的治疗转化为其他的治疗。另外,对于每个临床试验,受试者有可能因为各种原因在临床试验完成前退出试验。还有,受试者对治疗方案的依从性也可能会违背方案。因此哪些受试者应该纳入疗效和安全性合理和无偏倚的分析是重要问题。

1. 意向性分析原则:意向性分析(intention to treat,ITT)是指基于有治疗意向的受试者(即计划好的治疗)而不是实际给予治疗的受试者进行评价的处理策略,是可以对结果做出评定的最好原则。其结果是随机分配到试验组或对照组的受试者都应作为该组的成员被随访、评价和分析,无论他们是否依从计划的处理过程。这种保持初始的随机化的做法对防止偏性是必要的,并且它为统计学检验提供了可靠的基础,能反映干预措施在临床实际应用时的效果。

2. 统计分析数据集

(1) 全分析集(full analysis set,FAS)是鉴于完全贯彻 ITT 原则的实际困难而提出的一种分析集。全分析集是指尽可能接近 ITT 原则的理想的受试者集,该数据集是从所有随机化的受试者中以最少的和合理的方法剔除受试者后得出的。例如,在分配随机号后,可能发现受试者违背某些主要的入选/排除标准,受试者可能未使用任何分配的治疗药物,或者受试者可能失访,从而不能获得任何随机化后的数据。这些病例不应纳入分析。在选择全分析集进行统计分析时,对主要变量缺失值的估计,一般使用将缺失点之前的最近一个时点观察到的结果结转到当前(last observation carry forward,LOCF)的方法。

(2) 符合方案集(per protocol set,PPS)又称有效病例、有效样本、可评价病例样本,是由充分依从于试验方案的病例子集所产生的数据集,是全分析集的一个子集。依从性包括以下一些考虑,如:所接受的治疗、主要指标测量的可行性以及未对试验方案有大的违反等。

(3) 安全性数据集(safety set,SS):通常指所有随机化分组后至少接受一次治疗的受试者。

本章小结

本章强调了以人为研究对象的临床试验的基本概念,对药物临床试验Ⅰ、Ⅱ、Ⅲ、Ⅳ期的目的和要求给予了概括性的介绍。临床试验对照组的设置主要形式有空白对照、安慰剂对照、剂量—反应对照和阳性药物对照,常见的设计类型包括平行组设计、交叉设计和析因设计,根据临床试验的目的将比较类型分为优效性、等效性和非劣效性。指出随机化、盲法和样本含量估计是临床试验设计阶段的重要问题,表明随机化和盲法是避免临床试验偏倚的两种有效手段,对随机化、盲法和样本含量估计问题作了进一步阐述,进一步强调了临床试验中涉及的一些统计学关键问题,例如意向性分析原则、统计分析数据集。

复习思考题

1. 简述什么是临床试验?

2. 药物临床试验是如何分期的?

3. 什么是多中心临床试验?

4. 临床试验常用的对照有哪些?

5. 什么是双盲双模拟临床试验?

6. 临床试验中常见的设计类型有哪几种?

7. 临床试验中常见的比较类型有哪几种?

8. 什么是随机化?

9. 盲法试验可以分为哪几种?

10. 临床试验样本含量估计的影响因素有哪些?

11. 临床试验中判定非劣效性/等效性的检验假设与通常的检验假设有何不同? 举例说明。

12. 临床试验中如何用置信区间估计方法判定非劣效性/等效性?

13. 什么是意向性分析原则?

14. 临床试验统计分析时常用的有哪几种数据集? 分别用于哪些分析?

13 诊断试验设计与统计分析方法

近年来,随着科学技术的快速发展,医学上一些新的诊断技术不断出现,如何科学评价诊断技术的临床价值成了现代医学研究中的一个重要课题。然而国内外研究均提示,当前诊断和筛检试验评价的现状令人担忧。资料显示:我国诊断和筛检试验评价研究中约有60%存在问题。特别是对一些新的诊断试验方法,在其刚出现时,由于缺乏科学设计和评价,常常夸大其实用价值,造成较大范围的误用,不仅对疾病预防和医疗实践造成了危害,而且浪费了宝贵的医疗资源。如癌胚抗原(CEA)开始应用于临床时,被认为对结肠癌的诊断有很高价值,但后来发现其他恶性肿瘤也有该抗原,且在非肿瘤的吸烟者中也有近20%的人呈阳性。因此掌握诊断试验设计和评价技术将有助于正确选用诊断试验,科学解释诊断试验结果,从而提高诊治水平。本章介绍诊断试验的基本概念,实验设计及评价指标。

13.1 诊断试验基本概念

诊断试验(diagnostic test)是指用于确定疾病存在状态的各种实验方法。包括用于诊断目的的病史采集和体格检查;各种实验室检查,如生化、血液学、细菌学、病毒学、免疫学、病理学及遗传学等项目;各种影像学技术如X线诊断、超声诊断、核磁共振成像、放射性核素检查等;各种器械诊断如心电图、纤维内镜等;以及各种诊断标准,如诊断急性风湿热的Jones诊断标准、诊断系统性红斑狼疮的ARA诊断标准等。诊断试验主要应用于以下几个方面:

(1)早期疾病筛查:即通过运用快速的检验、检查将可能有病但表面上健康的人,与可能无病的人区别开来。与临床诊断试验不同,筛检仅是一种初步检查,对筛检试验阳性和可疑阳性的人必须做进一步的确诊检查。

(2)疾病鉴别诊断:针对病人的主诉症状,医生在形成初步诊断假设后,通过选择一些特定的诊断试验,以达到鉴别诊断之目的。

(3)疾病预后判断:采用诊断试验可考察疾病治疗效果及判断预后。如对丙型肝炎病人实施抗病毒治疗过程中,通过定期测定血清丙型肝炎病毒核酸(HCV-RNA)含量,有助于医生及时了解治疗效果,判断预后。

13.2 诊断试验设计

诊断试验设计既要遵循本书第4章介绍的医学科研设计的基本原则,如设立对照、随机分组、样本含量确定等,又要根据诊断试验的特点进行一些特殊的设计,本节将重点介绍后者。

13.2.1 金标准(gold standard)

诊断试验评价研究设计中的一项重要内容是确定金标准。诊断试验的金标准是指当前医学界公认的诊断某一疾病最可靠的诊断方法。常用的金标准有病理学诊断、外科手术发现、影像学诊断以及公认的综合临床诊断标准、长期临床随访结果等。

金标准虽是最可靠的诊断方法,但它不等于诊断决策中最好、首选的方法。如冠状动脉造影、肝脏活检、骨髓铁染色、乳腺病理切片检查等金标准方法就常常因为花费高昂或有一定风险易引起并发症而难以在实际工作中实施。此时若只对新诊断试验方法得出的阳性个体进行金标准证实试验,阴性个体不进行金标准证实试验,就易造成病例组与对照组的错误划分,从而影响对诊断试验的正确评价。在此情况下,可考虑采用不同的金标准来减少偏倚,如乳腺癌诊断试验中对怀疑为恶性的患者进行组织活检、手术,而让初诊无明显异常者接受一定时间的临床与乳腺 X 线照相随访等。

13.2.2 研究对象的选择

诊断试验选择研究对象的基本原则是:将金标准确诊为患该研究疾病的对象列入病例组;经金标准证实未患该病的对象列入对照组。具体的选择方法依研究目的和研究分期的不同而不同,详见下述。

13.2.3 盲法评价

为避免主观偏倚对诊断试验结果判断上的影响,应使用盲法进行评价。盲法分为单盲和双盲,所谓单盲是指被试验对象不知道自己是在对照组还是在试验组;双盲则指研究者和被研究者均不知道被试验对象在哪个组。虽然盲法评价有利于获得客观真实的结果,但在实际应用时必须注意不能对病人造成伤害(如延误诊治),必须符合医学伦理学原则。

13.2.4 诊断试验研究分期

根据诊断试验设计的特点,可将诊断试验研究分为三个时期。

一期试验:即诊断试验研究的初期,属早期探索阶段。一般采用回顾性设计,每组选取 10～50 例研究对象。在这一阶段,病例组常来自典型的病人,对照组则由典型的正常个体组成,即选用典型的病例与健康人做研究,其目的是判断新的试验是否具有最基本的临床诊断价值,但并不意味着该项试验具备临床应用价值,更不意味该项试验能推广应用,因为一项诊断试验只有在达到能鉴别易被混淆的疾病或状态时才被认为是真正有用的。

二期试验:即诊断试验研究的中期阶段。仍可采用回顾性设计,一般要求每组约 100 例研究对象,同时应考虑不同病理学、临床表现的病例以及与上述病例易混淆的非病例。二期诊断试验的目的是在较宽的疾病谱下考察诊断试验的临床价值,其结果可加强一期试验结论也可否定一期试验结论。以癌胚抗原(CEA)在结肠癌诊断中的研究为例,有研究者对 36 例晚期结肠或直肠癌患者的 CEA 水平进行了测定,其中 35 例增高;同时测定正常人的 CEA 水平,均明显低于病例组,研究结果提示 CEA 水平测定可能有助于结肠或直肠癌的诊断甚至早期诊断。而当将研究对象扩大到包含早期结肠癌或直肠癌患者及其他胃肠道疾病患者时,CEA 的诊断价值明显降低,一期研究结果不再成立。

三期试验:即诊断试验研究的高级阶段。此期采用前瞻性设计,一般要求每组要有 100 例以上的研究对象,所选的研究对象必须要有良好的临床代表性。其中病例组应当包括该病的各种临床类型:轻、中、重,典型的和不典型的,有和无并发症者,治疗过的和未治疗过的,从而确保病例组对研究总体的代表性;对照组则应选自确实无该病的其他病例,并应包括易与该病相混淆的其他疾病,这样的对照才具有临床鉴别诊断价值。

13.2.5 确定样本含量

上述按诊断试验分期确定样本含量的方法,因是根据经验而来,故准确性较差,常常不能满足不同临床复杂情况的需要。较理想的方法是根据统计学原理计算所需的样本含量。其估计方法可采取率的样本估算法,用灵敏度的估计值计算病例组所需样本量,用特异度的估计值计算未患该病的对照组样本含量。当试验灵敏度、特异度接近 50% 时,可采用近似公式:

$$n = \left(\frac{Z_{a/2}}{\delta}\right)^2 p(1-p) \tag{13.1}$$

式中,n 为样本含量,$Z_{a/2}$ 为正态分布双侧概率为 α 时的 Z 值(如 $Z_{0.05/2}=1.96$),δ 为允许误差,一般定在 $0.05\sim0.10$,p 为灵敏度或特异度。

当预期的灵敏度或特异度小于 20% 或大于 80% 时,资料呈偏态分布,需要对率采用平方根反正弦转换($p' = \sin^{-1}\sqrt{p}$),然后采取率的样本估算法,用灵敏度的估计值计算病例组所需样本量,用特异度的估计值计算未患该病的对照组样本含量。

第三期试验研究通常花费较大,时间较长,对试验设计的要求较高,故一般采用公式法计算所需的样本含量。

13.3 诊断试验评价指标及辨析

医学诊断试验评价指标种类繁多,主要有真实性指标、预测性指标、可靠性指标、综合性指标等,其中以真实性评价指标种类最多也最为重要。

13.3.1 真实性评价指标

根据诊断试验结果和金标准的判别,可得到四种情况一般可将其整理成表 13.1 的形式,由本书的卡方检验章节可知表 13.1 实际上是一个配对,四格表。许多诊断试验评价指标均可用这张四格表进行定义,因此掌握表 13.1 的结构,了解各格子含义对掌握诊断试验评价指标具有重要意义。

表 13.1 的列反映患者真实情况(金标准结果),令 D 为反映真实情况的指示变量,D+代表实际有病,D-代表实际无病。表 13.1 的行反映患者检测结果,令 T 为反映检测结果的指示变量,T+代表检测结果阳性,T-代表检测结果阴性。这样表 13.1 中 a 表示实际有病者中检测结果为阳性的人数;b 表示实际无病者中检测结果为阳性的人数;c 表示实际有病者中检测结果为阴性的人数;d 表示实际无病者中检测结果为阴性的人数;研究对象总数为 $N=a+b+c+d$。

表 13.1 诊断试验评价四格表示意

诊断试验	金标准		合计
	有病(D+)	无病(D−)	
阳性(T+)	a	b	$a+b$
阴性(T−)	c	d	$c+d$
合计	$a+c$	$b+d$	N

由表 13.1,我们可定义诊断试验真实性评价中的四个常用指标,并辨析它们之间的关系。

(1) 灵敏度(sensitivity, Se)和假阴性率(false-negative rate, FNR)

灵敏度系指患者实际有病时,诊断试验结果为阳性的概率,也称真阳性率(true-positive rate, TPR),它反映了诊断试验检出病例的能力。由表 13.1 可给出其计算公式为:

$$灵敏度:Se = P(T+|D+) = a/(a+c) \tag{13.2}$$

实际有病的人被错判为非患者的概率就是假阴性率(false-negative rate, FNR),又称漏诊率。

$$假阴性率:FNR = P(T-|D+) = c/(a+c) \tag{13.3}$$

(2) 特异度(specificity, Sp)和假阳性率(false-positive rate, FPR)

特异度也称真阴性率(true-negative rate, TNR),它反映了诊断试验排除病例的能力。由表 13.1 知:

$$特异度:Sp = P(T-|D-) = d/(b+d) \tag{13.4}$$

假阳性率是指实际无病的人被错判为患者的概率,又称误诊率。

$$假阳性率:FPR = P(T+|D-) = b/(b+d) \tag{13.5}$$

表 13.2 给出了表 13.1 数据的概率表达形式,从表 13.2 中我们可以更直观地理解评价诊断试验真实性指标之间的相互关系。不难理解,灵敏度+假阴性率=1;特异度+假阳性率=1。

表 13.2 诊断试验评价四格表数据的概率表达形式

诊断试验	金标准		合计
	有病(D+)	无病(D−)	
阳性(T+)	$Se=a/(a+c)$	$FPR=b/(b+d)$	1.0
阴性(T−)	$FNR=c/(a+c)$	$Sp=d/(b+d)$	1.0
合计	1.0	1.0	

需要强调的是,灵敏度、特异度、误诊率、漏诊率这四个指标是诊断试验固有指标,由于他们分别来自有病和无病两个总体,故不受研究对象患病率的影响。

13.3.2 预测性评价指标

在临床实践中,医生们有时更关心应用某诊断试验时,如果是阳性结果,到底有多大可能性得该病? 如果是阴性结果,又有多大可能性排除该病? 预测值就是回答这样一些问题的统计学指标。

阳性预测值(positive predictive value, PPV)表示诊断试验为阳性结果者,确为患者的概率。而阴性预测值(negative predictive value, NPV)表示诊断试验为阴性结果者,确为非患者的概率。当受检人群患病率能够作为总体人群患病率的估计值时,可用式(13.6)、(13.7)由表 13.1 数据直接计算阳性预测值和阴性预测值。

$$阳性预测值:PPV = P(D+|T+) = a/(a+b) \tag{13.6}$$

$$阴性预测值:NPV = P(D-|T-) = d/(c+d) \tag{13.7}$$

由于预测值受患病率的影响,因此,当检测人群的患者比例不能代表总体时,根据贝叶斯定理,可导出预测值的计算公式:

$$PPV = \frac{Se \times P_+}{Se \times P_+ + (1-Sp) \times P_-} \tag{13.8}$$

$$NPV = \frac{Sp \times P_-}{Sp \times P_- + (1-Se) \times P_+} \tag{13.9}$$

在式(13.8)、式(139)中的 P_+ 和 P_- 被称为某事件发生和未发生的先验概率。如 P_+ 代表发生某病的先验概率,这一概率在医院中可理解为在进行试验检查前,医生怀疑就诊者患有某病的概率;而在公共卫生学人群调查中,这一概率就是调查实施前,研究者对被调查疾病患病率的估计值。先验概率可从临床经验、参考文献或某地既往流行水平以及流行病学预调查获得。

13.3.3 综合性评价指标

虽然灵敏度、特异度是评价诊断试验真实性的重要指标,但由于许多医学实验都具有提高灵敏度就会损失特异度的性质,因此在对某一检验方法进行全面评价时,需要构建一些综合性的指标。常用的有:正确率、约登指数、阳性似然比、阴性似然比等。

(1)正确率

正确率又称总符合率,表示观察结果与实际结果的符合程度,反映正确诊断患者和非患者的能力。

$$正确率 = (a+d)/N \tag{13.10}$$

正确率的另一种表达形式为:

$$正确率 = \frac{a+c}{N}Se + \frac{b+d}{N}Sp \tag{13.11}$$

由式(13.11)可见,正确率实际上是灵敏度和特异度的加权平均值。

需要注意的是,正确率在很大程度上依赖受试人群的患病率。例如,受试人群的患病率为 1%,那么,即使将该人群的所有检验标本都诊断为阴性,也可获得99%的正确率。另外,它没有说明假阴性和假阳性的频率,这样相同的正确率可能有完全不同的假阳性和假阴性。因此,虽然正确率易于理解,计算简单,但目前一般已不建议用于诊断试验评价。若使用,则一定要说明其相应情况,否则极易导致错误的结论。

(2)约登指数(youden index, YI)

约登指数是反映诊断试验真实性的综合指标,YI 定义为:

$$YI = 灵敏度 + 特异度 - 1 = Se + Sp - 1 \tag{13.12}$$

YI 的值在 $-1 \sim 1$ 之间,其值越大,说明诊断试验的真实性越好,当 YI 等于 0 时,提示该诊断试验无临床应用价值。

(3)似然比(likelihood ratio, LR)

似然比即试验组和对照组两个条件概率之比。诊断试验中常用阳性似然比和阴性似然比作为真实性评价的综合指标。

阳性似然比(LR_+):表示真阳性率与假阳性率之比。

$$LR_+=\frac{P(T_+\mid D_+)}{P(T_+\mid D_-)}=\frac{Se}{1-Sp} \tag{13.13}$$

阴性似然比(LR_-):表示假阴性率和真阴性率之比。

$$LR_-=\frac{P(T_-\mid D_+)}{P(T_-\mid D_-)}=\frac{1-Se}{Sp} \tag{13.14}$$

LR 的取值范围为 $(0,+\infty)$,反映了某试验结果提供给两组的相对证据大小。LR 为 1.0 时表示病例组与对照组有某试验结果的可能性相同;$LR>1.0$ 时表示与对照组相比,病例组有某试验结果的可能性更大;$LR<1.0$ 则代表对照组中有某试验结果的可能性更大。LR_+ 值越大,检测方法证实疾病的能力越强;LR_- 值越小,检测方法排除疾病的能力越好。

13.3.4 可靠性评价指标

诊断试验的可靠性是指在相同试验条件下,进行重复操作获得相同结果的稳定程度。由于研究对象变异、试验方法与条件变异都可影响诊断试验结果,因此除真实性评价外,可重复性是诊断试验评价中另一个值得关注的问题。通常对数值变量资料,我们用标准差和变异系数这两个指标来进行可重复性评价。而对分类变量资料,我们则用一致性分析研究诊断试验的可靠性。

一致性分析,又称 Kappa 值分析,是判断不同观察者间,校正机遇一致率后的观察一致率指标,其取值范围为 $-1\sim+1$,Kappa 值为负数,说明观察一致率比机遇一致率还小; Kappa $=-1$,两观察者判断完全不一致;Kappa$=0$,说明观察一致率完全由机遇所致;Kappa>0,表示观察一致率大于机遇一致率;Kappa 值越靠近 1,说明一致程度越好。

以胆结石诊断为例,甲、乙两位医生的诊断结果如表 13.3 所示。由下面的推算结果可以看出两位医生诊断胆结石观察一致率虽高(80%),但机遇率也高(56%),而非机遇率却不高(44%),两人的实际诊断一致率仅 24%,实际一致率与非机遇一致率的比值为 55%,此值即为 Kappa 值。

计算公式如下:

表 13.3　两个医生诊断胆结石的一致性分析

乙医生	甲医生		合计
	胆结石	正常	
胆结石	a　(86)	b　(42)	$a+b$　(R_1,128)
正常	c　(34)	d　(224)	$c+d$　(R_2,258)
合计	$a+c$　(C_1,120)	$b+d$　(C_2,266)	N　(386)

观察一致率(Po) $=\dfrac{a+d}{N}*100\%=\dfrac{86+224}{386}*100\%=80\%$

机遇一致率(Pc) $=(\dfrac{R_1C_1}{N}+\dfrac{R_2C_2}{N})/N=(\dfrac{128\times120}{386}+\dfrac{258\times266}{386})/386=56\%$

非机遇一致率$=1-Pc=100\%-56\%=44\%$

实际一致率 $= Po - Pc = 80\% - 56\% = 24\%$

$$\text{Kappa 值} = \frac{Po - Pc}{1 - Pc} = \frac{\text{实际一致率}}{\text{非机遇一致率}} = \frac{24\%}{44\%} = 0.55$$

Kappa 值的简化计算公式为:

$$\text{Kappa} = \frac{N(a+d) - (R_1C_1 + R_2C_2)}{N^2 - (R_1C_1 + R_2C_2)} \tag{13.15}$$

13.3.5 诊断界值选择和 ROC 曲线

理想情况下,我们希望诊断试验真阳性率和真阴性率均为 100%,假阳性率和假阴性率均降到 0。但在实际工作中,由于患病人群和非患病人群的观察指标具有离散性,故表现在他们的实验检测数值上也常有重叠,因此对绝大多数诊断试验来说,研究者很难找到一个临界指标来完全区分这两个人群。如图 13.1 所示,我们定义诊断试验为阳性与阴性的临界点称为诊断界点(cut-off point),当诊断界点左移时,试验的灵敏度增加,特异度降低,或者说在降低漏诊率的同时增加了误诊率。而当诊断界点右移时,试验的特异度增加,灵敏度降低,也就是降低了误诊率增加了漏诊率。由此,不难理解,通过改变诊断界点可以得到一系列不同的灵敏度和与其相对应的特异度,这为我们研究灵敏度和特异度间的定量关系,确定最佳临界点提供了可能。

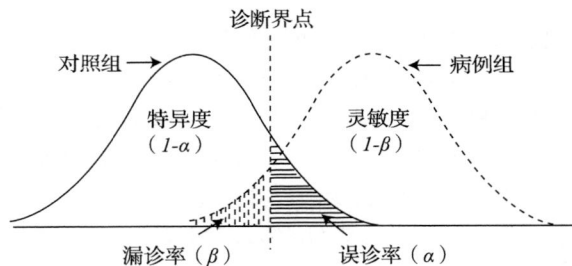

图 13.1 诊断界点选择示意图

同一诊断试验,通过选取不同的诊断界值,我们有了对应的灵敏度、特异度。这提醒研究者,必须在考虑各种可能的诊断界点基础上,寻找一种更能全面反映诊断试验价值的工具。ROC 曲线又称受试者工作特征曲线(receiver operator characteristic curve),就是通过改变诊断界点所得到的曲线(图 13.2)。ROC 曲线的纵轴是灵敏度,横轴是 1−特异度,故它可以表示灵敏度和特异度之间的相互关系,通过寻找诊断试验的最佳临界点,以优化试验的灵敏度和特异度。如图 13.2 所示,曲线 A 为通过原点的对角线,这种情况下,无论将判定值放在什么位置,灵敏度(真阳性率)和假阳性率(1−特异度)的值都相等,该诊断试验对病人、非病人完全没有识别能力。曲线 B、C 和 D 则代表临床应用价值逐步增加的试验方法;其中,曲线 E 结果显示该诊断试验价值最大,灵敏度和特异度均接近于 100%。当诊断试验的假阳性和假阴性后果造成的损失近似相等时,试验结果的最优决策界点就是寻找使灵敏度和特异度之和最大的对子。通常,ROC 曲线越左上偏,曲线下的面积越大,其诊断试验识别病人和非病人的能力越强,故通过比较多个诊断试验的 ROC 曲线下面积,可帮助临床医师对诊断试验做出最佳选择。ROC 曲线下的面积可通过 SAS、SPSS 等统计软件算出。

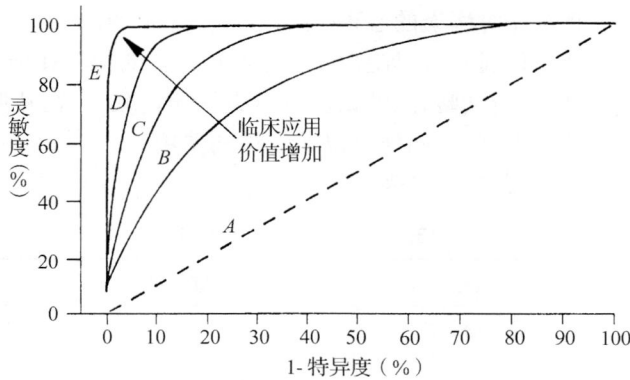

图 13. 2　ROC 曲线

13.4　提高诊断试验效率的方法

　　提高诊断试验效率可从改进诊断试验的"硬件"和"软件"入手。"硬件"的改进包括降低试验方法的最低检出限而提高灵敏度,纯化包被的抗原而提高特异度等。"软件"的改进包括选择高患病率人群,确定合适诊断界值,采用联合试验等。"硬件"的改进取决于试验方法的发展、试验技术的进步,而"软件"的改进则存在一些设计上的技巧。本节仅讨论在诊断试验"硬件"不变的条件下,如何通过改进其"软件"以达到提高诊断试验效率之目的。

　　1. 选择患病率高的人群应用诊断试验。由于患病率对预测值的影响很大,当一个试验的灵敏度、特异度固定时,如用于患病率很低的人群,则阳性预测值很低,但用于高危人群时,阳性预测值可显著提高。

　　2. 结合临床实际确定合适的诊断界值。在确定诊断界值时,应结合误诊和漏诊对临床结局的影响进行综合权衡。若希望将假阳性和假阴性造成的不良后果同时减少到最低,可通过ROC 曲线,选择使灵敏度和特异度之和达到最大时的对子。对试验假阴性结果引起漏诊将使得病情加重,早期诊断有助于疾病的治疗,应通过选择合适的诊断界值提高其灵敏度(即使损失一定的特异度)。而对试验假阳性结果会给病人带来身心伤害,尤其是一些难以治愈的疾病如癌症、艾滋病等,则应通过选择合适的诊断界值提高其特异度。

　　3. 多项试验联合诊断。当单项试验的灵敏度、特异度达不到临床诊断要求时,可通过选择联合试验的方式提高诊断价值。联合试验有两种形式,即平行试验和系列试验。

　　(1) 平行试验是将几个试验同时进行,只要有一个出现阳性,即可认为有患病的证据。与单项试验相比,平行试验可提高试验的灵敏度,降低漏诊率,但却降低了试验的特异度,导致误诊率增加。通常平行试验适用于下列情况:对于住院、急诊或其他复诊有困难的病人,需要及时出具诊断报告;单项试验的灵敏度较低,试验假阴性造成的后果严重。

　　(2) 系列试验是指几个试验依次进行,医生可依据患者第一个试验的结果来决定是否执行第二个试验,如果是阳性则继续,如果是阴性则试验终止,只有当几个试验结果均为阳性,才能被看作是疾病存在的证据。与平行试验相比,系列试验更为经济,但却延长了试验的时间。与单项试验相比,系列试验有助于提高特异度,降低误诊率,但灵敏度也同时减少,有可能造成漏诊。系列试验适用于以下情况:允许较长的诊断治疗时间,如疾病的长期随访;单项试验的特异度较低,假阳性结果有可能对病人的心理、生理造成严重影响。

依次进行两项系列试验时,通常将风险较小,花费更低的试验放在前面,其中试验结果阳性的研究对象将安排第二项诊断试验,总的试验成本也就随之减少;在其他条件均相同的情况下,优先应用特异度较高的诊断试验,同样可以节约诊断费用。

不同情况下联合试验的判断方法见表 13.4。

表 13.4　联合试验判断方法

联合试验	试验 A	试验 B	结果
平行试验	＋	＋	＋
	＋	－	＋
	－	＋	＋
	－	－	－
系列试验	＋	＋	＋
	＋	－	－
	－	－	－

下面举例说明联合试验灵敏度、特异度计算方法,假设试验 A, B 相互独立,联合诊断试验结果见表 13.5。

表 13.5　某病联合诊断试验结果

试验 A	试验 B	病人	非病人
＋	＋	500	24
＋	－	32	35
－	＋	64	12
－	－	96	896
合计		692	967

对于试验 A, $Se(A)=(500+32)/692=0.77$, $Sp(A)=(12+896)/967=0.94$;对于试验 B, $Se(B)=(500+64)/692=0.82$, $Sp(B)=(35+896)/967=0.96$。

如果试验为平行试验时,灵敏度 $=Se(A)+[(1-Se(A))Se(B)]=0.96$;特异度 $=Sp(A)Sp(B)=0.90$;若为系列试验,灵敏度 $=Se(A)Se(B)=0.63$;特异度 $=Sp(A)+[(1-Sp(A))Sp(B)]=0.99$。

13.5　实例

13.5.1　真实性指标和预测性指标关系——美国乳腺癌筛查试验

美国乳腺癌发病率随年龄增长而增加且病死率高,其早期诊断与治疗对疾病预后十分关键。一般人们可以通过定期健康体检进行早期筛查,如物理检查(乳房扪诊)、乳腺 X 线照相,当有可疑肿块触及或 X 线片上出现肿块阴影时,均提示需做进一步临床检查,如 FNA 诊断试验（湿细针穿刺细胞学检查）等。某医疗机构以目前公认的乳腺组织病理检查为金标准,对FNA诊断试验进行评价,结果见表 13.6。

表 13.6　湿细针穿刺细胞学检查(FNA)诊断乳腺癌评价

FNA 试验	A 组:乳腺扪诊正常但 X 线检查异常			B 组:乳腺扪诊及 X 线检查均异常		
	病例组	对照组	合计	病例组	对照组	合计
阳性	26	9	35	123	17	140
阴性	2	98	100	9	207	216
合计	28	107	135	132	224	356

A 组的灵敏度＝26/28＝0.93,特异度＝98/107＝0.92;B 组的灵敏度＝123/132＝0.93,特异度＝207/224＝0.92。A 组的阳性预测值＝0.93 * 0.21/(0.93 * 0.21＋ 0.08 * 0.79)＝0.76,阴性预测值＝0.92 * 0.79/(0.92 * 0.79＋ 0.07 * 0.21)＝0.98;B 组的阳性预测值＝0.93 * 0.37/(0.93 * 0.37＋ 0.08 * 0.63)＝0.87,阴性预测值＝0.92 * 0.63/(0.92 * 0.63＋0.07 * 0.37)＝0.96。A 组的约登指数＝0.93＋0.92－1＝0.85;B 组的约登指数＝0.93＋0.92－1＝0.85。A 组的阳性似然比＝0.93/(1－0.92)＝11.63,阴性似然比＝(1－0.93)/0.92＝0.08;B 组的阳性似然比＝0.93/(1－0.92)＝11.63,阴性似然比＝(1－0.93)/0.92＝0.08。A 组的患病率＝28/135＝21％;B 组的患病率＝132/356＝37％。

由评价指标可知,FNA 的灵敏度为 0.93, 特异度为 0.92,约登指数为 0.85,这些指标均提示 FNA 的真实性较好。A 组的阳性预测值为 0.76,说明即使 FNA 检查阳性,也只有 76％的人真正患有乳腺癌;A 组的阴性预测值为 0.98, 则说明当 FNA 试验为阴性时,预计有 98％的人真正未患乳腺癌。阳性似然比说明乳腺癌 FNA 检查阳性结果为非乳腺癌的 11.63 倍;而阴性似然比说明乳腺癌 FNA 阴性结果为非乳腺癌的 8％。

由表 13.6 我们可看出:诊断试验真实性指标和预测性指标以及先验概率(患病率)之间存在以下关系:

（1）诊断试验真实性指标不受患病率影响。如表 13.6 中 B 组人群的乳腺癌患病率明显高于A 组,但 FNA 试验的真实性指标(如灵敏度、特异度、约登指数、阳性似然比、阴性似然比)在两组间相同。出现这一现象的原因是,计算灵敏度仅与乳腺癌的患者样本有关,而计算特异度仅与非乳腺癌患者样本有关,故它们不随患病率的改变而改变。这样,我们把灵敏度、特异度以及由这两个指标派生出的其他表示诊断试验真实性的指标称为该试验固有的指标,它们的大小反映了试验或试剂本身质量的高低。灵敏度、特异度的这一性质十分重要,这意味着由研究样本所获得的灵敏度与特异度,也可用于其他不同患病率的人群。

尽管诊断试验的灵敏度与特异度不受患病率影响,但它们有时受疾病频谱(疾病的早、晚期或解剖部位)的影响。如早期肿瘤患者较晚期患者难以被发现,表现为灵敏度降低。大而明显的乳腺癌比小而稀疏的乳腺癌更容易观察,从而使乳腺 X 线摄像有更高的灵敏度。正确理解患病率和疾病频谱对灵敏度、特异度的不同影响,对正确应用和合理解释诊断试验真实性指标具有重要意义。

（2）诊断试验预测性指标不仅依赖于试验的真实性,而且依赖于患病率。一般而言,越是灵敏的试验,阴性预测值越高,反之特异性越高的试验,阳性预测值越高,但患病率对预测值的影响更为重要。表 13.6 结果显示,尽管两组 FNA 试验有着相同的灵敏度和特异度,但由于

B 组试验人群有较高的患病率,其 FNA 试验阳性预测值远高于 A 组。一般的,人群患病率越高,阳性预测值越高,而对罕见疾病,阳性预测值可显著降低。这也就解释了为什么一项诊断试验在临床应用时,诊断价值较高,而用于普查(患病率明显降低)时效果就不满意了,因此在应用诊断试验时必须考虑人群的患病水平。

13.5.2　似然比在疾病诊断过程中的应用——前瞻性肺栓塞诊断试验

前面我们已说明,似然比实际上是两个概率之比,一般为病例组与对照组某试验结果之比。似然比不受疾病患病率的影响,作为综合指标能同时反映灵敏度和特异度,而且更为稳定。除了这一优点,在应用上,似然比还有以下独到之处:

(1) 似然比可以简单直观地体现贝叶斯理论中先验和后验概率间的关系。

由贝叶斯原理可知:

$$先验比=先验概率/(1-先验概率) \tag{13.16}$$

$$后验比=先验比 \times LR \tag{13.17}$$

$$后验概率=后验比/(1+后验比) \tag{13.18}$$

(2) 当诊断试验结果不是二分类变量时,可以计算不同区间的似然比(如表 13.7),在评价诊断试验价值时更加全面科学。

(3) 同时采用几个诊断试验,当试验之间相互独立时,似然比计算方法更方便。如对 3 个试验,后验比=先验比 $\times LR_1 \times LR_2 \times LR_3$。

下面我们以肺栓塞诊断试验研究为例说明似然比在疾病诊断过程中的应用。肺栓塞是临床危重病人常见疾病之一,国际医学界对其诊断方法存在许多争议。在此背景下,一系列肺栓塞临床试验应运而生,其结果对临床实践起到重要影响。前瞻性肺栓塞诊断试验研究(Prospective Investigation of Pulmonary Embolism Diagnosis,PIOPED)就是一个著名的例子。该试验是由美国卫生研究院(NIH)发起,多中心参与的前瞻性大规模临床试验,旨在评估不同诊断方法在肺栓塞诊断中的作用,其中通气/血流(V/Q)扫描结果如表 13.7 所示。在阅片时,放射科医生将 V/Q 扫描结果分为四级。

表 13.7　PIOPED 研究:通气/血流(V/Q)扫描结果的阳性似然比(LR_+)

V/Q 扫描结果		肺栓塞病人	非肺栓塞病人	灵敏度	1-特异度	LR_+
R1	高度可能	102	14	0.41	0.03	13.67
R2	中度可能	105	217	0.42	0.45	0.93
R3	低度可能	39	199	0.16	0.42	0.38
R4	正常	5	50	0.02	0.10	0.20
	合计	251	480			

临床诊断过程中,医生通过问诊并综合其他既往检查结果等信息,可以形成疾病诊断的初步假设,这一假设我们可用先验概率来度量。表 13.7 中通气/血流(V/Q)扫描结果对后验概率的影响可以由图 13.3 加以解释。

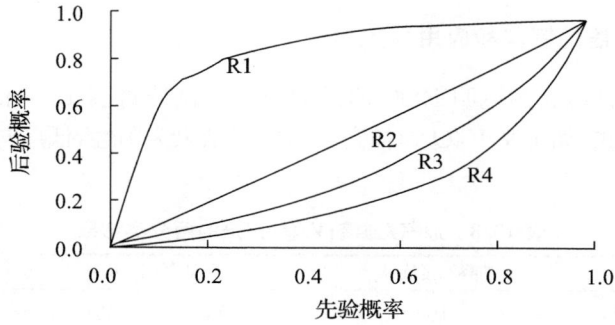

图 13.3　通气/血流(V/Q)扫描结果对后验概率的影响

图 13.3 形象地告诉我们,通气/血流(V/Q)扫描结果对后验概率(临床诊断)具有明显影响。例如,试验前医生认为某病人患肺栓塞的可能性为 50%(中度怀疑),若试验结果为高度可能(R1),则通过似然比可算得后验概率为 93.2%,此时医生可在此概率水平上基本确诊该病人患有肺栓塞;若试验结果为正常(R4),则后验概率为 16.7%,此时可基本上排除患有该疾病;而若试验结果为中度可能(R2),则后验概率为 47.4%,提示仍不能根据该试验作出诊断,尚需进一步观察。

为方便实际工作者的应用,国外学者制作了似然比与先验概率、后验概率的关系图(图13.4)。通过图 13.4,可方便地获得式(13.16～13.18)计算结果的近似值。如先验概率为20%,似然比为 10,在图 13.4 上通过连接这两点并画延长线可得后验概率约为 70%。

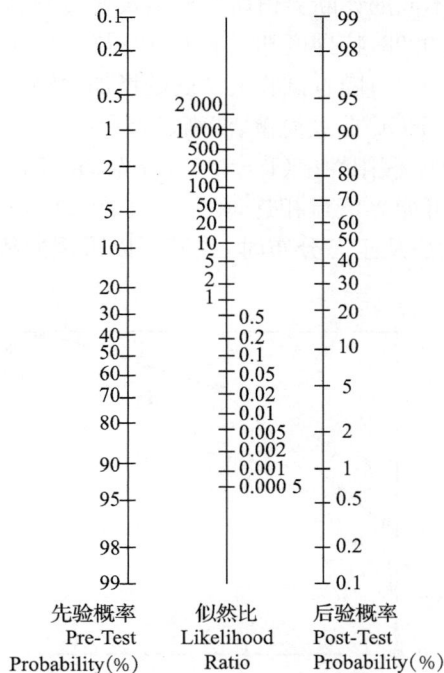

图 13.4　先验概率和似然比及后验概率关系

181

13.5.3 ROC 曲线的制作和应用

我们仍以肺栓塞试验为例说明 ROC 曲线的应用。试着将表 13.7 的等级数据结果整理为两分类四格表的形式,如定义 V/Q 扫描高度与中度结果为阳性,低度与正常结果为阴性,得到表 13.8。

表 13.8　通气/血流(V/Q)扫描的两分类结果

V/Q 扫描结果	肺栓塞病人	非肺栓塞病人	合计
R1+R2	102+105＝207	14+217＝231	438
R3+R4	39+5＝44	199+50＝249	293
合计	141+110＝251	213+267＝480	731

将数据整理为表 13.8 的格式后,就可以很方便地计算灵敏度与特异度。不同诊断标准所对应的灵敏度、特异度结果见表 13.9。

表 13.9　通气/血流(V/Q)扫描不同等级结果的灵敏度(Se)和特异度(Sp)

V/Q 扫描结果	Se	Sp
R1	0.41	0.97
R1+R2	0.82	0.52
R1+R2+R3	0.98	0.10

由表 13.9 我们可得到不同的诊断界值所对应的灵敏度与特异度,当临界值较大时(R1+R2+R3),灵敏度将增加到 0.98,特异度却只有 0.10;与之相比,临界值较小时(R1),特异度增加到 0.97,但灵敏度降到 0.41;随着试验灵敏度的增加,特异度呈下降趋势,反之亦然。

表 13.9 的结果,可以用 ROC 曲线简单、清晰、直观地表示出来。如图 13.5 所示,该曲线以试验真阳性率(Se)为 y 轴,假阳性率($1-Sp$)为 x 轴,由不同的诊断界值产生图 13.5 中不同的点,用线段将图中所有可能界值点相连,就得到了图 13.5 的经验 ROC 曲线。而当诊断试验病例组与对照组数据均服从正态分布时,我们可以采用曲线拟合的方法,构造光滑 ROC 曲线,如图 13.6 所示。

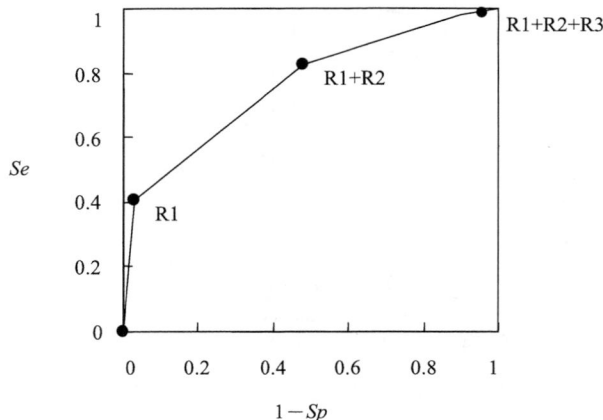

图 13.5　经验 ROC 曲线

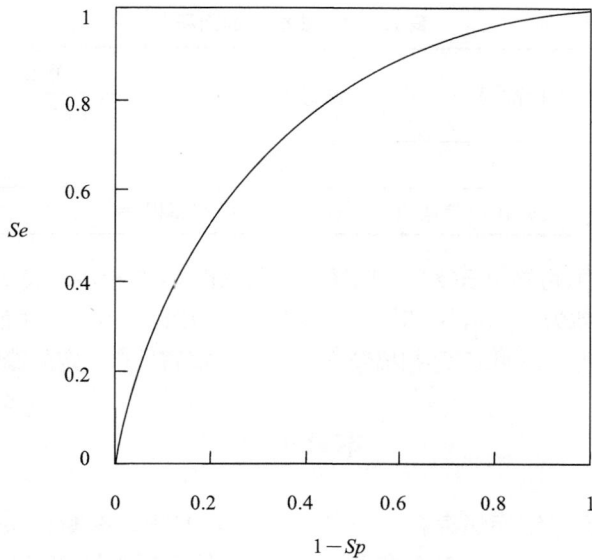

图 13.6 光滑 ROC 曲线

结合前面的 LR 定义,我们不难发现它与 ROC 曲线之间的关联,灵敏度既是 ROC 曲线的 y 轴,又是 LR_+ 的分子;而 LR_+ 的分母就是曲线的 x 轴($1-$特异度)。曲线相邻两点之间线段的斜率(Se/FPR),就是 LR_+,即 LR_+ 指在定义的诊断试验结果区间内,真阳性率改变值与假阳性率改变值之比。显然这一比值越大,诊断效果越好,所对应的曲线下面积也越大。所以使用曲线下面积可直观地比较不同诊断试验方法的优劣。

13.6　SPSS 操作及其解释

对表 13.7 的数据作 ROC 曲线,数据集中有三个变量:degree(V/Q 扫描结果),值为 1 代表 R1,2 代表 R2,3 代表 R3,4 代表 R4;grp(组别),0 代表非肺栓塞病人,1 为肺栓塞病人;freq 为频数变量。作 ROC 曲线步骤如下:

由于该资料是频数资料,首先加权,加权的变量为 freq,步骤见第 8 章。

分析—＞ROC 曲线图

检测变量:V/Q 扫描结果(degree)

状态变量:组别(grp)

状态变量的值为:1　　　　　　　　　＊1 代表病例组

选项:◉ 较小的检验结果表示更明确的检验(S)　　＊变量值越小,危险越大

　　　☑ ROC 曲线

　　　　☑ 带对角参考线　　　　　　　　＊输出 ROC 曲线

输出:

　　　☑ 标准误和置信区间(E)　　　　　＊输出 ROC 曲线面积及 95％CI

　　　☑ ROC 曲线的坐标点(C)

确定

表 13.10　曲线下的面积

面积	标准误[a]	渐进 Sig.[b]	渐近 95% 置信区间	
			下限	上限
.761	.019	.000	.724	.799

a. 在非参数假设下；b. 零假设：实面积 = 0.5

在 SPSS 输出结果中，可输出 ROC 曲线，图形形状与图 13.5 相似。表 13.10 列出了 ROC 曲线下的面积为 0.761，标准差为 0.019，其 95% 置信区间为 $[0.724, 0.799]$。对面积进行假设检验，$P <$ 0.001，说明面积不等于 0.5，说明 V/Q 扫描结果对于肺栓塞病具有一定的诊断能力。

本章小结

1. 诊断试验指用于确定疾病存在状态的各种实验方法。诊断试验设计首先要确定金标准，将金标准确诊为患该研究疾病的对象列入病例组；经金标准证实未患该病的对象列入对照组。根据诊断试验设计的特点，可将诊断试验研究分为三个时期，即以回顾性设计为特征的早期探索阶段、中期研究阶段和以前瞻性设计为特征的高级研究阶段。

2. 医学诊断试验评价指标主要有真实性指标、预测性指标、可靠性指标、综合性指标等，其中以真实性评价指标种类最多也最为重要。常用的真实性指标有灵敏度和特异度，灵敏度和特异度不受患病率的影响。预测性指标有阳性预测值与阴性预测值，预测性指标随患病率的改变而改变。阳性似然比和阴性似然比是两个常用的综合指标。

3. 诊断试验的可靠性是指在相同试验条件下，进行重复操作获得相同结果的稳定程度。对数值变量资料，用标准差和变异系数评价试验的可靠性。对分类变量资料，则用 Kappa 值评价试验的可靠性。

4. 通过改变诊断界点所得到的曲线称为 ROC 曲线。ROC 曲线可以直观地表示灵敏度和特异度之间的相互关系，通过 ROC 曲线可寻找诊断试验的最佳临界点，以优化试验的灵敏度和特异度。ROC 曲线下的面积越大，诊断试验的价值就越大。

5. 提高诊断试验效率可从选择患病率高的人群应用诊断试验，结合临床实际确定合适的诊断界值和采取多项联合试验等方面入手。联合试验有平行试验和系列试验两种形式。

复习思考题

1. 以肥达氏反应作为诊断伤寒感染的血清学依据，沿用已近百年，但对其评价仍有争议。为明确该项检测的临床意义，某医院对其进行了诊断试验评价研究，结果见下表。

表 13.11　肥达氏反应诊断伤寒检测结果

肥达氏反应	伤寒	非伤寒	合计
阳性	38	45	83
阴性	4	343	347
合计	42	388	430

请从诊断试验的真实性指标、预测性指标、可靠性指标和综合性指标等方面对肥达氏反应进行诊断实验评价。

2. 下表是将肥达氏反应的诊断标准定为不同水平时所得到的诊断试验评价结果,请计算在不同诊断试验标准时的灵敏度和特异度,并体会灵敏度和特异度随诊断标准改变而改变的规律。

表 13.12　不同诊断标准下肥达氏反应的评价

O 抗体	H 抗体	伤寒	非伤寒	合计
≥1∶80	≥1∶160	38	45	83
≥1∶160	≥1∶320	30	15	45
≥1∶320	≥1∶160	24	14	38
合计		92	74	166

3. 在糖尿病调查中,先用尿糖和餐后 2 小时血糖进行初筛,对疑似糖尿病者进行口服葡萄糖耐量试验进行确诊。下表为不同患病率人群的糖尿病筛检结果。

表 13.13　某地不同患病率人群的糖尿病筛检结果

患病率（%）	灵敏度（%）	特异度（%）	筛检结果	糖尿病	非糖尿病	阳性预测值（%）	阴性预测值（%）
1.5			阳性	34	20		
			阴性	116	9830		
1.5			阳性	66	98		
			阴性	84	9752		
2.5			阳性	111	97		
			阴性	139	9653		

请填写上表中的空格,分析患病率、灵敏度、特异度、阳性预测值、阴性预测值之间的关系。重点说明当患病率不变时,灵敏度、特异度改变对阳性预测值、阴性预测值的影响;当灵敏度、特异度不变时,患病率改变对阳性预测值、阴性预测值的影响。

14 医学随访资料的统计分析方法

随访资料(follow-up)是医学研究中常见的一种资料。在随访研究中,研究者不仅关心事件发生的结局,同时还关心发生这种结局所经历的时间。例如,对肾移植手术后、安放心脏起搏器后的疗效评价,不仅要考虑患者是否存活,还要考虑其生存时间。

前面章节所介绍的 t 检验、χ^2 检验等方法不能同时分析随访结局和随访时间,随访资料的分析通常采用生存分析(survival analysis),它是将研究对象的随访结局和随访时间两个因素综合起来考虑的一种统计分析方法,并能充分利用所获得的信息,达到较准确、全面地评价和比较随访资料的目的,是临床试验和队列研究的一种重要分析手段。

同其他资料一样,随访资料的生存分析主要内容也包括统计描述与统计推断两方面。统计描述强调生存过程,除了估计中位生存时间、生存率及其标准误,还要绘制反映生存过程的生存曲线;统计推断除了估计总体生存率的可信区间外,还有比较生存曲线间差异的假设检验。

14.1 生存分析的基本概念与方法

在医学研究中,随访研究一般有两种模式:一种是所有研究对象同时进入观察,这种方式多见于动物试验、流行病学现场研究;另一种是研究对象从起点以及起点后陆续进入观察,即研究对象起点事件的日期不相同,临床随访研究就属于该模式。图 14.1 表示 5 个乳腺癌病人从 1985 年 1 月以后陆续进入观察至 1989 年 12 月截止时其生存状况,它是属于随访研究的第二种模式。

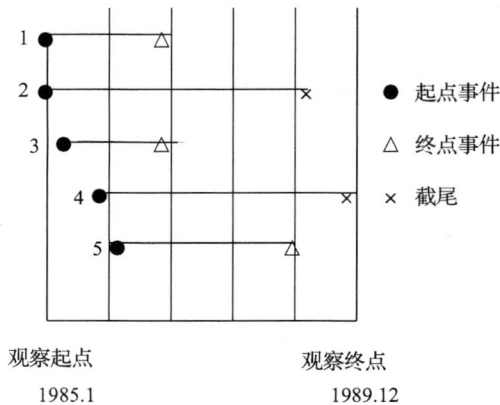

图 14.1 医学随访研究模式示意图

14.1.1 起点事件与终点事件

随访研究中,不管何种模式的随访,在设计时都要明确地规定观察起点事件与终点事件。起点事件是反映随访特征起始的事件,如肾移植手术、疾病确诊等。同一随访研究有时可能有几个可供选择的起点事件,如住院、疾病确诊、开始治疗、出院等。这时应根据研究的目的和生存时间确定一个事件作为起点,其他的事件可作为分析时组间比较或考察的影响因素。例如,对乳腺癌患者手术预后影响的随访研究,其起始事件可规定为乳腺癌切除或出院。

终点事件,又称为死亡事件或失效事件,是反映处理效果特征的事件,终点事件与起点事件是有联系的两个事件。终点事件由研究目的而确定,因此在研究中必须明确规定。死亡、痊愈、复发、发病或毒性反应的出现等常作为终点事件。例如乳腺癌病人手术后复发、肾移植病人肾功能衰竭、白血病患者化疗后复发等。

14.1.2 生存时间

狭义地讲,生存时间(survival time)是某种病的患者从发病到死亡所经历的时间。从广义上而言,生存时间是指随访研究对象从起点事件到终点事件间的时间间隔。例如,带状疱疹病人从用药开始到痊愈;戒烟开始到重新吸烟;儿童接种腮腺炎疫苗到发生腮腺炎;从接触毒物到发病的时间间隔等。随访资料的生存时间一般都是广义上的,生存时间的计算要明确规定起点事件、终点事件及测量尺度(如小时、天、周、月、年等时间单位)。

14.1.3 截尾值

在随访研究中,若能准确知道每个研究者的起点事件与终点事件,就能获得确切的生存时间,这类数据称为完全数据(complete data),并用 t 表示生存时间。图 14.1 中第 1、3、5 号病人观察至终点事件为完全数据,其生存时间分别为 $t_1 = 2$ 年,$t_3 = 1.8$ 年,$t_5 = 2.8$ 年。但在实际工作中,由于某种原因部分病人难以观察到终点事件,以致不能获得确切的生存时间,这类数据称为截尾数据(censored data),用 t^+ 表示截尾数据从起点到截尾时点所经历的时间。图 14.1 中第 2、4 号病人为截尾数据,其随访时间分别为 $t_2^+ = 4.2$ 年,$t_4^+ = 4$ 年。

产生截尾数据的主要原因有三种:① 失访,指中途失去联系,如信访无回信、上门采访不见人、电话采访不答理、外出或搬迁没留地址等;② 退出,指退出研究,如因意外死亡、死于其他与研究疾病无关的原因、临床试验中临时改变方案等而中途退出研究;③ 随访截止,指研究时限已到但未发生终点事件而终止观察,临床随访和动物实验都常见此情况。

14.1.4 生存率

生存率(survival rate),又称为累积生存率。指观察对象生存时间 T 大于或等于某个时间 t 的概率,用 $S(t) = P(T \geq t)$ 表示。实际上,生存率也是一个广义上的概念,根据不同的终点事件,它可以是有效率、缓解率等。如白血病化疗以白血病复发为终点事件,这时生存率为缓解率。

当资料无截尾数据时,则其生存率的计算与第 2 章的率计算公式一致,即:

$$S(t) = \frac{t \text{ 时刻仍生存的例数}}{\text{观察对象总例数}}$$

但如果含有截尾数据时,上式就不能直接使用,后面将介绍乘积极限法,它充分考虑了截尾数据的信息。

14.1.5 生存分析的基本方法

1. 参数法:这类方法要求观察对象的生存时间服从于某一特定的分布,然后通过估计该分布的参数获得生存率的估计及统计推断。常见的生存时间的分布有指数分布、Weibull 分布、对数正态分布等。

2. 非参数法:不论资料是何种分布,只需根据样本提供的生存时间的前后顺序统计量来估计生存率。其主要方法有乘积极限法(product-limit method)与寿命表法(life table method)。对于两组与多组的生存率的比较,也是不论其生存时间的分布类型,而是假设其分布是相同的,常见的方法有对数秩检验(log-rank test)。

3. 半参数法:在 Cox 比例风险回归(Cox's proportional hazard regression)中,风险函数不需要指定分布类型,而预后因素函数为指数函数,它具有参数模型形式,该模型是一种半参数模型。

医学研究中,大量的生存资料其分布是不规则、不确定或未知分布的,因而常用非参数法与半参数方法进行研究。

14.2 生存率估计

根据样本的大小,生存率的估计方法有两类:乘积极限法和寿命表法。

14.2.1 小样本生存率的乘积极限估计法

乘积极限法是 Kaplan-Meier 在 1958 年提出的,故又称为 Kaplan-Meier 法。其主要适用于观察例数较少时,不需要对病人按随访时间进行分组。乘积极限法的基本思想是依据实际资料计算不同时刻的死亡概率和生存概率,然后由概率乘法法则估计出生存率。下面结合实例介绍该方法的应用。

【例 14.1】 某研究机构从 1985 年开始收集资料,于 1989 年结束,收集雌激素受体(ER)低的 III 期乳腺癌患者共 15 例。这 15 名患者经过治疗后,其生存时间(月)如下:9,12,14,15,15^+,17,21,22,23,23,31,34,35,53^+,60^+。试估计其生存率与标准误。

1. 计算生存率与标准误

(1)对生存时间进行排序和编号:将生存时间从小到大排序并逐个编号。遇有相同生存时间,只排一个;但截尾值与非截尾值的生存时间相同时,则分别列出且截尾值排在非截尾值后面。具体的序号与排列顺序见表 14.1 中(1)、(2)栏。

本例中第 9、10 两个患者的生存时间均为 23 个月,则其序号对应的都是 9,故第(1)栏的序号只有 14 个;第 4、5 两个患者生存时间分别为 15 与 15^+,第 5 个患者为截尾值应排在后面,即 $t_4 = 15$,$t_5 = 15^+$。

(2)计算死亡例数 d_i:即在生存时间 t_i 的死亡例数,见表 14.1 第(3)栏。如生存时间为 23 个月时有 2 例死亡,相应的 $d_9 = 2$。当生存时间为截尾值时则表示该时刻患者未死亡,所以死亡例数为 0,如 $d_5 = 0$。

表 14.1 15 例 III 期乳腺癌患者生存数据的生存率与标准误

序号 i (1)	生存时间 t_i（月）(2)	死亡人数 d_i (3)	期初观察人数 n_i (4)	条件死亡概率 q_i (5)	条件生存概率 p_i (6)	生存率 $S(t_i)$ (7)	标准误 $Se[S(t_i)]$ (8)
1	9	1	15	0.066 7	0.933 3	0.933 3	0.064 4
2	12	1	14	0.071 4	0.928 6	0.866 7	0.087 8
3	14	1	13	0.076 9	0.923 1	0.800 0	0.103 3
4	15	1	12	0.083 3	0.916 7	0.733 3	0.114 2
5	15^+	0	11	0.000 0	1.000 0	0.733 3	0.114 2
6	17	1	10	0.100 0	0.900 0	0.660 0	0.124 1
7	21	1	9	0.111 1	0.888 9	0.586 7	0.130 2
8	22	1	8	0.125 0	0.875 0	0.513 3	0.133 0
9	23	2	7	0.285 7	0.714 3	0.366 7	0.129 2
10	31	1	5	0.200 0	0.800 0	0.293 3	0.122 4
11	34	1	4	0.250 0	0.750 0	0.220 0	0.111 7
12	35	1	3	0.333 3	0.666 7	0.146 7	0.095 5
13	53^+	0	2	0.000 0	1.000 0	0.146 7	0.095 5
14	60^+	0	1	0.000 0	1.000 0	0.146 7	0.095 5

（3）计算期初观察人数 n_i：即在该时刻以前的病例数，见表 14.1 中第（4）栏。如 $n_4 = 12$ 表示恰好在 15 月前有 12 人存活。t_{i+1} 时刻的期初观察人数 n_{i+1} 为 t_i 时刻期初观察人数 n_i 减去 t_i 时刻的死亡人数 d_i 或截尾人数。

（4）计算条件死亡概率 q_i 和条件生存概率 p_i，其计算公式为：

$$q_i = \frac{d_i}{n_i}，\ p_i = 1 - q_i \tag{14.1}$$

q_i、p_i 分别表示在时刻 t_i 前存活的条件下观察对象在 t_i 时死亡和生存的概率。

（5）计算生存率 $S(t_i)$：根据概率乘法定理，生存率的计算公式为：

$$S(t_i) = \prod_{j \leqslant i} p_j = p_1 \times p_2 \times \cdots \times p_i = S(t_{i-1}) \times p_i \tag{14.2}$$

即某时点生存率为小于和等于 t 时刻的各时点条件生存概率的乘积。如：

$$S(t_4) = p_1 \times p_2 \times p_3 \times p_4 = S(t_3) \times p_4 = 0.800\ 0 \times 0.916\ 7 = 0.733\ 3$$

值得注意的是，截尾数据的条件死亡概率为 0，条件生存概率为 1，因此其生存率与前一个非截尾数据的生存率相同。如 $t_4 = 15$ 与 $t_5 = 15^+$ 的生存率均为 0.733 3。

（6）计算生存率的标准误 $Se[S(t_i)]$，其公式为：

$$Se[S(t_i)] = S(t_i) \sqrt{\sum_{j=1}^{i} \frac{d_j}{n_j(n_j - d_j)}} \tag{14.3}$$

如 $t_4 = 15$ 个月的生存率的标准误为

$$Se[S(t_4)] = 0.733\,3 \times \sqrt{1/(15 \times 14) + 1/(14 \times 13) + 1/(13 \times 12) + 1/(12 \times 11)} = 0.114\,2$$

2. 估计各时点总体生存率的 95% 可信区间

由各时点样本生存率与标准差,根据正态近似原理可估计各时点的总体生存率的 95% 可信区间,公式为

$$S(t) \pm \mu_{a/2} Se[S(t)] \tag{14.4}$$

如 15 个月,总体生存率的 95% 可信区间为 $0.733\,3 \pm 1.96 \times 0.114\,2$,即认为 ER 水平低的 III 期乳腺癌患者经过治疗后 15 个月总体生存率的 95% 可信区间为 $(0.509\,5, 0.957\,1)$。

3. 生存率曲线

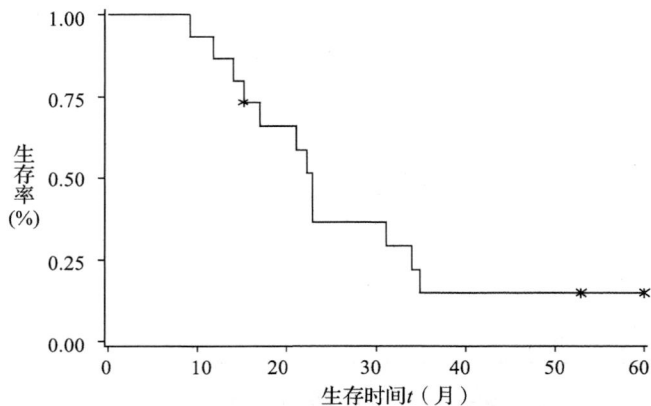

图 14.2　III 期乳腺癌患者生存曲线

生存曲线以生存时间 t 为横轴,生存率为纵轴,绘制而成的连续的阶梯形曲线,用以说明生存时间与生存率间的关系,见图 14.2。从图中可初略看出,在治疗后 15 个月到 35 个月生存率下降速度最快,即这个时间段内死亡率较高。

14.2.2　大样本生存率的寿命表法

在实际工作中,很多随访的时间都是 1 年(1 月)进行一次,当随访例数较多时,随访结果只能是某年(月)的观察人数、发生终点事件人数和截尾人数,而没有每个对象的确切观察时间,只能获得按时间进行分组的资料。另外,当样本量较大时(如大于 100 例),利用乘积极限法可以计算其生存率,但计算量较大,这时可转换成分组资料计算。

对于分组资料的生存率估计可用寿命表法,其原理与乘积极限法相似,也是根据概率的乘积原理,得到各时间点的生存率。下面结合实例介绍寿命表法计算生存率的步骤。

【例 14.2】　某研究人员收集某城市 2 418 例男性心绞痛患者,进行逐年随访观察,随访后的生存情况如下表 14.2,计算各年的生存率及其标准误。

表 14.2　2 418 例男性心绞痛患者生存率计算(时间单位:年)

序号 i	随访年数 t_i	死亡人数 d_i	截尾人数 w_i	期初观察人数 l_i	校正人数 l_i'	死亡概率 q_i	生存概率 p_i	生存率 $S(t_i)$	生存率的标准误 $Se[S(t_i)]$
(1)	(2)	(3)	(4)	(5)	(6)	(7)	(8)	(9)	(10)
1	0~	456	0	2 418	2 418.0	0.188 6	0.811 4	0.811 4	0.008 0
2	1~	226	39	1 962	1 942.5	0.116 3	0.883 7	0.717 0	0.009 2
3	2~	152	22	1 697	1 686.0	0.090 2	0.909 8	0.652 4	0.009 7
4	3~	171	23	1 523	1 511.5	0.113 1	0.886 9	0.578 6	0.010 1
5	4~	135	24	1 329	1 317.0	0.102 5	0.897 5	0.519 3	0.010 3
6	5~	125	107	1 170	1 116.5	0.112 0	0.888 0	0.461 1	0.010 4
7	6~	83	133	938	871.5	0.095 2	0.904 8	0.417 2	0.010 5
8	7~	74	102	722	671.0	0.110 3	0.889 7	0.371 2	0.010 6
9	8~	51	68	546	512.0	0.099 6	0.900 4	0.334 2	0.010 7
10	9~	42	64	427	395.0	0.106 3	0.893 7	0.298 7	0.010 9
11	10~	43	45	321	298.5	0.144 1	0.855 9	0.255 7	0.011 1
12	11~	34	53	233	206.5	0.164 6	0.835 4	0.213 6	0.011 4
13	12~	18	33	146	129.5	0.139 0	0.861 0	0.183 9	0.011 8
14	13~	9	27	95	81.5	0.110 4	0.889 6	0.163 6	0.012 3
15	14~	6	33	59	42.5	0.141 2	0.858 8	0.140 5	0.013 7
16	15~	0	20	20	10.0	0.000 0	1.000 0	0.140 5	0.013 7

(1) 时间区间"$t_{i-1}\sim$":根据随访时间或病例生存时间将全部生存时间分成若干个区间"$t_{i-1}\sim$",区间"$t_{i-1}\sim$"表示从确诊日起满 t_{i-1} 年,但未满 t_i 年。本例按随访时间分成 16 个时间区间。序号与区间见第(1)、(2)栏,如"1~"表示从确诊日起 1 年但不满 2 年。

(2) 死亡数 d_i 和截尾数 w_i:见第(3)、(4)栏,表示随访已满 t_{i-1} 年,但未满 t_i 年期间死亡与截尾的人数。如:$w_2=39$ 是指随访已满 1 年但未满 2 年截尾的人数。

(3) 期初观察人数 l_i:见第(5)栏,它是指时刻 t_{i-1} 前的人数。对于每个个体,只能是生存、死亡或截尾三者之一,所以期初观察人数 l_i 等于下一时间点的期初观察人数 l_{i+1}、死亡数 d_i 和截尾数 w_i 之和。其计算公式为:

$$l_{i+1}=l_i-d_i-w_i \qquad (14.5)$$

如:$l_2=l_1-d_1-w_1=2\,418-456-0=1\,962$。

(4) 校正人数 l_i':见第(6)栏,区间"$t_{i-1}\sim$"内的 w_i 个随访对象在该区间内并未观察至区间终点,假定 w_i 个截尾者每人平均观察了区间宽度的一半,那么校正人数为:

$$l_i'=l_i-w_i/2 \qquad (14.6)$$

校正人数的计算是为了减少截尾数据对生存率计算的影响。

（5）死亡概率 q_i 和生存概率 p_i：见第（7）、（8）栏，它们分别表示在时间 t_{i-1} 至 t_i 年期间死亡与生存的概率。其计算公式为：

$$q_i = d_i/l_i' \,, \quad p_i = 1 - q_i \tag{14.7}$$

（6）生存率 $S(t_i)$ 计算：见第（9）栏，表示确诊心绞痛后活过 t_i 年的概率。根据概率的乘法法则，$S(t_i)$ 的计算公式为

$$S(t_i) = \prod_{j \leqslant i} p_j = p_1 \times p_2 \times \cdots \times p_i \tag{14.8}$$

（7）生存率的标准误 $Se[S(t_i)]$：样本生存率的标准误公式为

$$Se[S(t_i)] = S(t_i) \sqrt{\sum_{j \leqslant i} \frac{q_j}{p_j \times l_j'}} = S(t_i) \sqrt{\frac{q_1}{p_1 \times l_1'} + \frac{q_2}{p_2 \times l_2'} + \cdots + \frac{q_i}{p_i \times l_i'}} \tag{14.9}$$

如"3～"组的生存率 $S(4)$ 的标准误

$$Se[S(4)] = 0.578\,6 \times \sqrt{\frac{0.188\,6}{0.811\,4 \times 2\,418} + \frac{0.116\,3}{0.883\,7 \times 1\,942.5} + \frac{0.090\,2}{0.909\,8 \times 1\,686} + \frac{0.113\,1}{0.886\,9 \times 1\,511.5}}$$
$$= 0.010\,1$$

绘制生存曲线图：以生存时间（区间）的中位数为横坐标，以生存率为纵坐标，绘制生存曲线图。大样本资料用频数表法估计的生存曲线使用折线型，如图 14.3；而小样本资料用直接法估计的生存曲线图使用阶梯型，如图 14.2。

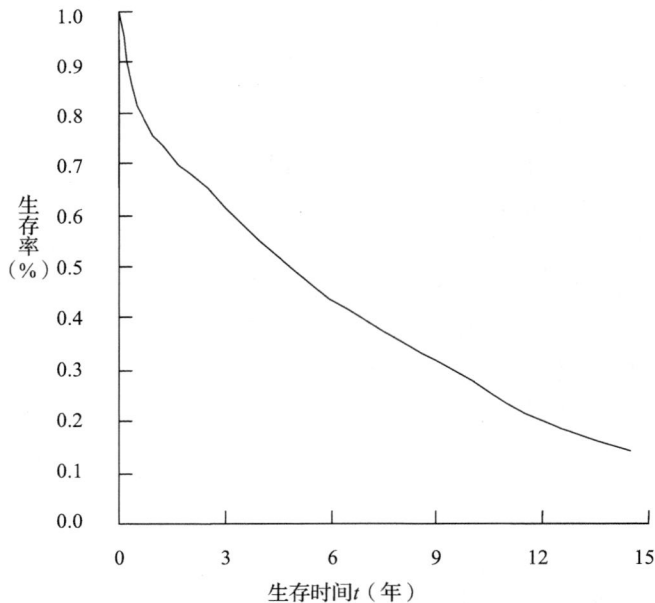

图 14.3　2 418 例男性心绞痛的生存曲线

14.3 生存曲线的比较

在医学随访研究中,通常将研究对象按随机化方法分配到两种或多种治疗组中,然后比较其生存时间来考察各种治疗方案的优劣;或者分析在同一治疗方案下具有不同特征的研究对象(如不同水平的雌激素受体的乳腺癌患者等)生存率的大小,以此来探讨影响这种疗法的因素等。

两组或多组生存率比较的方法很多,我们主要介绍 Log-rank 检验,又称为对数秩检验或时序检验。多个样本生存率曲线比较的原理与两个生存曲线比较相同,为了便于介绍,以两个生存曲线的比较为例。

Log-rank 检验的基本思想是在假定两条生存曲线相同的检验假设(H_0)下,根据不同时间两种处理的观察例数和死亡数,计算出不同组别在各个时期的理论死亡数。如无效假设成立,则实际死亡数与理论死亡数不会相差太大,否则应认为无效假设不可能成立,即认为两条生存率曲线差异有统计学意义。下面结合实例介绍 Log-rank 检验的计算步骤。

【例 14.3】 某研究机构为了研究不同水平的雌激素受体(ER)对乳腺癌生存时间的影响,收集 III 期乳腺癌病人 32 例,按 ER 水平将其分为低水平组与高水平组。经过治疗后,其生存时间如下,试比较不同 ER 水平的生存曲线有无差别。

低水平组:9, 12, 14, 15, 15^+, 17, 21, 22, 23, 23, 31, 34, 35, 53^+, 60^+

高水平组:7^+, 9, 17, 21^+, 22, 22, 34, 34, 41, 49^+, 52^+, 55, 56^+, 58^+, 58^+, 59^+, 59^+

1. 建立检验假设,确定检验水准:

H_0:两种乳腺癌患者的生存曲线相同

H_1:两种乳腺癌患者的生存曲线不同;$\alpha = 0.05$

2. 计算统计量:

(1) 排序:把两组资料混合后按时间统一从小到大依次进行排序,其排序方法与乘积极限法的排序基本一致。表 14.3 的第(1)、(2)栏为序号与观察时间。

(2) 观察例数、死亡数和截尾数:分别用 n_{1i}、n_{2i} 与 $n_i = n_{1i} + n_{2i}$ 表示在时间 t_i 上两组与合并的观察例数,见第(3)、(7)、(11)栏;d_{1i}、d_{2i} 与 $d_i = d_{1i} + d_{2i}$ 分别表示在时间 t_i 上两组与合并的死亡数,见第(4)、(8)、(12)栏;c_{1i}、c_{2i} 分别表示在时间 t_i 上两组的截尾数,见第(5)、(9)栏。某一时点的观察例数等于前一个时间点的观察例数减去死亡数和截尾数。

(3) 计算各组的理论死亡数:用 T_{1i} 与 T_{2i} 分别表示两组在时间点 t_i 的理论死亡数,两组的理论死亡数见第(6)、(10)栏。其计算公式为:

$$T_{1i} = \frac{d_i \times n_{1i}}{n_i}, \ T_{2i} = \frac{d_i \times n_{2i}}{n_i} \tag{14.10}$$

例如,在 $t_7 = 17$ 个月,低水平组的观察例数为 10 例,两组合计观察例数为 25 例,合计死亡 2 例,则低水平组的理论死亡例数 $T_{17} = (10 \times 2)/25 = 0.8$;同理高水平组的理论死亡例数 $T_{27} = 1.2$。

表 14.3　对数秩检验计算表

序号 i	时间 t	ER 低水平组				ER 高水平组				合计	
		n_{1i}	d_{1i}	c_{1i}	T_{1i}	n_{2i}	d_{2i}	c_{2i}	T_{2i}	n_i	d_i
(1)	(2)	(3)	(4)	(5)	(6)	(7)	(8)	(9)	(10)	(11)	(12)
1	7^+	15	0	0	0.000	17	0	1	0.000	32	0
2	9	15	1	0	0.968	16	1	0	1.032	31	2
3	12	14	1	0	0.483	15	0	0	0.517	29	1
4	14	13	1	0	0.464	15	0	0	0.536	28	1
5	15	12	1	0	0.444	15	0	0	0.556	27	1
6	15^+	11	0	1	0.000	15	0	0	0.000	26	0
7	17	10	1	0	0.800	15	1	0	1.200	25	2
8	21	9	1	0	0.391	14	0	0	0.609	23	1
9	21^+	8	0	0	0.000	14	0	1	0.000	22	0
10	22	8	1	0	1.143	13	2	0	1.857	21	3
11	23	7	2	0	0.778	11	0	0	1.222	18	2
12	31	5	1	0	0.313	11	0	0	0.688	16	1
13	34	4	1	0	0.800	11	2	0	2.200	15	3
14	35	3	1	0	0.250	9	0	0	0.750	12	1
15	41	2	0	0	0.182	9	1	0	0.818	11	1
16	49^+	2	0	0	0.000	8	0	1	0.000	10	0
17	52^+	2	0	0	0.000	7	0	1	0.000	9	0
18	53^+	2	0	1	0.000	6	0	0	0.000	8	0
19	55	1	0	0	0.143	6	1	0	0.857	7	1
20	56^+	1	0	0	0.000	5	0	1	0.000	6	0
21	58^+	1	0	0	0.000	4	0	2	0.000	5	0
22	59^+	1	0	0	0.000	2	0	2	0.000	3	0
23	60^+	1	0	1	0.000	0	0	0	0.000	1	0
合计			12		7.159		8		12.842		

（4）计算 χ^2 统计量：

$$\chi^2 = \frac{\left(\sum d_{1i} - \sum T_{1i}\right)^2}{\sum V_{1i}} , \quad \upsilon = 组数 - 1 \tag{14.11}$$

式中，V_{1i} 为第 1 组第 i 个序号的方差估计值。

$$V_{1i} = \frac{n_{1i}}{n_i}\left(1 - \frac{n_{1i}}{n_i}\right)\left(\frac{n_i - d_i}{n_i - 1}\right)d_i \tag{14.12}$$

对于 ER 低水平组，$\sum d_{1i} = 12$，$\sum T_{1i} = 7.159$，$\sum V_{1i} = 4.186$。从而有

$$\chi^2 = \frac{(12 - 7.159)^2}{4.186} = 5.598 , \quad \upsilon = 1$$

3. 求出 P 值，作出结论：

按自由度等于 1，得 $P < 0.05$（$P = 0.018$）。即可认为不同水平的雌激素受体的乳腺癌患者的生存率是有差别的。

在对数秩检验中,采用 ER 低水平组的资料进行卡方检验,大家也可采用 ER 高水平组的资料进行卡方检验,其结果是相等的。

14.4 Cox 回归模型

Log-rank 检验只能进行单因素的分析,即比较两组或多组的生存曲线是否存在差异。但在实际中,考虑生存时间与预后因素之间的关系时,其影响因素可能是多个的,而且生存时间 t 常不满足正态分布和方差齐性的要求,不便用多元线性回归来分析,D. R. Cox 于 1972 年提出比例风险回归(简称 Cox 回归)来分析。

14.4.1 Cox 回归模型介绍

设模型中有 n 例病人,p 个预后因素,用 $X=(X_1, X_2, \cdots, X_p)$ 记之。第 $i(i=1, 2, \cdots, n)$ 例病人的生存时间为 t_i,其预后因素 $X_i=(X_{i1}, X_{i2}, \cdots, X_{ip})$。该病人生存到时间 t_i 时的风险函数(hazard function)$h(t, X_i)$ 等于基准风险函数 $h_0(t)$ 与预后因素函数的乘积。死亡风险函数是指在 t 时生存的个体在该时刻的瞬间死亡率,$h_0(t)$ 为当所有预后因素都处于 0(或基准)状态下的风险函数。Cox 比例风险回归模型可写为:

$$h(t, X_i) = h_0(t) \times \exp(\beta_1 X_{i1} + \cdots + \beta_p X_{ip}) \tag{14.13}$$

模型参数 $\beta_j (j=1, 2, \cdots, p)$ 称为回归系数。将 $h_0(t)$ 移至等式左边并取自然对数后可得到:

$$\ln[h(t, X_i)/h_0(t)] = \beta_1 X_{i1} + \beta_2 X_{i2} + \cdots + \beta_p X_{ip} \tag{14.14}$$

从式(14.13)可看出第 j 个回归系数 $\beta_j (j=1, 2, \cdots, p)$ 与 $h(t, X_i)$ 间的关系:当 $\beta_j > 0$ 时,预后因素 X_j 越大,$h(t, X_i)$ 也越大,病人死亡风险越大;当 $\beta_j < 0$ 时,病人死亡风险越小;当 $\beta_j = 0$,与该预后因素无关。式(14.14)中的线性部分 $\beta_1 X_{i1} + \beta_2 X_{i2} + \cdots + \beta_p X_{ip}$ 称为预后指数(Prognostic Index,PI)。

具有两个不同预后因素 X_i 与 X_j 的个体,其风险函数之比称为相对危险度(risk ratio,RR)或风险比(hazard ratio,HR),它等于:

$$h(t, X_i)/h(t, X_j) = \exp[(\beta(X_i - X_j)]$$

回归系数 β_j 可解释为预后因素 X_j 每改变一个观测单位时所引起的相对风险度改变量的自然对数值,即 $\ln RR_j = \beta_j$。其意义与 logistic 回归中的回归系数的意义相似。例如只有一个因素,用 X_i 表示 ER 水平,低水平组取值为 0,高水平组为 1。对于例 14.3 计算可得到回归系数为 0.027,$\exp(0.027) = 0.354$。其意义为对于 III 期乳腺癌患者,经治疗后,ER 水平高的病人其死亡风险是 ER 水平低的病人的 0.354 倍。

【例 14.4】 为探讨某恶性肿瘤的预后,某研究机构收集了 41 例患者的生存时间(月份)、生存结局及影响因素。影响因素包括性别、年龄、病理分级、是否复发、PD-L1 分子。变量赋值与资料见表 14.4 与表 14.5。

表 14.4　变量赋值情况

因素	变量名	赋值说明
性别	X_1	1＝男,2＝女
年龄	X_2	1＝＜50,2＝50～60,3＝60～70,4＝≥70
病理分级	X_3	1＝Ⅲ级,2＝Ⅳ级
是否复发	X_4	0＝否,1＝是
PD-L1	X_5	0＝ －,1＝＋
生存时间	time	（月）
生存状态	status	0＝截尾,1＝死亡

表 14.5　41 名某恶性肿瘤病人的生存时间及其影响因素

X_1	X_2	X_3	X_4	X_5	time	status	X_1	X_2	X_3	X_4	X_5	time	status
1	3	2	0	1	29	0	1	3	1	1	0	45	1
1	2	1	1	1	31	1	1	2	1	0	1	46	0
1	3	1	0	1	33	1	2	1	2	0	1	47	1
1	2	1	0	0	34	0	1	4	1	1	0	48	1
1	3	1	1	0	34	1	1	2	2	1	1	48	1
1	4	1	1	0	35	1	1	2	1	0	0	49	0
2	4	1	1	1	36	1	1	4	1	0	1	51	0
1	3	1	0	1	36	0	2	2	1	0	1	54	1
1	1	1	1	0	37	1	1	4	1	0	0	55	1
1	2	1	1	0	37	1	1	1	1	0	1	60	1
1	3	1	1	1	38	1	1	3	1	1	0	60	1
1	2	1	1	0	38	1	2	1	1	0	1	60	0
1	2	1	0	1	38	0	2	1	1	0	1	60	1
2	1	1	0	0	39	0	1	4	1	0	0	61	0
2	1	1	0	0	39	0	1	2	1	0	0	65	1
1	1	2	0	0	39	1	2	2	2	0	1	89	1
2	1	1	0	1	39	0	1	2	1	0	1	92	1
1	3	1	1	0	41	1	1	1	2	1	1	96	1
2	2	1	1	1	43	1	1	2	1	0	1	104	1
1	1	1	0	0	43	0	1	1	1	0	1	107	1
							2	1	1	0	1	108	1

　　以生存时间、结局为应变量,$X_1 \sim X_5$ 为自变量,进行多元逐步 Cox 回归,其方法类似于多元线性回归与 logistic 回归,主要有逐步法、向后剔除法。取 $\alpha_入 ＝0.05$, $\alpha_出 ＝0.10$,结果如表 14.6 所示。结果显示,是否复发与年龄都是该恶性肿瘤的死亡风险因素。复发与不复发相比,死亡风险增加到 5.791 倍;年龄每增加一级,其死亡风险增加到 1.569 倍。

表 14.6　41 名某恶性肿瘤病人的多变量 Cox 回归结果

变量	回归系数	标准差	Wald χ^2	P 值	RR 值	RR 的 95% 可信区间	
						下限	上限
是否复发	1.756	0.472	13.828	0.042	5.791	2.295	14.614
年龄	0.451	0.222	4.131	<0.001	1.569	1.016	2.423

14.5　生存资料的基本要求

生存时间资料的要求除了一般统计资料的要求外,另外还有特殊的要求:

(1)完全数据的例数和比例不能太少。完全数据提供了观察对象确切的时间,是统计分析的主要对象。样本大小主要看完全数据例数和比例,而不是总例数,因其信息主要由完全数据提供,比例小则易出现偏性。

截尾数据提供的生存时间的信息是不完全的,因此截尾数据不能太多。但这部分数据仍然提供了其实际生存时间不小于观察到的时间,应充分利用这部分资料的信息。

(2)生存时间尽可能精确。因为多数生存分析方法都是在生存时间排序的基础上进行的,如果生存时间太粗糙,可能造成很多病例的生存时间无法区分。

(3)Cox 模型的 PH 假定。Cox 模型对生存时间的分布形式没有严格要求,因而它比较灵活,适应性强。但 Cox 模型也有比例风险假定(PH 假定),要检验某个影响因素是否有 PH 假定,可以做出该变量分组的生存曲线图,若生存曲线间具有明显交叉,可认为 PH 假定不成立。

14.6　SPSS 操作及其解释

14.6.1　乘积极限法与对数秩检验的 SPSS 实现

例 14.1 的数据集至少包括两个变量:生存时间(time)与结局(outcome)。其 SPSS 分析步骤如下:

分析—>生存函数—>Kaplan-Meier

时间框:生存时间(time)

状态框:结局(outcome)

[定义事件]:单值:1　[继续]　　　　　＊以 1 代表死亡事件

[选项]:☑生存函数(v)　[继续]　　　　＊输出生存曲线图

[确定]

分析结果见表 14.7,表中列对应内容分别为生存时间(时间)、生存结局(状态)、生存率(此时生存的累积比例)的估计值(估计)与标准差(标准误)、死亡的累积例数(累积事件数)及

生存的例数（剩余个案数）。

表 14.7　乘积极限法的 SPSS 结果

	时间	状态	此时生存的累积比例		累积事件数	剩余个案数
			估计	标准误		
1	9.000	死亡	.933	.064	1	14
2	12.000	死亡	.867	.088	2	13
	...					
15	60.000	截尾	.	.	12	0

例 14.3 的数据集至少包含三个变量：生存时间（time）、结局（outcome）及组别（group），对于 log-rank 检验的分析也在 Kaplan-Meier 模块下，分析是在乘积极限法的基础上考虑了组别。其 SPSS 分析步骤如下：

分析—＞生存函数—＞Kaplan-Meier

时间框：生存时间（time）

状态框：结局（outcome）

定义事件：单值：1　继续　　　　　　 ＊以 1 代表死亡事件

选项：☑生存函数（v）继续　　　　　　＊输出生存曲线图

因子框：组别（group）

比较因子：☑对数秩（L）继续

确定

分析结果中分别出现了 ER 低水平与高水平两组对应生存率的计算表、生存曲线、Log-rank 检验结果等，表 14.8 结果中列出了 Log-rank 检验的卡方值为 5.599，自由度（df）为 1，P 值（Sig.）为 0.018。

表 14.8　对数秩检验的 SPSS 结果

	卡方	df	Sig.
Log-rank（Mantel-Cox）	5.599	1	.018

14.6.2　寿命表法的 SPSS 实现

例 14.2 的数据至少包含生存时间的期初时间（time）、结局（outcome）、频数（freq）三个变量，其 SPSS 操作步骤如下：

分析—＞生存函数—＞寿命表

时间框:期初时间(time)

显示时间间隔:

0 到(H)⌴15⌴ 步长(Y)⌴1⌴

　　＊15 为最后一个时间点的期初时间,1 为观察的时间间隔

状态框:结局(outcome)

定义事件:单值:1　继续

　　＊以 1 代表死亡事件

选项:☑生存函数(S) 继续

　　＊输出生存曲线图

确定

　　表 14.9 输出内容主要包含期初时间、期初观察例数(期初记入数)、截尾例数(期内退出数)、校正人数(历险数)、死亡人数(期间终结数)、死亡概率(终结比例)、生存概率(生存比例)、生存率(期末累积生存比例)及生存率的标准差(期末累积生存比例的标准误)等内容。

表 14.9　寿命表法的 SPSS 结果

期初时间	期初记入数	期内退出数	历险数	期间终结数	终结比例	生存比例	期末累积生存比例	期末累积生存比例的标准误
0	2 418	0	2 418.000	456	.19	.81	.81	.01
1	1 962	39	1 942.500	226	.12	.88	.72	.01
			...					
15	20	20	10.000	0	.00	1.00	.14	.01

14.6.3　Cox 回归的 SPSS 实现

　　例 14.4 数据至少包括生存时间(time)、结局(outcome)及影响因素:性别(X_1)、年龄(X_2)、病理分级(X_3)、是否复发(X_4)、PD - L1 分子 (X_5),其 SPSS 分析步骤如下:

分析—＞生存函数—＞ Cox 回归

时间框:生存时间(time)

状态框:结局(outcome)

定义事件:单值:1　继续

　　＊以 1 代表死亡事件

协变量:$X_1 \sim X_5$

　　＊将影响因素纳入协变量

方法框:向前:条件

选项:☑CI 用于 exp(B) 95▾% 继续

　　＊输出 RR 值的 95％可信区间

确定

表 14.10 是 Cox 回归的主要结果,包含回归系数(B)、回归系数的标准差(SE)、Waldχ^2(Wald)、自由度(df)、P 值(Sig.)、RR 值(Exp(B))及 95%可信区间的上下限。

表 14.10　Cox 回归的 SPSS 结果

		B	SE	Wald	df	Sig.	Exp(B)	95.0% CI 用于 Exp(B)	
								下部	上部
步骤 2	x2	.451	.222	4.131	1	.042	1.569	1.016	2.423
	x4	1.756	.472	13.828	1	.000	5.791	2.295	14.614

本章小结

1. 本章主要介绍随访资料生存分析的几个基本概念,如起点事件、终点事件、截尾值、生存时间及生存率等。

2. 根据样本例数的大小,生存分析的统计描述方法有小样本生存率的乘积极限法和大样本生存率的寿命表法,它们主要用于估计各时间点的生存率及其标准误。以观察时间为横坐标,生存率为纵坐标绘制生存曲线,通过它可初步观察生存率在各时间点的变化趋势。

3. 比较两组或多组生存率曲线的非参数方法为对数秩检验,该方法不要求生存时间服从某种分布。对数秩检验不是对单个时间点的生存率进行比较,而是整条生存曲线的比较。

4. 采用 Cox 比例风险回归模型可以对生存时间的影响因素进行分析,并得到每个因素相对应的相对危险度。

复习思考题

1. 下列哪一项不是产生截尾值的原因＿＿＿＿＿。

A. 死于与处理因素无关的非处理因素 　　　B. 失访

C. 死于处理因素 　　　D. 中途退出试验

2. 下列关于生存分析不正确的说法是＿＿＿＿＿。

A. 生存分析只可适用于结局为生存与死亡的数据

B. Log-rank 检验属于非参数模型

C. 对于两种生存曲线的比较可用 Log-rank 检验

D. 随着时间的增加,生存率是不会变大的

3. 随访观察某种慢性病 1 000 人的治疗结果:第一年死了 100 人,第二年死了 180 人,第三年死了 144 人。则该慢性病的 3 年生存率的算法为＿＿＿＿＿。

A. $(0.9 + 0.8 + 0.8)/3$ 　　　B. $1 - (0.10 \times 0.20 \times 0.20)$

C. $1 - 0.10 - 0.20 - 0.20$ 　　　D. $0.90 \times 0.80 \times 0.80$

4. 随访资料有何特点?它为什么不能采用 t 检验、方差分析或卡方检验进行分析?

5. 多元线性回归、logistic 回归及 Cox 回归有何异同点?

6. 将 12 例颅内肿瘤病人随机分为两组,一组接受放射治疗,另一组接受放疗加化疗(BCNU),随访一年后,生存周数记录如下:

放疗:10,26,28,30,41,12$^+$

放疗加化疗:24,30,42,15$^+$,40$^+$,42$^+$

（1）试估计放疗组各时点的生存率及标准误,并绘制生存曲线图。

（2）请比较两种治疗方案的效果。

7. 1985年某市肿瘤医院总结15年曾在该医院住院手术的乳腺癌患者607例,整理资料如下:

术后年数	0～	1～	2～	3～	4～	5～	6～	7～	8～	9～	10～
期内死亡人数	59	69	43	30	13	7	14	4	3	0	0
期内截尾人数	63	72	55	38	31	26	21	11	15	12	22

问:（1）此类资料应采用何种方法进行统计分析?

（2）截尾人数的主要可能原因有哪些?

（3）计算乳腺癌患者的生存率。

15 统计方法的综合运用及实例分析

通过前面几章的介绍，我们已经学习了实验设计的基本知识和常用统计方法。为了使大家能在实际工作中正确运用已学过的知识，本章我们对全书的内容作归纳总结，并且结合实例分析，介绍如何运用好已学过的统计方法。

必须强调的是，正确运用统计方法的前提是良好的实验设计。特别是对人体进行的临床试验，如果试验前没有良好的设计，或者设计存在错误，那么，即使使用高级的计算机和复杂的统计方法处理数据，也只能得到错误的结论。没有系统地学习过医学统计学的实际工作者往往会认为统计分析是在试验完成后才考虑的问题，这是十分错误的。我们必须记住试验设计、资料搜集与整理分析是科学研究的三个紧密联系的阶段；而设计是顺利地进行试验和收集数据、分析数据的先决条件。希望通过运用统计方法的计算来弥补设计上的错误是不可能的，也是有害的。

15.1 统计学设计及统计方法的选择

在制定研究方案时，专业工作者应当和统计工作者共同商讨，从专业和统计学两方面进行设计以完善研究方案。统计学设计是要求统计工作者，根据研究目的规定研究因素，选择观察指标，确定研究对象的样本含量，拟定研究的实施方法及数据收集、整理和分析的模式，以达到用最少的人力、物力和时间，获得可靠的结论。由此可见，统计方法的选择依赖于研究方案中的统计学设计。以下我们举几个例子加以说明。

15.1.1 关于资料类型的转换

先举一个例子：研究一种治疗晚期卵巢癌的新的抗癌药——注射用盐酸拓扑替康作为试验药，与通常使用的治疗药物 CBP 作疗效比较。方法是对完成两周期治疗的病例评价各组疗效。专业上关于实体瘤的客观疗效评价标准，是用病灶在治疗前后的最大直径及其最大垂直直径的乘积减少的百分数来度量的。如果按以下四个分类标准定义，即：(1) 病灶完全消失并至少维持 4 周以上，称为完全缓解(CR)；(2) 如果病灶的最大直径及其最大垂直直径的乘积减少 50％以上，并维持 4 周以上，称为部分缓解(PR)；(3) 如果病灶的最大直径及其最大垂直直径的乘积缩小小于 25％或增大小于 25％，无新病灶出现，称为稳定(SD)；(4) 如果病灶的最大直径及其最大垂直直径的乘积增大大于 25％，或有新病灶出现，称为病变进展(PD)。这里值得注意的是，原来的统计指标为病灶大小，是测量值，而疗效评价是从专业上将这些测量值转变为等级变量。因此，两组的疗效比较在统计方法上应当选择等级资料的秩和检验或合并等级类别后成为四格表作 χ^2 检验。

【例 15.1】 用试验药盐酸拓扑替康与对照药 CBP 分别治疗晚期卵巢癌病人各 60 例,经两个周期治疗后,按瘤体大小测量值转换为四级疗效评价,结果见表 15.1,试作统计分析。

表 15.1 两种药物治疗晚期卵巢癌疗效比较

组别	例数	完全缓解	部分缓解	稳定	病变进展	秩和检验		总缓解率(%)		
						Z	P	率	χ^2	P
试验药	60	10	25	20	5	1.09	0.27	58.33	0.84	0.36
对照药	60	8	22	21	9			50.00		

总缓解率(%)=(完全缓解例数+部分缓解例数)/总例数

比较两组的总缓解率(%)可将表 15.1 中的完全缓解和部分缓解两列合并,而将其余两列合并组成四格表,计算 χ^2 值及 P 值,结果 $\chi^2 = 0.839$,$P = 0.360$;说明两组总缓解率差异无统计学意义。如果对两组疗效分布比较,可以用两组秩和检验,结果 $Z = 1.093$,$P = 0.274$。两组治疗效果的分布差异也无统计学意义。

根据专业知识将数值变量测量值人为划界成为等级变量或者两分类变量的例子还有不少,例如:高血压病从专业上常分为 I、II、III 级高血压。其定义和分类为:I 级高血压的收缩压为 140～159 mmHg,舒张压为 90～99 mmHg;II 级高血压的收缩压为 160～179 mmHg,舒张压为 100～109 mmHg;III 级高血压的收缩压为大于或等于 180 mmHg,舒张压为大于或等于 110 mmHg。这样,由于设计上将统计指标由数值资料血压测量值转变为按类别分类的单向有序变量资料,因此统计分析方法也随之改变了。例如,如果对一个学校的教职工定期作体格检查,比较不同性别的教职工高血压病的患病人数差别有无统计学意义。这时,只需将受检对象血压测量值按正常与异常两分类进行归类组成四格表作假设检验。如果血压测量值为异常时,按上述 I、II、III 级高血压分类统计,则不同性别的教职工高血压病的频数就可以组成一个 $2 \times k$ 列联表,再对这个 $2 \times k$ 表进行分析。总之,数值变量转变为两分类或多分类变量应当根据专业知识在设计时加以考虑,同时可以确定采用哪种相应的统计方法。

15.1.2 关于组间均数的比较

再举一个实际例子:为了开发一种治疗 II 级原发性高血压病的降压药物,以此作为试验药。在确定研究方案时,选择目前治疗该病的一种常规药物作为对照药,研究者要比较两种药物的治疗效果(见例 15.2)。

【例 15.2】 两组不同药物治疗 II 级原发性高血压患者治疗前后坐位收缩压测量值及其差值结果见表 15.2 列表模式。

表 15.2　两组不同药物治疗原发性高血压患者治疗前后坐位收缩压测量值(mmHg)

编号	试验药			编号	对照药		
	治前	治后	差值		治前	治后	差值
1	158	138	20	61	150	145	5
2	160	145	15	62	140	142	−2
……	……	……	……	……	……	……	……
60	140	140	0	120	160	150	10

对这个研究课题如何进行统计学设计呢？首先,应当分析这个研究的目的是什么,显然,这个研究的目的是要观察试验药的降压效果是否与对照药的降压效果相同或者更好。其次,分析一下主要观察指标及其测量值的类型是什么,根据专业知识可以知道,主要观察指标是各组观察对象治疗前到治疗最后一周坐位、立位和卧位的血压测量值的改变。从统计的观点看,由于观察指标是用血压计读出的测量值,它属于数值变量资料。因此,对各组观察对象要比较治疗前及治疗后不同体位的血压变化,这个问题可以从两方面加以研究。一方面是分别考察试验药和对照药治疗前后降压的效果是否有统计学意义;另一方面是比较两组的降压效果统计学上差别是否有意义。为此,在选择统计方法时,前者可以对各组分别用自身对照方法,将治疗前及治疗后血压测量值组成一对对子,作配对数值资料的假设检验;而后者是要比较两组治疗效果,可以对各组不同体位治疗前及治疗后血压的差数的均数分别作两组数值资料的假设检验。至于两组数值资料的假设检验是否用 t 检验则要看数据是否服从正态分布。

按上述分析思路,对本例中两组药物分别计算每个观察对象治疗前后血压测量值的差值 d_1 和 d_2,并求出其均数、标准误,通过对各组配对资料的 t 检验和两组差数均数的 t 检验,将结果列表成表 15.3。

表 15.3　两组药物治疗高血压病人治疗前后降压效果(mmHg)比较

组别	例数	$\bar{d}_i$	S_{d_i}	t	p	$\bar{d}_1 - \bar{d}_2$	$S_{\bar{d}_1 - \bar{d}_2}$	t	P
试验组	60	15.42	9.30	12.85	<0.001	4.08	1.648	2.475	0.015
对照组	60	11.34	8.75	10.04	<0.001				

结果表明,试验药组和对照药组分别对高血压病人治疗前后的降压效果统计学上有显著差异,$P<0.001$;两组药物降压效果比较,统计学上差异也有显著性。试验药的降压效果比对照药为好。

至于三组及以上均数的比较问题,我们将在本章例 15.4 中讨论。

15.1.3　关于数据的分布类型

统计方法的选择除取决于资料的设计类型外还取决于数据的分布类型。因此,在选择统计方法时要注意公式的适用条件。正态分布、二项分布和 Poisson 分布等分布是统计学中的重要分布类型。t 检验、方差分析和直线回归等统计方法都要求数值资料服从正态分布。一般来说,当两组数值资料的离散程度不是很大时,表示数据的波动范围可以采用均数加减标准差方法；但是，有的指标离散程度大，表现在数据的标准差比均数还大，例如两组的病程，分别为 1.5±3.5(年)和 2.7±5.8(年)，这时，表示数据分布采用均数加减标准差就不恰当，而应当用中位数、百分位数或四分位间距表示。数据分布是否服从正态分布，可以通过专业知识了解，必要时用统计检验的方法如正态性检验去确定。当不服从某一特定参数分布时，可以用非参数统计方法，如秩和检验作两组分布的假设检验。

【例 15.3】 某医师分别用甲、乙两种药治疗肿瘤引起的骨转移疼痛，以治疗后疼痛强度改善的起效时间(天)为观察指标，结果见表 15.4。试比较两组起效时间有无差别。

表 15.4 甲、乙两种药治疗骨转移疼痛强度改善的起效时间(天)

组别	例数	起效时间(天)
甲药组	17	1 1 2 2 2 3 3 3 5 5 7 7 9 13 19 23 25
乙药组	22	1 1 1 2 2 2 2 3 3 3 4 4 4 5 5 6 6 9 15 18 19 22

先计算两组均数及标准差。结果为：甲组 $\overline{X}_1 = 7.647$，$S_1 = 7.745$；乙组 $\overline{X}_2 = 6.227$，$S_2 = 6.317$，两组的标准差都大于均数，说明数据的离散程度很大，进一步作正态性检验，$P < 0.001$，因此不宜用 t 检验作两组均数比较。经两组秩和检验结果 $Z = 0.5132$，$P = 0.6078$，表明两种药物治疗肿瘤引起的骨转移疼痛的起效时间差异无统计学意义。如果以小于或等于 7 天的起效时间为界，可以将原变量转换为分类数据，列出四格表，见表 15.5。

表 15.5 甲、乙两种药治疗骨转移疼痛强度改善的 7 天起效为界比较

组别	≤7 天	>7 天	合计
甲药组	12	5	17
乙药组	17	5	22

结果为：确切概率为 $P = 0.721$。结论为：甲、乙两种药治疗骨转移疼痛强度改善的起效时间(天)差异无显著性意义。

关于观察对象需要多少以及观察对象如何被随机分配到试验组与对照组中去的问题我们已在前面的章节中叙述过了。

最后还应当指出，数据收集时必须注意质量控制。医学上有些指标的客观性较差而且难以确切量化，如生存质量评价、精神和心理量表中的指标测量等都与研究者的主观判断有关，必要时，应当对测量者间的测量是否一致作统计检验。

综上所述，从研究设计开始到数据的收集、整理、分析的全过程中，统计学知识始终贯穿其中。在方案制定时选择何种统计分析方法取决于试验的目的、不同的设计类型、观察指标组成的资料性质和样本大小等。下面我们将已学过的统计方法及其选择组成一个流程图。

15.2 基本统计方法选择的流程图

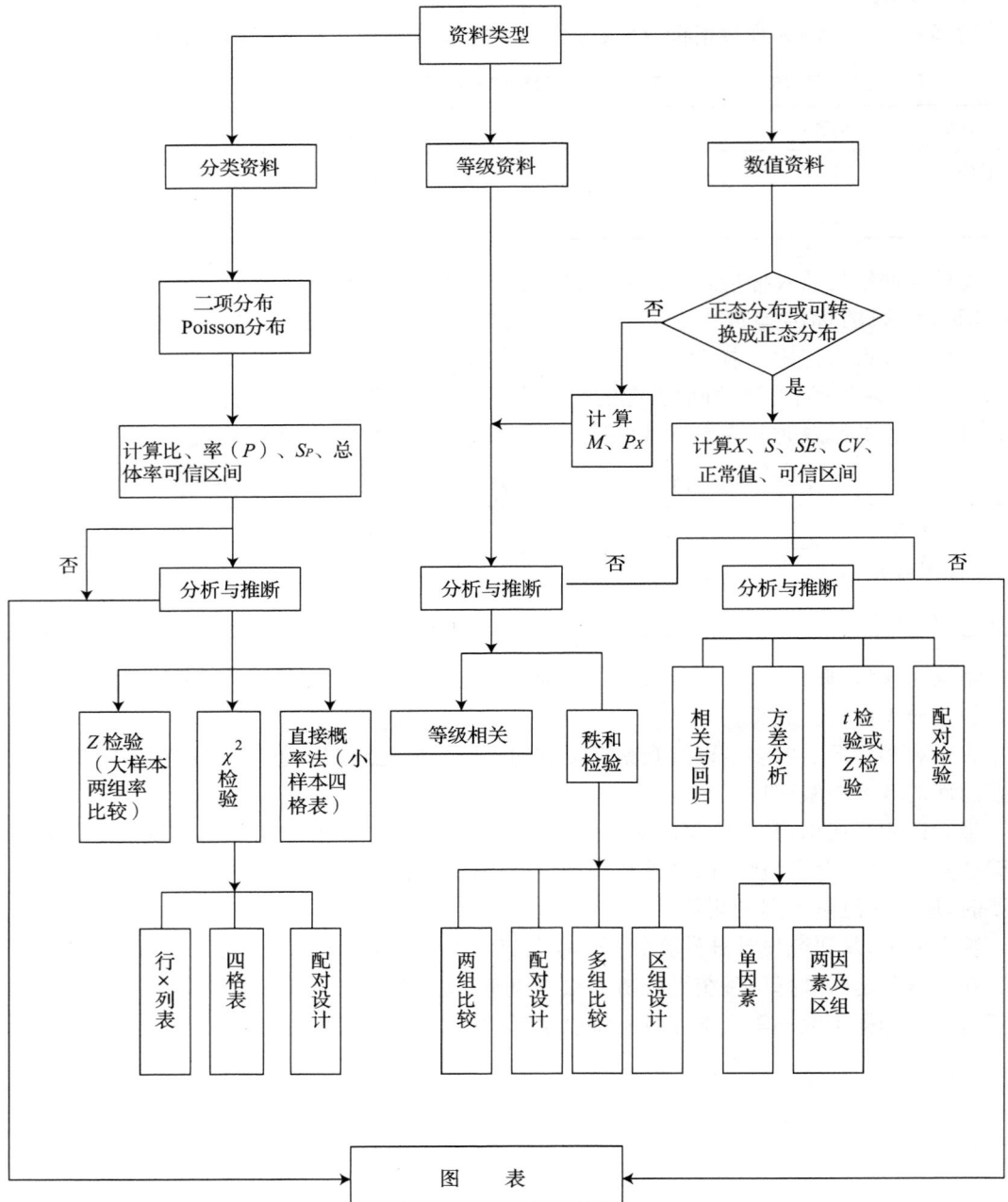

```
                                    ┌──────────┐
                                    │ 资料类型 │
                                    └──────────┘
          ┌────────────────────────────┼────────────────────────────┐
    ┌──────────┐                 ┌──────────┐                 ┌──────────┐
    │ 分类资料 │                 │ 等级资料 │                 │ 数值资料 │
    └──────────┘                 └──────────┘                 └──────────┘
          │                                          否  ╱──────────────╲
    ┌──────────┐                                    ┌────│ 正态分布或可转 │
    │ 二项分布 │                                    │    │ 换成正态分布   │
    │ Poisson分布│                                  │    ╲──────────────╱
    └──────────┘                                    │          │ 是
          │                                     ┌──────┐  ┌──────────────┐
  ┌─────────────────┐                           │ 计 算 │  │ 计算X、S、SE、CV、│
  │ 计算比、率（P）、SP、总│────────────────────┤M、PX │  │ 正常值、可信区间  │
  │ 体率可信区间      │                           └──────┘  └──────────────┘
  └─────────────────┘                              │              │
     否 │                         否                │              │      否
  ┌──────────┐              ┌──────────┐      ┌──────────┐
  │ 分析与推断 │              │ 分析与推断 │      │ 分析与推断 │
  └──────────┘              └──────────┘      └──────────┘
```

（流程图下部各分支）

- 分类资料 → 分析与推断：
  - Z 检验（大样本两组率比较）
  - χ^2 检验 → 行×列表 / 四格表 / 配对设计
  - 直接概率法（小样本四格表）

- 等级资料 → 分析与推断：
  - 等级相关
  - 秩和检验 → 两组比较 / 配对设计 / 多组比较 / 区组设计

- 数值资料 → 分析与推断：
  - 相关与回归
  - 方差分析 → 单因素 / 两因素及区组
  - t 检验或 Z 检验
  - 配对检验

最终 → 图 表

15.3 实例分析

【**例 15.4**】 某医师调查了三个组别(记作 Group)的研究对象,其中正常人(组别 n)、高血压病病人(组别 h)和高血脂病病人(组别 l),性别(Sex,女记 f,男记 m),各 30 例的不同年龄(岁)吸烟状况(不吸记为 0,偶尔记为 1,经常记为 2)、总胆固醇(TC,mmol/L)、甘油三脂(TG, mmol/L)、低密度脂蛋白(LDL,mmol/L)及尿酸(UA,mmol/L)等指标,结果见表 15.6,试作统计分析。

表 15.6 正常人组、高血压病病人组与高血脂病病人组三组各组 30 例的调查资料

No	Group	Sex	Smoke	Age	TC	TG	LDL	UA
1	n	f	0	55	3.97	1.54	1.94	276
2	n	m	0	55	3.60	1.20	1.98	309
3	n	m	1	56	3.50	1.26	1.39	322
4	n	m	0	48	4.79	0.91	1.66	317
5	n	f	0	54	3.70	0.18	1.69	322
6	n	m	1	42	4.00	0.78	2.15	209
7	n	m	0	53	4.35	1.37	2.19	410
8	n	f	0	58	5.07	0.78	2.89	191
9	n	m	0	43	5.20	1.04	2.32	438
10	n	m	0	36	4.63	1.58	2.26	423
11	n	m	1	59	3.28	1.53	1.64	353
12	n	f	0	46	3.71	1.59	1.14	346
13	n	m	0	41	3.56	1.52	2.13	279
14	n	f	0	46	4.35	1.36	0.84	237
15	n	m	0	53	3.40	0.52	1.77	377
16	n	m	0	48	3.87	1.04	1.35	281
17	n	m	1	42	3.92	0.88	1.49	410
18	n	f	0	54	4.86	0.78	2.80	296
19	n	f	0	47	5.12	1.09	3.01	206
20	n	m	0	40	4.63	1.40	1.41	374
21	n	m	0	45	4.71	1.43	2.71	257
22	n	f	0	50	4.22	1.24	3.11	230
23	n	m	1	62	2.74	0.89	1.10	319
24	n	f	0	51	5.03	1.44	3.12	293
25	n	f	0	44	2.84	0.64	2.79	224
26	n	m	2	43	5.14	1.70	3.05	328

No	Group	Sex	Smoke	Age	TC	TG	LDL	UA
27	*n*	*f*	0	41	5.59	1.15	1.22	234
28	*n*	*m*	0	57	5.20	0.59	3.06	306
29	*n*	*m*	0	40	5.15	0.91	3.02	186
30	*n*	*f*	0	36	4.76	1.05	3.08	245
31	*h*	*m*	0	50	5.77	1.72	3.69	440
32	*h*	*f*	0	50	5.50	1.78	1.62	452
33	*h*	*m*	1	43	5.77	0.86	3.02	379
34	*h*	*f*	0	47	4.30	1.05	3.02	422
35	*h*	*m*	2	59	6.31	1.81	3.98	496
36	*h*	*m*	1	49	7.99	1.48	3.62	269
37	*h*	*m*	0	53	5.56	1.80	3.65	481
38	*h*	*m*	1	40	4.60	1.75	3.96	450
39	*h*	*f*	0	47	5.21	1.09	3.47	281
40	*h*	*f*	1	54	6.52	3.70	4.00	276
41	*h*	*m*	0	53	4.27	0.88	2.65	210
42	*h*	*m*	1	49	5.56	1.74	0.53	396
43	*h*	*f*	1	48	6.85	2.28	4.55	326
44	*h*	*m*	2	51	6.45	1.88	4.90	411
45	*h*	*f*	0	56	5.88	1.31	3.90	430
46	*h*	*f*	0	57	4.29	1.64	3.72	411
47	*h*	*m*	0	48	5.55	1.12	3.78	345
48	*h*	*m*	1	53	7.21	2.82	3.79	428
49	*h*	*f*	0	51	5.80	1.62	3.75	271
50	*h*	*m*	2	34	6.25	1.76	5.27	407
51	*h*	*m*	1	57	4.55	2.17	1.62	132
52	*h*	*m*	0	52	5.39	2.99	1.32	326
53	*h*	*m*	1	54	4.73	3.93	3.76	430
54	*h*	*f*	0	60	5.53	3.34	2.95	298
55	*h*	*m*	1	40	5.56	2.67	3.09	455
56	*h*	*m*	2	50	5.84	2.58	3.45	384
57	*h*	*f*	0	65	3.78	0.99	3.96	483
58	*h*	*m*	2	43	4.01	1.03	4.02	610

No	Group	Sex	Smoke	Age	TC	TG	LDL	UA
59	h	m	1	39	5.60	2.50	3.29	470
60	h	f	1	45	5.96	0.89	3.96	349
61	l	m	1	46	3.50	2.26	1.39	322
62	l	f	0	36	4.81	0.90	2.48	249
63	l	f	0	42	5.13	0.81	3.65	201
64	l	m	1	56	4.41	2.09	2.07	339
65	l	m	2	40	3.89	2.22	1.74	458
66	l	m	1	55	6.80	2.61	4.07	398
67	l	m	2	59	6.23	2.31	4.71	473
68	l	f	0	50	6.46	3.97	3.68	364
69	l	m	1	55	6.48	1.95	2.07	346
70	l	f	0	52	4.97	0.48	3.54	200
71	l	m	0	46	5.08	2.48	2.35	327
72	l	m	1	48	6.06	4.16	3.18	413
73	l	m	2	55	5.61	1.50	4.09	398
74	l	f	0	53	5.93	1.48	3.66	356
75	l	m	1	48	4.58	3.96	1.11	418
76	l	f	1	52	4.25	2.89	1.22	299
77	l	m	1	58	5.50	1.76	3.85	320
78	l	f	0	52	5.91	1.41	4.06	266
79	l	f	0	48	5.29	0.66	4.08	486
80	l	m	0	55	5.25	1.40	3.28	364
81	l	f	0	46	5.85	0.98	3.72	285
82	l	m	0	60	6.90	1.11	3.42	282
83	l	m	1	53	5.59	1.83	3.42	412
84	l	m	1	54	5.33	0.64	3.41	496
85	l	m	0	46	5.98	1.41	3.42	258
86	l	f	1	49	5.73	1.13	4.10	375
87	l	f	1	58	4.34	1.39	3.72	367
88	l	m	1	55	6.06	1.94	3.68	413
89	l	m	0	67	5.74	2.50	2.77	390
90	l	f	0	49	5.73	1.13	4.10	375

在作具体的统计计算前,我们先讨论分析思路。

实际工作中,我们收集的资料经常遇到既有数值变量,也同时有分类变量和等级变量。本例中的年龄和血生化指标是数值变量,组别和性别是分类变量,吸烟状况是等级变量。因此,对不同性质的资料,从上节的流程图可见,应当先对每一个变量用相应的统计指标描述和分析。

对于数值变量如年龄及血生化指标,应当检验该指标是否服从正态分布,如果指标服从正态分布,则可计算该指标的均数和标准差并推算总体均数的置信区间。两组间均数比较可以作 t 检验,多组间均数比较可以作方差分析,变量间的相关性可作相关和回归分析。如果指标不服从正态分布,则应计算该指标的中位数及全距,样本大时还可计算百分位数和四分位间距,两组或多组比较时可作秩和检验或秩相关分析。

对于分类变量如性别,则可计算各组的频数或频率,组间比较可以作四格表或列联表分析。对于两组或多组等级变量资料也可以作秩和检验或等级相关分析。

根据以上的分析思路,我们先对各组的数值变量作正态性检验(W 值及 P 值),并计算各指标的均数($\overline{X}$)、标准差(S)、中位数(M)和全距(R),列表 15.7 如下。

表 15.7 表 15.6 的基本统计量计算结果

指标	组别	W	P	$\overline{X}$	S	M	R
AGE	正常人组	0.964 5	0.401 2	48.17	7.11	47.5	36～62
	高血压组	0.986 8	0.963 5	49.90	6.78	50.0	34～65
	高血脂组	0.978 8	0.794 1	51.43	6.38	52.0	36～67
TC	正常人组	0.954 5	0.222 7	4.30	0.77	4.35	2.74～5.59
	高血压组	0.964 2	0.393 6	5.55	0.96	5.56	3.78～7.99
	高血脂组	0.974 9	0.680 3	5.45	0.84	5.60	3.5～6.9
TG	正常人组	0.964 2	0.395 0	1.11	0.37	1.12	0.18～1.70
	高血压组	0.918 7	0.024 9	1.91	0.84	1.76	0.86～3.93
	高血脂组	0.917 0	0.022 5	1.85	0.97	1.63	0.48～4.16
LDL	正常人组	0.919 0	0.025 2	2.14	0.73	2.14	0.84～3.12
	高血压组	0.883 6	0.003 4	3.41	1.02	3.71	0.53～5.27
	高血脂组	0.888 1	0.004 4	3.20	0.96	3.48	1.11～4.71
UA	正常人组	0.966 7	0.452 7	299.93	70.60	301	186～438
	高血压组	0.964 7	0.406 7	383.93	97.57	409	132～610
	高血脂组	0.977 7	0.761 9	355.00	77.61	364	200～496

由表 15.7 可见,AGE,TC,UA 服从正态分布,可用均数及标准差表示数据的分布,也可以计算总体均数的置信区间。TG,LDL 不服从正态分布,可用中位数全距或百分位数表示数据的分布,还可以用百分位数的间距(如四分位间距)表示数据波动范围。读者可以选一个指标计算。

由于 AGE,TC,UA 服从正态分布,各指标在三组中均数的比较可以用方差分析。我们选其中一个指标如 TC 为例,方差分析结果见表 15.8。

表 15.8　三组总胆固醇(TC,mmol/L)均数的方差分析表

变异来源	v	SS	MS	F	P
组间	2	29.13	14.57	19.80	0.000 1
误差	87	63.99	0.74		
总的	89	93.12			

方差分析结果表明,三组总胆固醇(TC)均数差异有统计学意义。再用 q 检验(过程从略)对三组均数作两两比较,结果正常人组与其余两组的均数差异有高度显著性;而高血压病人组与高血脂病人组的均数差异无显著性,$P>0.05$。其余指标 AGE 和 UA 的组间比较方法与 TC 相同。结果见表 15.9。

表 15.9　三个指标的方差分析结果及两两 q 检验 P 值

指标	方差分析(三组比较)		两两比较 P 值		
	F	P	正常组与高血压组	正常组与高血脂组	高血压组与高血脂组
AGE	1.75	0.1794	>0.05	>0.05	>0.05
TC	19.80	<0.001	<0.05	<0.05	>0.05
UA	7.98	0.000 7	<0.05	<0.05	>0.05

对于不服从正态分布的指标如 LDL,TG,在三组中分布的比较可以用多个样本比较的秩和检验(Kruskal-Wallis rank sum test),以指标 LDL 为例,秩和检验结果 $\chi^2=27.476,v=2$,$P<0.000\,1$,说明该指标三组间的分布差异有高度显著性。三组间的差别两两比较结果也是正常人组与其余两组的差异有高度显著性;而高血压病人组与高血脂病人组的差异无显著性,$P>0.05$。指标 TG 的组间比较方法与 LDL 相同。

分类变量和等级变量资料可以计算各组别的频数和频率,可以用行×列表分析比较组间的差别。本例中性别(Sex)和吸烟状况(Smoke,不吸记 0,偶尔记 1,经常记 2)分布在三组间的比较就可用行×列表分析。以性别比较为例,列出表 15.10。

表 15.10　三组性别分布比较

组别	男	女
正常人组	18	12
高血压病人组	19	11
高血脂病人组	18	12
合计	45	35

经 χ^2 检验,$\chi^2=0.094$,$P=0.954$,三组性别间差异无显著性。

吸烟状况的行×列表分析见表 15.11。

表 15.11　三组吸烟状况比较

组别	不吸	偶尔	经常	合计
正常人组	24	5	1	30
高血压病人组	13	12	5	30
高血脂病人组	14	13	3	30

经秩和检验，$\chi^2=9.965$，$\upsilon=4$，$P=0.006\,9$，三组吸烟状况差异有显著性。

进一步分析三组吸烟与不吸烟差异是否有显著性，可以将偶尔吸烟与经常吸烟两个等级合并，组成 3×2 表，见表 15.12。

表 15.12　三组吸烟与否比较

组别	不吸	吸烟	合计
正常人组	24	6	30
高血压病人组	13	17	30
高血脂病人组	14	16	30

经 χ^2 检验，$\chi^2=10.05$，$\upsilon=2$，$P=0.007$，三组吸烟与否差异有显著性。

如果将表 15.11 的正常人组与其余两组合并组成四格表比较，结果为 $\chi^2=9.977$，$P=0.002$，表明正常人组与高血压病人组和高血脂病人组吸烟与否间差异有显著性。

我们还可以根据对指标的临床意义划分正常与异常，如 UA 大于 420 mmol/L 为高尿酸血症，TC＞5.20 mmol/L，TG＞1.70 mmol/L，LDL＞3.12 mmol/L 为异常，讨论变量间的关联性，也可以对变量作相关分析或等级相关分析。读者可以举一反三进一步思考，这里不一一列举。

当然，我们这里所讨论的统计方法只局限在我们已学过的内容，这个例子是一个较大的样本调查，这里只对每组取出 30 例作统计分析，目的在于介绍多个变量同时出现时的分析思路。很多学过医学统计学的人常常反映，学统计学时似乎也能听懂，但是一接触实际问题便无从下手。本章作为一种尝试，通过用流程图对全书内容进行归纳，并举实际例子帮助读者分析问题。如果进一步深入学习，多个变量同时出现时还可以用多变量分析方法，这部分内容已越出本书内容，这里就不作介绍了。

15.4 SPSS 操作及其解释

对于例 15.4 的数据变量名称与表 15.6 一致。

15.4.1 基本统计量计算以及正态性检验

分析→统计量描述→探索

应变量列表框:年龄(Age)、总胆固醇(TC)、甘油三酯(TG)、　　 * 分析变量
　　　　　　低密度脂蛋白(LDL)、尿酸(UA)

因子列表框:组别(group)　　　　　　　　　　　　　　　　 * 分组变量

统计量:描述性 继续　　　　　　　　　　　　　　　　　 * 进行描述性分析

绘制:带检验的正态图 继续　　　　　　　　　　　　　　 * 进行正态性检验

确定

可得到年龄(Age)、总胆固醇(TC)、甘油三酯(TG)、低密度脂蛋白(LDL)、尿酸(UA)5个变量正常人、高血压及高血脂三个组的各自的均数(均值)、标准差及中位数(中值),同时进行了正态性检验,表 15.13 给出了年龄的正态性检验结果。

表 15.13 正态性模型

组别		Kolmogorov-Smirnov			Shapiro-Wilk		
		统计量	df	Sig.	统计量	df	Sig.
年龄	正常人	.118	30	.200*	.964	30	.401
	高血压病人	.101	30	.200*	.987	30	.963
	高血脂病人	.102	30	.200*	.979	30	.794

上表中列出了两个正态性检验方法,Kolmogorov-Smirnov 及 W 检验(Shapiro-Wilk),前者一般用于样本例数在大于 2 000 时的正态性检验,而后者常用于例数为 7～2 000 的正态性检验。因此,从 W 检验中可见,对于正常人、高血压及高血脂三个组的年龄均服从正态性($P > 0.05$)。

15.4.2 定量资料的比较

由于年龄、总胆固醇、尿酸满足正态性分析,采用方差分析进行三个组均数间的比较。其SPSS 操作步骤如下:

分析→统计量描述→比较均值→单因素方差分析

应变量列表框:年龄(Age)、总胆固醇(TC)、尿酸　　　 * 分析的变量
(UA)

因子列表框:组别(group)　　　　　　　　　　　　　　　 * 组别

两两比较:SNK 继续　　　　　　　　　　　　　　　　　 * 多重比较

确定

由于甘油三酯及低密度脂蛋白有些组别不服从正态性,采用秩和检验比较三组的分布间是否有差异,其 SPSS 操作步骤如下:

分析—>非参数检验—>旧对话框—>K 个独立样本

变量列表:甘油三酯(TG)、低密度脂蛋白(LDL)　　　　　＊分析的变量

分组变量:组别(group)

定义范围:最小值:1　最大值:3　继续

确定

对于其结果及解释,与前文相似,此处不再列出。

15.4.3　分类资料的比较

性别是两分类资料,采用卡方检验比较三组性别的构成是否有差异,其 SPSS 操作步骤如下:

分析→统计量描述→描述统计→交叉表

行:组别(group)　　　　　　　　　　　＊行为组别变量

列:性别(sex)　　　　　　　　　　　　＊列为分析变量

统计量:卡方　继续　　　　　　　　　　＊选择卡方检验

确定

吸烟状态(不吸、偶尔、经常)是等级资料,采用秩和检验,其 SPSS 操作步骤与甘油三酯分析的步骤一样。

对于其结果及解释,与前文相似,此处不再列出。

本章小结

本章通过流程图形式总结了本书所介绍过的基本统计方法,以便使读者能系统地回顾所学过的基本统计方法。

我们要求读者在医学研究中不仅要重视所研究课题的专业设计,而且要重视统计学设计。统计工作应当贯穿在试验的设计、资料的收集、整理和分析整个过程之中,才能保证试验的科学性和结论的可靠性。

统计分析工作包括统计描述和统计推断两部分,而不同的资料类型,由于分布类型不同,因此应当选择相应的方法去做统计描述和统计推断。我们通过一个实例分析介绍分析思路,希望读者通过实例分析的学习能举一反三。

16 SPSS 简介

16.1 SPSS 发展

SPSS 是软件英文首字母的缩写,最初为"Statistical Package for the Social Sciences",后更改为"Statisical Products and Service Solutions"。2009 年后在各类升级版前加上 PASW (Predictive Analysis Software)前缀,如 SPSS 17.0,更名为 PASW Statistics 17.0,SPSS 18.0 为 PASW Statistics 18.0,2009 年 10 月 IBM 收购 SPSS 公司,产品更名为 IBM SPSS Statistics。本书还是采用简单的名称 SPSS,以 SPSS 18.0 为版本介绍 SPSS 软件的应用。

SPSS 是世界上最早采用图形菜单驱动界面的统计软件,它最突出的特点就是操作界面友好,输出结果友好,使用 Windows 窗口展示各种管理和分析数据的功能,以对话框方式展示各种功能选择,用户很容易上手。

16.2 SPSS 界面

SPSS 提供了五个窗口,分别为数据编辑窗口、结果管理窗口、结果编辑窗口、语法编辑窗口与脚本窗口,可通过工具条文件→新建/打开,常用的为前两个窗口。

1. 数据编辑窗口:主要用来输入数据与定义数据字典,分为数据视图(Data View)与变量视图(Variable View)

图 16.1 是数据视图,用来显示数据集中的记录,与 Excel 数据表十分类似,表头是变量名,下面是数据,可进行修改、增减、复制、粘贴等,操作与 Excel 相同。

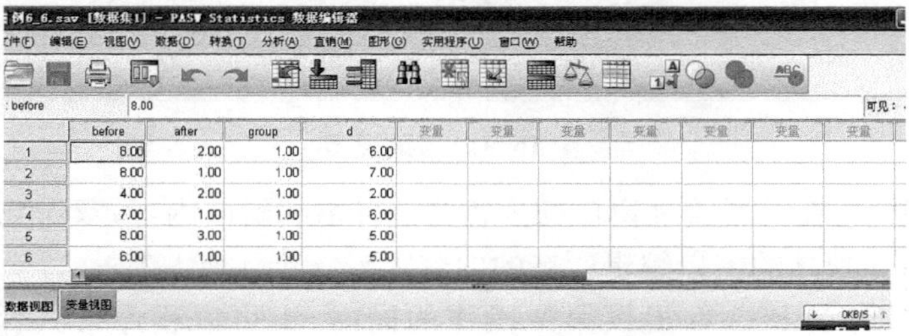

图 16.1 数据视图

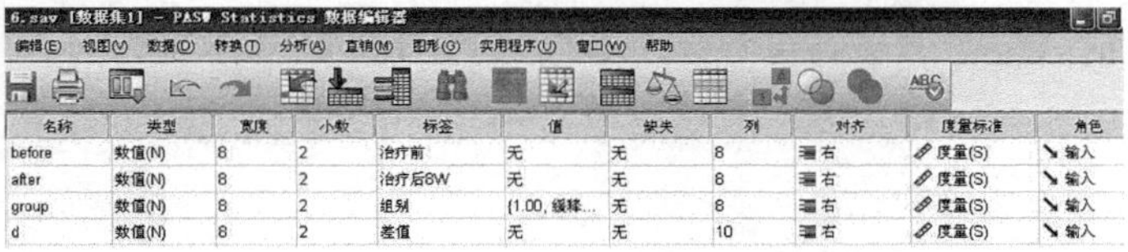

图 16.2 变量视图

图 16.2 是变量视图,用来定义和显示数据集中变量的信息,其中:

(1) 名称为变量名,宜用长度为 8 字节以内的字母或数值表示,第一位是字符;

(2) 类型为变量的属性,常用的有数值 N、日期 A 和字符串 R;

(3) 宽度与小数:如果变量为数值 N,则定义宽度,宽度包括整数位、小数点与小数位三部分;如果是日期型,则根据日期输入形式自动定义宽度;如果是字符串,则根据实际调查发生的最大字节数定义;

(4) 变量标签是对变量更详细的说明,便于他人或一段时间后复习时的理解;

(5) 值标签为变量取值编码定义,如定义"1 为缓释胶囊,2 为普通片剂";

(6) 缺失值编码:对数据中的缺失值进行编码,默认为".";

(7) 列:定义数据视图中列宽,如果太窄,则数据显示不全;

(8) 对齐:数据对齐方式,如左对齐,右对齐,居中;

(9) 变量的度量标准:有度量(Scale,为数值变量)、次序(Ordinal,为有序分类变量)、名义(Nominal,为无序分类变量),分别用不同图案表示;

(10) 变量角色:是 SPSS18.0 开始引入的,用于数据挖掘软件的使用。

2. 结果管理窗口:该窗口用于存放 SPSS 分析结果,如图 16.3 所示。整个窗口分为两个区,左边为目录区,以树形结构展开;右边是内容区,显示与目录对应的内容。

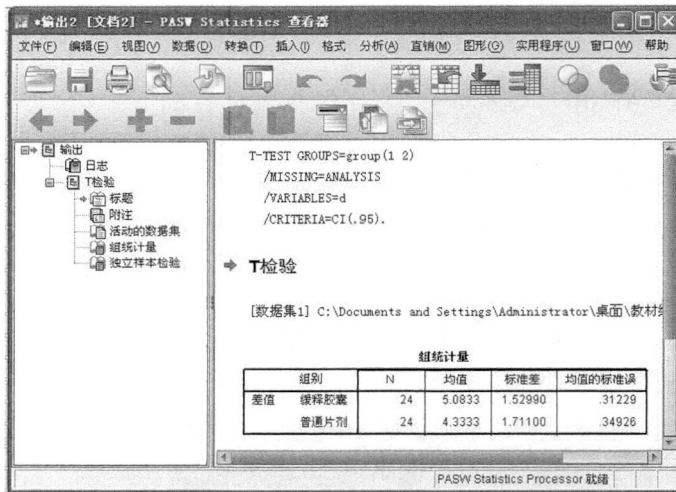

图 16.3　结果视图

3. 结果编辑窗口:在结果管理窗口的内容区选择欲编辑的内容,双击或右键选择"编辑内容"在"单独窗口",在独立的窗口编辑所选的内容。

4. 语法编辑窗口:SPSS 在提供菜单操作的同时,也可以程序形式保留操作(选择"粘贴"),并在此基础上进行修改,批量完成重复进行的工作,如进行 10 个 t 检验,无需重复操作,只要对程序稍加改动即可完成,见图 16.4。当然也可以通过工具条文件→新建→语法,直接编写程序。

5. 脚本窗口:脚本可以使 SPSS 内部操作自动化,可以自定义结果格式。

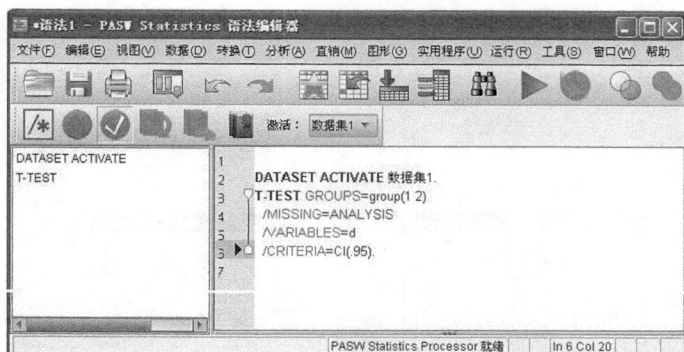

图 16.4 语法编辑窗口

16.3 数据集准备

在统计分析之前,首先要有 SPSS 认可的数据集。SPSS 可读入如图 16.5 所示的数据,其中 *.sav 是 SPSS 的数据文件。数据集一般来自 SPSS 软件新建立的数据和其他软件生成的数据的读入。

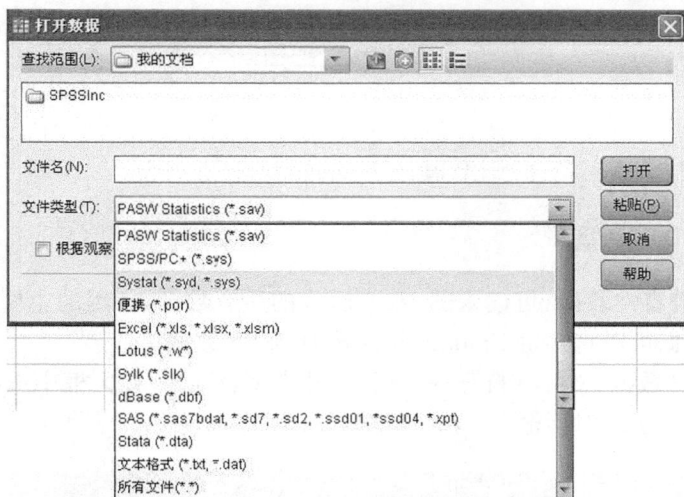

图 16.5 SPSS 可以打开的数据文件类型

16.3.1 新建数据文件

一项调查或实验完成后首先要将数据录入电脑,即建立数据集。与其他软件相同,数据集的建立包括变量的命名与定义,即数据字典生成,然后录入具体数据。一般规则是每一行为一条记录(除配对设计与重复测量的数据外),每一列代表相同的变量。图 16.6 就是打开"变量视图"创建例 6.6 数据集的数据字典示意图,图 16.7 是打开"数据视图"后数据录入示意图。

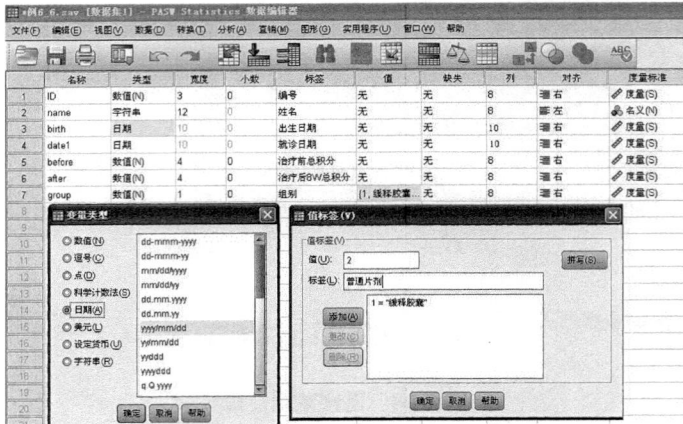

图 16.6 数据字典创建示意

在图 16.6 示意的字典中,我们增加了编号、姓名两个备考项目,还增加了年龄(由就诊日期 date1 与出生日期 birth 算得),变量类型可有多种类型,在可能的条件下最好使用数值型。宽度与小数均可以修改,默认宽度=8 与小数=2。对于名义变量 group 用数值表示时最好定义值标签,如 1 为缓释胶囊,2 为普通片剂,便于识别。

图 16.7 数据录入

16.3.2 外部读入数据

SPSS 软件的兼容性较好,可读入图 16.5 所示的所有数据,常用的主要是 Excel 数据、文本数据,Epidata 数据可以直接由 Epidata 软件转为 SPSS 数据集。

(1)读入 Excel 数据:文件→打开→数据,文件类型:Excel,在大框中选择所需的文件,打开,出现如图 16.8 所示的对话框。

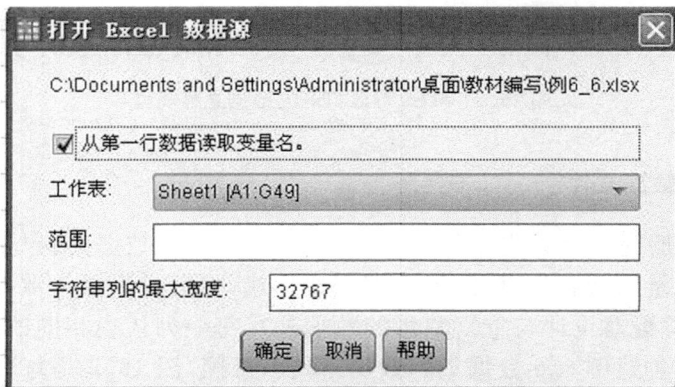

图 16.8 "打开 Excel 数据源"对话框

如果第一行为数据，不是变量，则去掉"√"，工作表和范围都是可以选择的，如范围选择 A1:G49，则仅选择了图 16.7 治疗前总积分、治疗后 8W 总积分与组别三个变量的所有信息。需要强调的是 SPSS 只读入数据，其他和 Excel 单元格关联的属性如注释、公式等都不会被读入，另外每一列数据类型要相同，不能既有数值又有文本。

（2）读入文本数据：文本数据是最常见的数据格式之一，大部分的数据库与数据分析软件均可以将数据保存为文本格式。常见的文本格式有两种，一是固定列宽，二是分隔符分隔。如以逗号分隔数据的操作。

文件→打开→数据，文件类型：文本格式 *.txt 或 *.dat，打开所需的文件，出现文本导入向导，共 6 步，一步一步操作即可完成，最后要保存导入的文件，以备下次分析使用。

无论是新建的 SPSS 数据集还是从外部读入生成的 SPSS 数据集，均要注意即时保存，保存文件方法：文件→另存为，将文件存放到指定的目录路径下。

16.4　数据集管理

建立数据集后有时需要对数据集进行一系列数据管理，比如数据文件的合并拆分、变量或个案的添加或删减、变量值的函数转换、变量的重新定义及选择满足条件的个案进行分析等等，具体功能在工具条"编辑 E""数据 D""转换 T"下拉菜单下。现以图 16.7 的数据介绍如何根据日期函数计算年龄 age，同样根据治疗前与治疗后 8W 的总积分计算差值 d 就更简单了。

转换→计算变量，目标变量框：输入 age；函数组框：选择日期运算；函数与特殊变量框：选择 Datediff，此时在数字表达式框中出现 DATEDIFF(?,?,?)，选择左边变量框中的变量替代"?"或直接输入，如图 16.9 所示，中间框中显示该函数的操作要求。在此过程中如果对函数操作还不清楚，可点击下方的"帮助"可看到实例。

治疗前与治疗后 8W 的总积分计算差值 d 的计算为：转换→计算变量，目标变量框：输入 d，类型与标签选择默认，即数值型，无变量标签；表达式框：输入 after-before；确定。

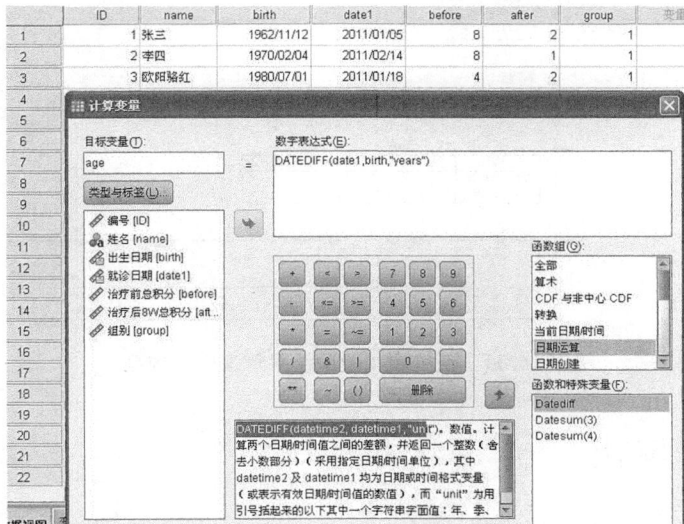

图 16.9　利用函数计算年龄的示意图

16.5 统计分析

统计分析具体的工具条为分析与图形。本书介绍的所有基于原始数据的统计分析方法均可在工具条分析与图形的下拉菜单中实现。现以数据集例 6_6.sav 为例介绍 SPSS 软件实现两样本 t 检验的一般操作步骤,图 16.10 为两样本 t 检验操作。

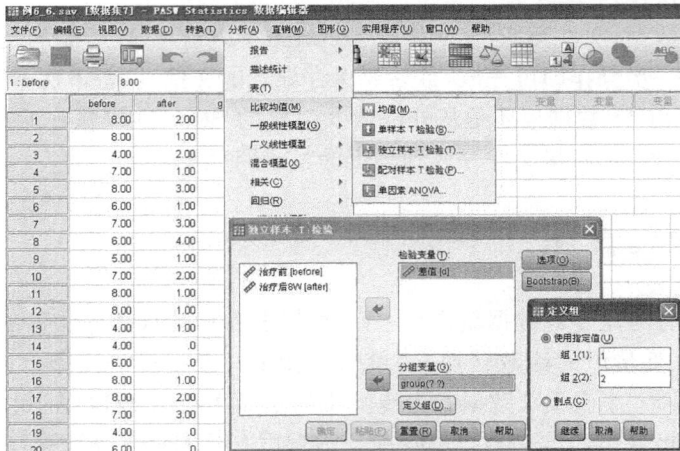

图 16.10　两样本 t 检验操作示意图

两样本 t 检验结果管理窗口内容显示见图 16.11,左侧目录窗口包含日志与 t 检验结果,相应的右侧上方为日志内容以 SPSS 程序记录,下面为对应的统计结果,上表为组统计量,下表为独立样本检验,具体解释见第 6 章两样本 t 检验 SPSS 操作步骤。

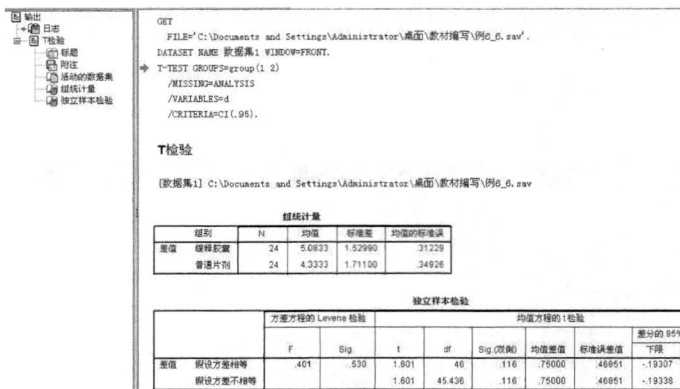

图 16.11　两样本 t 检验结果管理窗口内容

16.6 结果输出

SPSS 软件统计分析结果在 PASW statistics 查看器中,即图 16.11 所示,左框中是目录,以树状可折叠形式显示,折叠时以 ➕ 显示,展开时以 ➖ 显示,与右边内容一一对应,方便查找。本节主要关心如何将 PASW statistics 查看器中的内容输出、编辑以适应报告的要求。

16.6.1 输出

通过文件→保存(另存为)或文件→导出来实现。

文件→保存/另存为:保存为 SPSS 结果文件,后缀为 SPV,如例 6_6.SPV。

文件→导出:保存为其他形式文件,导出对象可选择"全部/所有可见/选定";文档类型有 XLS/PDF/HTM/PPT/DOC/TXT,可根据需要进行选择。如果是统计图,还可以选择图形保存,文件后缀如 JPG/BMP。

当然也可以直接将所需内容复制、粘贴到指定位置。

16.6.2 编辑

PASW statistics 查看器中的内容格式有时不符合报告的要求,如表格线太多,小数位数不当,纵横标目需要倒置,标题标目修改等,即需要对查看器中的内容进行编辑。编辑可以直接在查看器中进行,也可以导出后再进行,如导出文件是 WORD 类型,则编辑是在 WORD 文档中进行,在此不赘述。下面主要介绍保存之前的编辑方法。

在 PASW statistics 查看器中选择需要编辑的内容,双击/右键→编辑内容→在阅读器中,如对表"两组统计量"编辑保留两位小数,去掉多余的线条,见表 16.1,具体操作如下:

双击→选定要修改的单元格→右键单元格属性:点格式值,小数框 2→应用,确定。

双击→右键选择表格外观→Academic→确定。

表 16.1 两组统计量

	组别	N	均值	标准差	均值的标准误
差值	缓释胶囊	24	5.08	1.53	0.31
	普通片剂	24	4.33	1.71	0.35

以上简单地介绍了 SPSS 入门知识,如果需要更多更深入地了解与掌握 SPSS 软件,需要参考 SPSS 软件使用说明,并在实践中不断地应用,才能学好 SPSS 软件。

附录　统计用表

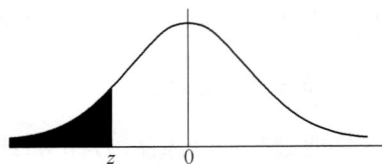

附表1　标准正态分布曲线下的面积，$\Phi(z)$值

z	0.00	0.01	0.02	0.03	0.04	0.05	0.06	0.07	0.08	0.09
−3.0	.0013	.0013	.0013	.0012	.0012	.0011	.0011	.0011	.0010	.0010
−2.9	.0019	.0018	.0018	.0017	.0016	.0016	.0015	.0015	.0014	.0014
−2.8	.0026	.0025	.0024	.0023	.0023	.0022	.0021	.0021	.0020	.0019
−2.7	.0035	.0034	.0033	.0032	.0031	.0030	.0029	.0028	.0027	.0026
−2.6	.0047	.0045	.0044	.0043	.0041	.0040	.0039	.0038	.0037	.0036
−2.5	.0062	.0060	.0059	.0057	.0055	.0054	.0052	.0051	.0049	.0048
−2.4	.0082	.0080	.0078	.0075	.0073	.0071	.0069	.0068	.0066	.0064
−2.3	.0107	.0104	.0102	.0099	.0096	.0094	.0091	.0089	.0087	.0084
−2.2	.0139	.0136	.0132	.0129	.0125	.0122	.0119	.0116	.0113	.0110
−2.1	.0179	.0174	.0170	.0166	.0162	.0158	.0154	.0150	.0146	.0143
−2.0	.0228	.0222	.0217	.0212	.0207	.0202	.0197	.0192	.0188	.0183
−1.9	.0287	.0281	.0274	.0268	.0262	.0256	.0250	.0244	.0239	.0233
−1.8	.0359	.0351	.0344	.0336	.0329	.0322	.0314	.0307	.0301	.0294
−1.7	.0446	.0436	.0427	.0418	.0409	.0401	.0392	.0384	.0375	.0367
−1.6	.0548	.0537	.0526	.0516	.0505	.0495	.0485	.0475	.0465	.0455
−1.5	.0668	.0655	.0643	.0630	.0618	.0606	.0594	.0582	.0571	.0559
−1.4	.0808	.0793	.0778	.0764	.0749	.0735	.0721	.0708	.0694	.0681
−1.3	.9680	.0951	.0934	.0918	.0901	.0885	.0869	.0853	.0838	.0823
−1.2	.1151	.1131	.1112	.1093	.1075	.1056	.1038	.1020	.1003	.0985
−1.1	.1357	.1335	.1314	.1292	.1271	.1251	.1230	.1210	.1190	.1170
−1.0	.1587	.1562	.1539	.1515	.1492	.1469	.1446	.1423	.1401	.1379
−0.9	.1841	.1814	.1788	.1762	.1736	.1711	.1685	.1660	.1635	.1611
−0.8	.2119	.2090	.2061	.2033	.2005	.1977	.1949	.1922	.1894	.1867
−0.7	.2420	.2389	.2358	.2327	.2296	.2266	.2236	.2206	.2177	.2148
−0.6	.2743	.2709	.2676	.2643	.2611	.2578	.2546	.2514	.2483	.2451
−0.5	.3085	.3050	.3015	.2981	.2946	.2912	.2877	.2843	.2810	.2776
−0.4	.3446	.3409	.3372	.3336	.3300	.3264	.3228	.3192	.3156	.3121
−0.3	.3821	.3783	.3745	.3707	.3669	.3632	.3594	.3557	.3520	.3483
−0.2	.4207	.4168	.4129	.4090	.4052	.4013	.3974	.3936	.3897	.3859
−0.1	.4602	.4562	.4522	.4483	.4443	.4404	.4364	.4325	.4286	.4247
−0.0	.5000	.4960	.4920	.4880	.4840	.4801	.4761	.4721	.4681	.4641

注：$\Phi(-z)=1-\Phi(z)$

编号	1	2	3	4	5	6	7	8	9	10	11	12	13	14	15	16	17	18	19	20	r_k
1	8	6	19	13	5	18	12	1	4	3	9	2	17	14	11	7	16	15	10	0	−.0632
2	8	19	7	6	11	14	2	13	5	17	9	12	0	16	15	1	4	10	18	3	−.0632
3	18	1	10	13	17	2	0	3	8	15	7	4	19	12	5	14	9	11	6	16	.1053
4	6	19	1	5	18	12	4	0	13	10	16	17	7	14	11	15	8	3	9	2	−.0842
5	1	2	7	4	18	0	15	13	5	12	19	10	9	14	16	8	6	11	3	17	.2000
6	11	19	2	15	14	10	8	12	1	17	4	3	0	9	16	6	13	7	18	5	−.1053
7	14	3	16	7	9	2	15	12	11	4	13	19	8	1	18	6	0	5	17	10	−.0526
8	3	2	16	6	1	13	17	19	8	14	0	15	9	18	11	5	4	10	7	12	.0526
9	16	9	10	3	15	0	11	2	1	5	18	8	19	13	6	12	17	4	7	14	.0947
10	4	11	18	6	0	8	12	16	17	3	2	9	5	7	19	10	15	13	14	1	.0947
11	5	15	18	13	7	3	10	14	16	1	8	2	17	6	9	4	0	12	19	11	−.0526
12	0	18	10	15	11	12	3	13	14	1	17	2	6	9	16	4	7	8	19	5	−.0105
13	10	9	14	18	12	17	15	3	5	2	11	19	8	0	1	4	7	13	6	16	−.1579
14	11	9	13	0	14	12	18	7	2	10	4	17	19	6	5	8	3	15	1	16	−.0526
15	17	1	0	16	9	12	2	4	5	18	14	15	7	19	6	8	11	3	10	13	.1053
16	17	1	5	2	8	12	15	13	19	14	7	16	6	3	9	10	4	11	0	18	.0105
17	5	16	15	7	18	10	12	9	11	6	13	17	14	1	0	4	3	2	19	8	−.2000
18	16	19	0	8	6	10	13	17	4	3	15	18	11	1	12	9	5	7	2	14	−.1368
19	13	9	17	12	15	4	3	1	16	2	10	18	8	6	7	19	14	11	0	5	−.1263
20	11	12	8	16	3	19	14	7	9	7	4	1	10	0	18	15	6	5	13	2	−.2105
21	19	12	13	8	4	15	16	7	0	11	1	5	14	18	3	6	10	9	2	17	−.1368
22	2	18	8	14	6	11	1	9	15	0	17	10	4	7	13	3	12	5	16	19	.1158
23	9	16	17	18	5	7	12	2	4	10	0	13	8	3	14	15	6	11	1	19	−.0632
24	15	0	14	6	1	2	9	8	18	4	10	17	3	12	16	11	19	13	7	5	.1789
25	14	0	9	18	19	16	10	4	5	1	6	2	12	3	11	13	7	8	17	15	.0526

03 47 43 73 86	36 96 47 36 61	46 96 63 71 62	33 26 16 80 45	60 11 14 10 95
97 74 24 67 62	42 81 14 57 20	42 53 32 37 32	27 07 36 07 51	24 51 79 89 73
16 76 62 27 66	56 50 26 71 07	32 90 79 78 53	13 55 38 58 59	88 97 54 14 10
12 56 85 99 26	96 96 68 27 31	05 03 72 93 15	57 12 10 14 21	88 26 49 81 76
55 59 56 35 64	38 54 82 46 22	31 62 43 09 90	06 18 44 32 53	23 83 01 30 30
16 22 77 94 39	49 54 43 54 82	17 37 93 23 78	87 35 20 96 43	84 26 34 91 64
84 42 17 53 31	57 24 55 06 88	77 04 74 47 67	21 76 33 50 25	83 92 12 06 76
63 01 63 78 59	16 95 55 67 19	98 10 50 71 75	12 86 73 58 07	44 39 52 38 79
33 21 12 34 29	78 64 56 07 82	52 42 07 44 38	15 51 00 13 42	99 66 02 79 54
57 60 86 32 44	09 47 27 96 54	49 17 46 09 62	90 52 84 77 27	08 02 73 43 28
18 18 07 92 46	44 17 16 58 09	79 83 86 19 62	06 76 50 03 10	55 23 64 05 05
26 62 38 97 75	84 16 07 44 99	83 11 46 32 24	20 14 85 88 45	10 93 72 88 71
23 42 40 64 74	82 97 77 77 81	07 45 32 14 08	32 98 94 07 72	93 85 79 10 75
52 36 28 19 95	50 92 26 11 97	00 56 76 31 38	80 22 02 53 53	86 60 42 04 53
37 85 94 35 12	83 39 50 08 30	42 34 07 96 88	54 42 06 87 93	35 85 29 48 39
70 29 17 12 13	40 33 20 38 26	13 89 51 03 74	17 76 37 13 04	07 74 21 19 30
56 62 18 37 35	96 83 50 87 75	97 12 25 93 47	70 33 24 03 54	97 77 46 44 80
99 49 57 22 77	88 42 95 45 72	16 64 36 16 00	04 43 18 66 79	94 77 24 21 90
16 03 15 04 72	33 27 14 34 09	45 59 34 68 49	12 72 07 34 45	99 27 72 95 14
31 16 93 32 43	50 27 89 87 19	20 15 37 00 49	52 85 66 60 44	38 63 88 11 80
68 34 30 13 70	55 74 30 77 40	44 22 78 84 26	04 33 46 09 52	68 07 97 06 57
74 57 25 65 76	59 29 97 68 60	71 91 38 67 54	13 58 18 24 76	15 54 55 95 52
27 42 37 86 53	48 55 90 65 72	96 57 69 36 10	96 46 92 42 45	97 60 49 04 91
00 39 68 29 61	66 37 32 20 30	77 84 57 03 29	10 45 65 04 26	11 04 96 67 24
29 94 98 94 24	68 49 69 10 82	53 75 91 93 30	34 25 20 57 27	40 48 73 51 92
16 90 82 66 59	83 62 64 11 12	67 19 00 71 74	60 47 21 29 68	02 02 37 03 31
11 27 94 75 06	06 09 19 74 66	02 94 37 34 02	76 70 90 30 86	38 45 94 30 38
35 24 10 16 20	33 32 51 26 38	79 78 45 04 91	16 92 53 56 16	02 75 50 95 98
38 23 16 86 38	42 38 97 01 50	87 75 66 81 41	40 01 74 91 62	48 51 84 08 32
31 96 25 91 47	96 44 33 49 13	34 86 82 53 91	00 52 43 48 85	27 55 26 89 62
66 67 40 67 14	64 05 71 95 86	11 05 65 09 68	76 83 20 37 90	57 16 00 11 66
14 90 84 45 11	75 73 88 05 90	52 27 41 14 86	22 98 12 22 08	01 52 74 95 80
68 05 51 18 00	33 96 02 75 19	07 60 62 93 55	59 33 82 43 90	49 37 38 44 59
20 46 78 73 90	97 51 40 14 02	04 02 33 31 08	39 54 16 49 36	47 95 93 13 30
64 19 58 97 79	15 06 15 93 20	01 90 10 75 06	40 78 78 89 62	02 67 74 17 33
05 26 93 70 60	22 35 85 15 13	92 03 51 59 77	59 56 78 06 83	52 91 05 70 74
07 97 10 88 23	09 98 42 99 64	61 71 62 99 15	06 51 29 16 93	58 05 77 09 51
68 71 86 85 85	54 87 66 47 54	73 32 08 11 12	44 95 92 63 16	29 56 24 29 48
26 99 61 65 53	58 37 78 80 70	42 10 50 67 42	32 17 55 85 74	94 44 67 16 94
14 65 52 68 75	87 59 36 22 41	26 78 63 06 55	13 08 27 01 50	15 29 39 39 43
17 53 77 58 71	71 41 61 50 72	12 41 94 96 26	44 95 27 36 99	02 96 74 30 83
90 26 59 21 19	23 52 23 33 12	96 93 02 18 39	07 02 18 36 07	25 99 32 70 23
41 23 52 55 99	31 04 49 69 96	10 47 48 45 88	13 41 43 89 20	97 17 14 49 17
60 20 50 81 69	31 99 73 68 68	35 81 33 03 76	24 30 12 48 60	18 99 10 72 34
91 25 38 05 90	94 58 28 41 36	45 37 59 03 09	90 35 57 29 12	82 62 54 65 60
34 50 57 74 37	98 80 33 00 91	09 77 93 19 82	74 94 80 04 04	45 07 31 66 49
85 22 04 39 43	73 81 53 94 79	33 62 46 86 28	08 31 54 46 31	53 94 13 38 47
09 79 13 77 48	73 82 97 22 21	05 03 27 24 83	72 89 44 05 60	35 80 39 94 88
88 75 80 18 14	22 95 75 42 49	39 32 82 22 49	02 48 07 70 37	16 04 61 67 87
90 96 23 70 00	39 00 03 06 90	55 85 78 38 36	94 37 30 69 32	90 89 00 76 33

附表 4　t 界值表

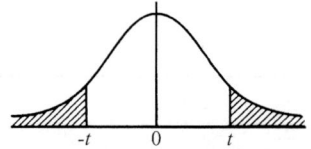

自由度	概率 P									
	单侧:	0.25	0.20	0.10	0.05	0.025	0.01	0.005	0.0025	0.001	0.0005
υ	双侧:	0.50	0.40	0.20	0.10	0.05	0.02	0.01	0.005	0.002	0.001
1		1.000	1.376	3.078	6.314	12.706	31.821	63.657	127.321	318.309	636.619
2		0.816	1.061	1.886	2.920	4.303	6.965	9.925	14.089	22.327	31.599
3		0.765	0.978	1.638	2.353	3.182	4.541	5.841	7.453	10.215	12.924
4		0.741	0.941	1.533	2.132	2.776	3.747	4.604	5.598	7.173	8.610
5		0.727	0.920	1.476	2.015	2.571	3.365	4.032	4.773	5.893	6.869
6		0.718	0.906	1.440	1.943	2.447	3.143	3.707	4.317	5.208	5.959
7		0.711	0.896	1.415	1.895	2.365	2.998	3.499	4.029	4.785	5.408
8		0.706	0.889	1.397	1.860	2.306	2.896	3.355	3.833	4.501	5.041
9		0.703	0.883	1.383	1.833	2.262	2.821	3.250	3.690	4.297	4.781
10		0.700	0.879	1.372	1.812	2.228	2.764	3.169	3.581	4.144	4.587
11		0.697	0.876	1.363	1.796	2.201	2.718	3.106	3.497	4.025	4.437
12		0.695	0.873	1.356	1.782	2.179	2.681	3.055	3.428	3.930	4.318
13		0.694	0.870	1.350	1.771	2.160	2.650	3.012	3.372	3.852	4.221
14		0.692	0.868	1.345	1.761	2.145	2.624	2.977	3.326	3.787	4.140
15		0.691	0.866	1.341	1.753	2.131	2.602	2.947	3.286	3.733	4.073
16		0.690	0.865	1.337	1.746	2.120	2.583	2.921	3.252	3.686	4.015
17		0.689	0.863	1.333	1.740	2.110	2.567	2.898	3.222	3.646	3.965
18		0.688	0.862	1.330	1.734	2.101	2.552	2.878	3.197	3.610	3.922
19		0.688	0.861	1.328	1.729	2.093	2.539	2.861	3.174	3.579	3.883
20		0.687	0.860	1.325	1.725	2.086	2.528	2.845	3.153	3.552	3.850
21		0.686	0.859	1.323	1.721	2.080	2.518	2.831	3.135	3.527	3.819
22		0.686	0.858	1.321	1.717	2.074	2.508	2.819	3.119	3.505	3.792
23		0.685	0.858	1.319	1.714	2.069	2.500	2.807	3.104	3.485	3.768
24		0.685	0.857	1.318	1.711	2.064	2.492	2.797	3.091	3.467	3.745
25		0.684	0.856	1.316	1.708	2.060	2.485	2.787	3.078	3.450	3.725
26		0.684	0.856	1.315	1.706	2.056	2.479	2.779	3.067	3.435	3.707
27		0.684	0.855	1.314	1.703	2.052	2.473	2.771	3.057	3.421	3.690
28		0.683	0.855	1.313	1.701	2.048	2.467	2.763	3.047	3.408	3.674
29		0.683	0.854	1.311	1.699	2.045	2.462	2.756	3.038	3.396	3.659
30		0.683	0.854	1.310	1.697	2.042	2.457	2.750	3.030	3.385	3.646
31		0.682	0.853	1.309	1.696	2.040	2.453	2.744	3.022	3.375	3.633
32		0.682	0.853	1.309	1.694	2.037	2.449	2.738	3.015	3.365	3.622
33		0.682	0.853	1.308	1.692	2.035	2.445	2.733	3.008	3.356	3.611
34		0.682	0.852	1.307	1.691	2.032	2.441	2.728	3.002	3.348	3.601
35		0.682	0.852	1.306	1.690	2.030	2.438	2.724	3.996	3.340	3.591
36		0.681	0.852	1.306	1.688	2.028	2.434	2.719	2.990	3.333	3.582
37		0.681	0.851	1.305	1.687	2.026	2.431	2.715	2.985	3.326	3.574
38		0.681	0.851	1.304	1.686	2.024	2.429	2.712	2.980	3.319	3.566
39		0.681	0.851	1.304	1.685	2.023	2.426	2.708	2.976	3.313	3.558
40		0.681	0.851	1.303	1.684	2.021	2.423	2.704	2.971	3.307	3.551
50		0.679	0.849	1.299	1.676	2.009	2.403	2.678	2.937	3.261	3.496
60		0.679	0.848	1.296	1.671	2.000	2.390	2.660	2.915	3.232	3.460
70		0.678	0.847	1.294	1.667	1.994	2.381	2.648	2.899	3.211	3.435
80		0.678	0.846	1.292	1.664	1.990	2.374	2.639	2.887	3.195	3.416
90		0.677	0.846	1.291	1.662	1.987	2.368	2.632	2.878	3.183	3.402
100		0.677	0.845	1.290	1.660	1.984	2.364	2.626	2.871	3.174	3.390
200		0.676	0.843	1.286	1.653	1.972	2.345	2.601	2.839	3.131	3.340
500		0.675	0.842	1.283	1.648	1.965	2.334	2.586	2.820	3.107	3.310
1000		0.675	0.842	1.282	1.646	1.962	2.330	2.581	2.813	3.098	3.300
∞		0.6745	0.8416	1.2816	1.6449	1.9600	2.3263	2.5758	2.8070	3.0902	3.2905

注:表右上角图中的阴影部分表示概率 P,以后附表同此。

附表5 百分率的可信区间

上行:95%可信区间　下行:99%可信区间

n	X													
	0	1	2	3	4	5	6	7	8	9	10	11	12	13
1	0—98													
	0—100													
2	0—84	1—99												
	0—93	0—100												
3	0—71	1—91	9—99											
	0—83	0—96	4—100											
4	0—60	1—81	7—93											
	0—73	0—89	3—97											
5	0—52	1—72	5—85	15—95										
	0—65	0—81	2—92	8—98										
6	0—46	0—64	4—78	12—88										
	0—59	0—75	2—86	7—93										
7	0—41	0—58	4—71	10—82	18—90									
	0—53	0—68	2—80	6—88	12—94									
8	0—37	0—53	3—65	9—76	16—84									
	0—48	0—63	1—74	5—83	10—90									
9	0—34	0—48	3—60	7—70	14—79	21—86								
	0—45	0—59	1—69	4—78	9—85	15—91								
10	0—31	0—45	3—56	7—65	12—74	19—81								
	0—41	0—54	1—65	4—74	8—81	13—87								
11	0—28	0—41	2—52	6—61	11—69	17—77	23—83							
	0—38	0—51	1—61	3—69	7—77	11—83	17—89							
12	0—26	0—38	2—48	5—57	10—65	15—72	21—79							
	0—36	0—48	1—57	3—66	6—73	10—79	15—85							
13	0—25	0—36	2—45	5—54	9—61	14—68	19—75	25—81						
	0—34	0—45	1—54	3—62	6—69	9—76	14—81	19—86						
14	0—23	0—34	2—43	5—51	8—58	13—65	18—71	23—77						
	0—32	0—42	1—51	3—59	5—66	9—72	13—78	17—83						
15	0—22	0—32	2—41	4—48	8—55	12—62	16—68	21—73	27—79					
	0—30	0—40	1—49	2—56	5—63	8—69	12—74	16—79	21—84					
16	0—21	0—30	2—38	4—46	7—52	11—59	15—65	20—70	25—75					
	0—28	0—38	1—46	2—53	5—60	8—66	11—71	15—76	19—81					
17	0—20	0—29	2—36	4—43	7—50	10—56	14—62	18—67	23—72	28—77				
	0—27	0—36	1—44	2—51	4—57	7—63	10—69	14—74	18—78	22—82				
18	0—19	0—27	1—35	4—41	6—48	10—54	13—59	17—64	22—69	26—74				
	0—26	0—35	1—42	2—49	4—55	7—61	10—66	13—71	17—75	21—79				
19	0—18	0—26	1—33	3—40	6—46	9—51	13—57	16—62	20—67	24—71	29—76			
	0—24	0—33	1—40	2—47	4—53	6—58	9—63	12—68	16—73	19—77	23—81			
20	0—17	0—25	1—32	3—38	6—44	9—49	12—54	15—59	19—64	23—69	27—73			
	0—23	0—32	1—39	2—45	4—51	6—56	9—61	11—66	15—70	18—74	22—78			
21	0—16	0—24	1—30	3—36	5—42	8—47	11—52	15—57	18—62	22—66	26—70	30—74		
	0—22	0—30	1—37	2—43	3—49	6—54	8—59	11—63	14—68	17—71	21—76	24—80		
22	0—15	0—23	1—29	3—35	5—40	8—45	11—50	14—55	17—59	21—64	24—68	28—72		
	0—21	0—29	1—36	2—42	3—47	5—52	8—57	10—61	13—66	16—70	20—73	23—77		
23	0—15	0—22	1—28	3—34	5—39	8—44	10—48	13—53	16—57	20—62	23—66	27—69	31—73	
	0—21	0—28	1—35	2—40	3—45	5—50	7—55	10—59	13—63	15—67	19—71	22—75	25—78	
24	0—14	0—21	1—27	3—32	5—37	7—42	10—47	13—51	16—55	19—59	22—63	26—67	29—71	
	0—20	0—27	0—33	2—39	3—44	5—49	7—53	9—57	12—61	15—65	18—69	21—73	24—76	
25	0—14	0—20	1—26	3—31	5—36	7—41	9—45	12—49	15—54	18—58	21—61	24—65	28—69	31—72
	0—19	0—26	0—32	1—37	3—42	5—47	7—51	9—56	11—60	14—63	17—67	20—71	23—74	26—77

n	X													
	0	1	2	3	4	5	6	7	8	9	10	11	12	13
26	0—13 0—18	0—20 0—25	1—25 0—31	2—30 1—36	4—35 3—41	7—39 4—46	9—44 6—50	12—48 9—54	14—52 11—58	17—56 13—62	20—60 16—65	23—63 19—69	27—67 22—72	30—70 25—75
27	0—13 0—18	0—19 0—25	1—24 0—30	2—29 1—35	4—34 3—40	6—38 4—44	9—42 6—48	11—46 8—52	14—50 10—56	17—54 13—60	19—58 15—63	22—61 18—67	26—65 21—70	29—68 24—73
28	0—12 0—17	0—18 0—24	1—24 0—29	2—28 1—34	4—33 3—39	6—37 4—43	8—41 6—47	11—45 8—51	13—49 10—55	16—52 12—58	19—56 15—62	22—59 17—65	25—63 20—68	28—66 23—71
29	0—12 0—17	0—18 0—23	1—23 0—28	2—27 1—33	4—32 2—37	6—36 4—42	8—40 6—46	10—44 8—49	13—47 10—53	15—51 12—57	18—54 14—60	21—58 17—63	24—61 19—66	26—64 22—70
30	0—12 0—16	0—17 0—22	1—22 0—27	2—27 1—32	4—31 2—36	6—35 4—40	8—39 5—44	10—42 7—48	12—46 9—52	15—49 11—55	17—53 14—58	20—56 16—62	23—59 19—65	26—63 21—68
31	0—11 0—16	0—17 0—22	1—22 0—27	2—26 1—31	4—30 2—35	6—34 4—39	8—38 5—43	10—41 7—47	12—45 9—50	14—48 11—54	17—51 13—57	19—55 16—60	22—58 18—63	25—61 20—66
32	0—11 0—15	0—16 0—21	1—21 0—26	2—25 1—30	4—29 2—34	5—33 4—38	7—36 5—42	9—40 7—46	12—43 9—49	14—47 11—52	16—50 13—56	19—53 15—59	21—56 17—62	24—59 20—65
33	0—11 0—15	0—15 0—20	1—20 0—25	2—24 1—30	3—28 2—34	5—32 3—37	7—36 5—41	9—39 7—44	11—42 8—48	13—46 10—51	16—49 12—54	18—52 14—57	20—55 17—60	23—58 19—63
34	0—10 0—14	0—15 0—20	1—19 0—25	2—23 1—29	3—28 2—33	5—31 3—36	7—35 5—40	9—38 6—43	11—41 8—47	13—44 10—50	15—48 12—53	17—51 14—56	20—54 16—59	22—56 18—62
35	0—10 0—14	0—15 0—20	1—19 0—24	2—23 1—28	3—27 2—32	5—30 3—35	7—34 5—39	8—37 6—42	10—40 8—45	13—43 10—49	15—46 12—52	17—49 14—55	19—52 16—57	22—55 18—60
36	0—10 0—14	0—15 0—19	1—18 0—23	2—22 1—27	3—26 2—31	5—29 3—35	6—33 5—38	8—36 6—41	10—39 8—44	12—42 9—47	14—45 11—50	16—48 13—53	19—51 15—56	21—54 17—59
37	0—10 0—13	0—14 0—18	1—18 0—23	2—22 1—27	3—25 2—30	5—28 3—34	6—32 4—37	8—35 6—40	10—38 7—43	12—41 9—46	14—44 11—49	16—47 13—52	18—50 15—55	20—53 17—58
38	0—10 0—13	0—14 0—18	1—18 0—22	2—21 1—26	3—25 2—30	5—28 3—33	6—32 4—36	8—34 6—39	10—37 7—42	11—40 9—45	13—43 11—48	15—46 12—51	18—49 14—54	20—51 16—56
39	0—9 0—13	0—14 0—18	1—17 0—21	2—21 1—25	3—24 2—29	4—27 3—32	6—31 4—35	8—33 6—38	9—36 7—41	11—39 9—44	13—42 10—47	15—45 12—50	17—48 14—53	19—50 16—55
40	0—9 0—12	0—13 0—17	1—17 0—21	2—21 1—25	3—24 2—28	4—27 3—32	6—30 4—35	8—33 5—38	9—35 7—40	11—38 9—43	13—41 10—46	15—44 12—49	17—47 13—52	19—49 15—54
41	0—9 0—12	0—13 0—17	1—17 0—21	2—20 1—24	3—23 2—28	4—26 3—31	6—29 4—34	7—32 5—37	9—35 7—40	11—37 8—42	12—40 10—45	14—43 11—48	16—46 13—50	18—48 15—53
42	0—9 0—12	0—13 0—17	1—16 0—20	2—20 1—24	3—23 2—27	4—26 3—30	6—28 4—33	7—31 5—36	9—34 7—39	10—37 8—42	12—39 9—44	14—42 11—47	16—45 13—49	18—47 15—52
43	0—9 0—12	0—12 0—16	1—16 0—20	2—19 1—23	3—23 2—26	4—25 3—30	5—28 4—33	7—31 5—35	8—33 6—38	10—36 8—41	12—39 9—43	14—41 11—46	15—44 13—49	17—46 14—51
44	0—9 0—11	0—12 0—16	1—15 0—19	2—19 1—23	3—22 2—26	4—25 3—29	5—28 4—32	7—30 5—35	8—33 6—37	10—35 8—40	11—38 9—42	13—40 11—45	15—43 12—47	17—45 14—50
45	0—8 0—11	0—12 0—15	1—15 0—19	2—18 1—22	3—21 2—25	4—24 3—28	5—27 4—31	7—30 5—34	8—32 6—37	9—34 8—39	11—37 9—42	13—39 10—44	15—42 12—47	16—44 14—49
46	0—8 0—11	0—12 0—15	1—15 0—19	2—18 1—22	3—21 2—25	4—24 3—28	5—26 4—31	7—29 5—33	8—31 6—36	9—34 7—39	11—36 9—41	13—39 10—43	14—41 12—46	16—43 13—48
47	0—8 0—11	0—12 0—15	1—15 0—18	2—17 1—21	3—20 2—24	4—23 2—27	5—26 3—30	6—28 5—33	8—31 6—35	9—34 7—38	11—36 9—40	12—38 10—42	14—40 11—45	16—43 13—47
48	0—8 0—10	0—11 0—14	1—14 0—18	2—17 1—21	3—20 2—24	4—22 3—27	5—25 3—29	6—28 5—32	8—30 6—35	9—33 7—37	11—35 8—40	12—37 10—42	14—39 11—44	15—42 13—47
49	0—8 0—10	0—11 0—14	1—14 0—17	2—17 1—20	3—20 1—24	4—22 2—26	5—25 3—29	6—27 4—32	7—30 6—34	9—32 7—36	10—35 8—39	12—37 9—41	13—39 11—44	15—41 12—46
50	0—7 0—10	0—11 0—14	1—14 0—17	2—17 1—20	2—19 1—23	3—22 2—26	5—24 3—28	6—26 4—31	7—29 5—33	9—31 7—36	10—34 8—38	11—36 9—40	13—38 11—43	15—41 12—45

n	14	15	16	17	18	19	20	21	22	23	24	25
26												
27	32—71											
	27—76											
28	31—69											
	26—74											
29	30—68	33—71										
	25—72	28—75										
30	28—66	31—69										
	24—71	27—74										
31	27—64	30—67	33—70									
	23—69	26—72	28—75									
32	26—62	29—65	32—68									
	22—67	25—70	27—73									
33	26—61	28—64	31—67	34—69								
	21—66	24—69	26—71	29—74								
34	25—59	27—62	30—65	32—68								
	21—64	23—67	25—70	28—72								
35	24—58	26—61	29—63	31—66	34—69							
	20—63	22—66	24—68	27—71	29—73							
36	23—57	26—59	28—62	30—65	33—67							
	19—62	22—64	23—67	26—69	28—72							
37	23—55	25—58	27—61	30—63	32—66	34—68						
	19—60	21—63	23—65	25—68	28—70	30—73						
38	22—54	24—57	26—59	29—62	31—64	33—67						
	18—59	20—61	22—64	25—66	27—69	29—71						
39	21—53	23—55	26—58	28—60	30—63	32—65	35—68					
	18—58	20—60	22—63	24—65	26—68	28—70	30—72					
40	21—52	23—54	25—57	27—59	29—62	32—64	34—66					
	17—57	19—59	21—61	23—64	25—66	27—68	30—71					
41	20—51	22—53	24—56	26—58	29—60	31—63	33—65	35—67				
	17—55	19—58	21—60	23—63	25—65	27—67	29—69	31—71				
42	20—50	22—52	24—54	26—57	28—59	30—61	32—64	34—66				
	16—54	18—57	20—59	22—61	24—64	26—66	28—67	30—70				
43	19—49	21—51	23—53	25—56	27—58	29—60	31—62	33—65	36—67			
	16—53	18—56	19—58	21—60	23—62	25—65	27—66	29—69	31—71			
44	19—48	21—50	22—52	24—55	26—57	28—59	30—61	33—63	35—65			
	15—52	17—55	19—57	21—59	23—61	25—63	26—65	28—68	30—70			
45	18—47	20—49	22—51	24—54	26—56	28—58	30—60	32—62	34—64	36—66		
	15—51	17—54	19—56	20—58	22—60	24—62	26—64	28—66	30—68	32—70		
46	18—46	20—48	21—50	23—53	25—55	27—57	29—59	31—61	33—63	35—65		
	15—50	16—53	18—55	20—57	22—59	23—61	25—63	27—65	29—67	31—69		
47	18—45	19—47	21—49	23—52	25—54	26—56	28—58	30—60	32—62	34—64	36—66	
	14—49	16—52	18—54	19—56	21—58	23—60	25—62	26—64	28—66	30—68	32—70	
48	17—44	19—46	21—48	22—51	24—53	26—55	28—57	30—59	31—61	33—63	35—65	
	14—49	16—51	17—53	19—55	21—57	22—59	24—61	26—63	28—65	29—67	31—69	
49	17—43	18—45	20—47	22—50	24—52	25—54	27—56	29—58	31—60	33—62	34—64	36—66
	14—48	15—50	17—52	19—54	20—56	22—58	23—60	25—62	27—64	29—66	31—68	32—70
50	16—43	18—45	20—47	21—49	23—51	25—53	26—55	28—57	30—59	32—61	34—63	36—65
	14—47	15—49	17—51	18—53	20—55	21—57	23—59	25—61	26—63	28—65	30—67	32—68

附表 6　F 界值表（方差齐性检验用）

$P=0.05$

分子的自由度 υ_1

分母的自由度 υ_2	1	2	3	4	5	6	7	8	9	10	12	15	20	30	60	∞
1	647.79	799.50	864.16	899.58	921.85	937.11	948.22	956.66	963.29	968.63	976.71	984.87	993.10	1001.41	1009.80	1018.26
2	38.51	39.00	39.17	39.25	39.30	39.33	39.36	39.37	39.39	39.40	39.41	39.43	39.45	39.46	39.48	39.50
3	17.44	16.04	15.44	15.10	14.88	14.73	14.62	14.54	14.47	14.42	14.34	14.25	14.17	14.08	13.99	13.90
4	12.22	10.65	9.98	9.60	9.36	9.20	9.07	8.98	8.90	8.84	8.75	8.66	8.56	8.46	8.36	8.26
5	10.01	8.43	7.76	7.39	7.15	6.98	6.85	6.76	6.68	6.62	6.52	6.43	6.33	6.23	6.12	6.02
6	8.81	7.26	6.60	6.23	5.99	5.82	5.70	5.60	5.52	5.46	5.37	5.27	5.17	5.07	4.96	4.85
7	8.07	6.54	5.89	5.52	5.29	5.12	4.99	4.90	4.82	4.76	4.67	4.57	4.47	4.36	4.25	4.14
8	7.57	6.06	5.42	5.05	4.82	4.65	4.53	4.43	4.36	4.30	4.20	4.10	4.00	3.89	3.78	3.67
9	7.21	5.71	5.08	4.72	4.48	4.32	4.20	4.10	4.03	3.96	3.87	3.77	3.67	3.56	3.45	3.33
10	6.94	5.46	4.83	4.47	4.24	4.07	3.95	3.85	3.78	3.72	3.62	3.52	3.42	3.31	3.20	3.08
11	6.72	5.26	4.63	4.28	4.04	3.88	3.76	3.66	3.59	3.53	3.43	3.33	3.23	3.12	3.00	2.88
12	6.55	5.10	4.47	4.12	3.89	3.73	3.61	3.51	3.44	3.37	3.28	3.18	3.07	2.96	2.85	2.72
13	6.41	4.97	4.35	4.00	3.77	3.60	3.48	3.39	3.31	3.25	3.15	3.05	2.95	2.84	2.72	2.60
14	6.30	4.86	4.24	3.89	3.66	3.50	3.38	3.29	3.21	3.15	3.05	2.95	2.84	2.73	2.61	2.49
15	6.20	4.77	4.15	3.80	3.58	3.41	3.29	3.20	3.12	3.06	2.96	2.86	2.76	2.64	2.52	2.40
16	6.12	4.69	4.08	3.73	3.50	3.34	3.22	3.12	3.05	2.99	2.89	2.79	2.68	2.57	2.45	2.32
17	6.04	4.62	4.01	3.66	3.44	3.28	3.16	3.06	2.98	2.92	2.82	2.72	2.62	2.50	2.38	2.25
18	5.98	4.56	3.95	3.61	3.38	3.22	3.10	3.01	2.93	2.87	2.77	2.67	2.56	2.44	2.32	2.19
19	5.92	4.51	3.90	3.56	3.33	3.17	3.05	2.96	2.88	2.82	2.72	2.62	2.51	2.39	2.27	2.13
20	5.87	4.46	3.86	3.51	3.29	3.13	3.01	2.91	2.84	2.77	2.68	2.57	2.46	2.35	2.22	2.09
21	5.83	4.42	3.82	3.48	3.25	3.09	2.97	2.87	2.80	2.73	2.64	2.53	2.42	2.31	2.18	2.04
22	5.79	4.38	3.78	3.44	3.22	3.05	2.93	2.84	2.76	2.70	2.60	2.50	2.39	2.27	2.14	2.00
23	5.75	4.35	3.75	3.41	3.18	3.02	2.90	2.81	2.73	2.67	2.57	2.47	2.36	2.24	2.11	1.97
24	5.72	4.32	3.72	3.38	3.15	2.99	2.87	2.78	2.70	2.64	2.54	2.44	2.33	2.21	2.08	1.94
25	5.69	4.29	3.69	3.35	3.13	2.97	2.85	2.75	2.68	2.61	2.51	2.41	2.30	2.18	2.05	1.91
26	5.66	4.27	3.67	3.33	3.10	2.94	2.82	2.73	2.65	2.59	2.49	2.39	2.28	2.16	2.03	1.88
27	5.63	4.24	3.65	3.31	3.08	2.92	2.80	2.71	2.63	2.57	2.47	2.36	2.25	2.13	2.00	1.85
28	5.61	4.22	3.63	3.29	3.06	2.90	2.78	2.69	2.61	2.55	2.45	2.34	2.23	2.11	1.98	1.83
29	5.59	4.20	3.61	3.27	3.04	2.88	2.76	2.67	2.59	2.53	2.43	2.32	2.21	2.09	1.96	1.81
30	5.57	4.18	3.59	3.25	3.03	2.87	2.75	2.65	2.57	2.51	2.41	2.31	2.20	2.07	1.94	1.79
40	5.42	4.05	3.46	3.13	2.90	2.74	2.62	2.53	2.45	2.39	2.29	2.18	2.07	1.94	1.80	1.64
60	5.29	3.93	3.34	3.01	2.79	2.63	2.51	2.41	2.33	2.27	2.17	2.06	1.94	1.82	1.67	1.48
120	5.15	3.80	3.23	2.89	2.67	2.52	2.39	2.30	2.22	2.16	2.05	1.94	1.82	1.69	1.53	1.31
∞	5.02	3.69	3.12	2.79	2.57	2.41	2.29	2.19	2.11	2.05	1.94	1.83	1.71	1.57	1.39	1.00

附表7　**F** 界值表（方差分析用）

上行：$P=0.05$　下行：$P=0.01$

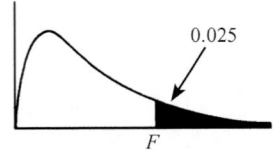

分母的自由度 ν_2	分子的自由度 ν_1											
	1	2	3	4	5	6	7	8	9	10	11	12
1	161	200	216	225	230	234	237	239	241	242	243	224
	4052	4999	5403	5625	5764	5859	5928	5981	6022	6056	6082	6106
2	18.51	19.00	19.16	19.25	19.30	19.33	19.36	19.37	19.38	19.39	19.40	19.41
	98.49	99.00	99.17	99.25	99.30	99.33	99.34	99.36	99.38	99.40	99.41	99.42
3	10.13	9.55	9.28	9.12	9.01	8.94	8.88	8.84	8.81	8.78	8.76	8.74
	34.12	30.82	29.46	28.71	28.24	27.91	27.67	27.49	27.34	27.23	27.13	27.05
4	7.71	6.94	6.59	6.39	6.26	6.16	6.09	6.04	6.00	5.96	5.93	5.91
	21.20	18.00	16.69	15.98	15.52	15.21	14.98	14.80	14.66	14.54	14.45	14.37
5	6.61	5.79	5.41	5.19	5.05	4.95	4.88	4.82	4.78	4.74	4.70	4.68
	16.26	13.27	12.06	11.39	10.97	10.67	10.45	10.27	10.15	10.05	9.96	9.89
6	5.99	5.14	4.76	4.53	4.39	4.28	4.21	4.15	4.10	4.06	4.03	4.00
	13.74	10.92	9.78	9.15	8.75	8.47	8.26	8.10	7.98	7.87	7.79	7.72
7	5.59	4.74	4.35	4.12	3.97	3.87	3.79	3.73	3.68	3.63	3.60	3.57
	12.25	9.55	8.45	7.85	7.46	7.19	7.00	6.84	6.71	6.62	6.54	6.47
8	5.32	4.46	4.07	3.84	3.69	3.58	3.50	3.44	3.39	3.34	3.31	3.28
	11.26	8.65	7.59	7.01	6.63	6.37	6.19	6.03	5.91	5.82	5.74	5.67
9	5.12	4.26	3.86	3.63	3.48	3.37	3.29	3.23	3.18	3.13	3.10	3.07
	10.56	8.02	6.99	6.42	6.06	5.80	5.62	5.47	5.35	5.26	5.18	5.11
10	4.96	4.10	3.71	3.48	3.33	3.22	3.14	3.07	3.02	2.97	2.94	2.91
	10.04	7.56	6.35	5.99	5.64	5.39	5.21	5.06	4.95	4.85	4.78	4.71
11	4.84	3.98	3.59	3.36	3.20	3.09	3.01	2.95	2.90	2.86	2.82	2.79
	9.65	7.20	6.22	5.67	5.32	5.07	4.88	4.74	4.63	4.54	4.46	4.40
12	4.75	3.88	3.49	3.26	3.11	3.00	2.92	2.85	2.80	2.76	2.72	2.69
	9.33	6.93	5.95	5.41	5.06	4.82	4.65	4.50	4.39	4.30	4.22	4.16
13	4.67	3.80	3.41	3.18	3.02	2.92	2.84	2.77	2.72	2.67	2.63	2.60
	9.07	6.70	5.74	5.20	4.86	4.62	4.44	4.30	4.19	4.10	4.02	3.96
14	4.60	3.74	3.34	3.11	2.96	2.85	2.77	2.70	2.65	2.60	2.56	2.53
	8.86	6.51	5.56	5.03	4.69	4.46	4.28	4.14	4.03	3.94	3.86	3.80
15	4.54	3.68	3.29	3.06	2.90	2.79	2.70	2.64	2.59	2.55	2.51	2.48
	8.68	6.36	5.42	4.89	4.56	4.32	4.14	4.00	3.89	3.80	3.73	3.67
16	4.49	3.63	3.24	3.01	2.85	2.74	2.66	2.59	2.54	2.49	2.45	2.42
	8.53	6.23	5.29	4.77	4.44	4.20	4.03	3.89	3.78	3.69	3.61	3.55
17	4.45	3.59	3.20	2.96	2.81	2.70	2.62	2.55	2.50	2.45	2.41	2.38
	8.40	6.11	5.18	4.67	4.34	4.10	3.93	3.79	3.68	3.59	3.52	3.45
18	4.41	3.55	3.16	2.93	2.77	2.66	2.58	2.51	2.46	2.41	2.37	2.34
	8.28	6.01	5.09	4.58	4.25	4.01	3.85	3.71	3.60	3.51	3.44	3.37
19	4.38	3.52	3.13	2.90	2.74	2.63	2.55	2.48	2.43	2.38	2.34	2.31
	8.18	5.93	5.01	4.50	4.17	3.94	3.77	3.63	3.52	3.43	3.36	3.30
20	4.35	3.49	3.10	2.87	2.71	2.60	2.52	2.45	2.40	2.35	2.31	2.28
	8.10	5.85	4.94	4.43	4.10	3.87	3.71	3.56	3.45	3.37	3.30	3.23
21	4.32	3.47	3.07	2.84	2.68	2.57	2.49	2.42	2.37	2.32	2.28	2.25
	8.02	5.78	4.87	4.37	4.04	3.81	3.65	3.51	3.40	3.31	3.24	3.17
22	4.30	3.44	3.05	2.82	2.66	2.55	2.47	2.40	2.35	2.30	2.26	2.23
	7.94	5.72	4.82	4.31	3.99	3.76	3.59	3.45	3.35	3.26	3.18	3.12
23	4.28	3.42	3.03	2.80	2.64	2.53	2.45	2.38	2.32	2.28	2.24	2.20
	7.88	5.66	4.76	4.26	3.94	3.71	3.54	3.41	3.30	3.21	3.14	3.07
24	4.26	3.40	3.01	2.78	2.62	2.51	2.43	2.36	2.30	2.26	2.22	2.18
	7.82	5.61	4.72	4.22	3.90	3.67	3.50	3.36	3.25	3.17	3.09	3.03
25	4.24	3.38	2.99	2.76	2.60	2.49	2.41	2.34	2.28	2.24	2.20	2.16
	7.77	5.57	4.68	4.18	3.86	3.63	3.46	3.32	3.21	3.13	3.05	2.99

分母的自由度 υ_2	分子的自由度 υ_1											
	14	16	20	24	30	40	50	75	100	200	500	∞
1	245	246	248	249	250	251	252	253	253	254	254	254
	6142	6169	6208	6234	6258	6286	6302	6323	6334	6352	6361	6366
2	19.42	19.43	19.44	19.45	19.46	19.47	19.47	19.48	19.49	19.49	19.50	19.50
	99.43	99.44	99.45	99.46	99.47	99.48	99.48	99.49	99.49	99.49	99.50	99.50
3	8.71	8.69	8.66	8.64	8.62	8.60	8.58	8.57	8.56	8.54	8.54	8.53
	26.92	26.83	26.69	26.60	26.50	26.41	26.35	26.27	26.23	26.18	26.14	26.12
4	5.87	5.84	5.80	5.77	5.74	5.71	5.70	5.68	5.66	5.65	5.64	5.63
	14.24	14.15	14.02	13.93	13.83	13.74	13.69	13.61	13.57	13.52	13.48	13.46
5	4.64	4.60	4.56	4.53	4.50	4.46	4.44	4.42	4.40	4.38	4.37	4.36
	9.77	9.68	9.55	9.47	9.38	9.29	9.24	9.17	9.13	9.07	9.04	9.02
6	3.96	3.92	3.87	3.84	3.81	3.77	3.75	3.72	3.71	3.69	3.68	3.67
	7.60	7.52	7.39	7.31	7.23	7.14	7.09	7.02	6.99	6.94	6.90	6.88
7	3.52	3.49	3.44	3.41	3.38	3.34	3.32	3.29	3.28	3.25	3.24	3.23
	6.35	6.27	6.15	6.07	5.98	5.90	5.85	5.78	5.75	5.70	5.67	5.65
8	3.23	3.20	3.15	3.12	3.08	3.05	3.03	3.00	2.98	2.96	2.94	2.93
	5.56	5.48	5.36	5.28	5.20	5.11	5.06	5.00	4.96	4.91	4.88	4.86
9	3.02	2.98	2.93	2.90	2.86	2.82	2.80	2.77	2.76	2.73	2.72	2.71
	5.00	4.92	4.80	4.73	4.64	4.56	4.51	4.45	4.41	4.36	4.33	4.31
10	2.86	2.82	2.77	2.74	2.70	2.67	2.64	2.61	2.59	2.56	2.55	2.54
	4.60	4.52	4.41	4.33	4.25	4.17	4.12	4.05	4.01	3.96	3.93	3.91
11	2.74	2.70	2.65	2.61	2.57	2.53	2.50	2.47	2.45	2.42	2.41	2.40
	4.29	4.21	4.10	4.02	3.94	3.86	3.80	3.74	3.70	3.66	3.62	3.60
12	2.64	2.60	2.54	2.50	2.46	2.42	2.40	2.36	2.35	2.32	2.31	2.30
	4.05	3.98	3.86	3.78	3.70	3.61	3.56	3.49	3.46	3.41	3.38	3.36
13	2.55	2.51	2.46	2.42	2.38	2.34	2.32	2.28	2.26	2.24	2.22	2.21
	3.85	3.78	3.67	3.59	3.51	3.42	3.37	3.30	3.27	3.21	3.18	3.16
14	2.48	2.44	2.39	2.35	2.31	2.27	2.24	2.21	2.19	2.16	2.14	2.13
	3.70	3.62	3.51	3.43	3.34	3.26	3.21	3.14	3.11	3.06	3.02	3.00
15	2.43	2.39	2.33	2.29	2.25	2.21	2.18	2.15	2.12	2.10	2.08	2.07
	3.56	3.48	3.36	3.29	3.20	3.12	3.07	3.00	2.97	2.92	2.89	2.87
16	2.37	2.33	2.28	2.24	2.20	2.16	2.13	2.09	2.07	2.04	2.02	2.01
	3.45	3.37	3.25	3.18	3.10	3.01	2.96	2.89	2.86	2.80	2.77	2.75
17	2.33	2.29	2.33	2.19	2.15	2.11	2.08	2.04	2.02	1.99	1.97	1.96
	3.35	3.27	3.16	3.08	3.00	2.92	2.86	2.79	2.76	2.70	2.67	2.65
18	2.29	2.25	2.19	2.15	2.11	2.07	2.04	2.00	1.98	1.95	1.93	1.92
	3.27	3.19	3.07	3.00	2.91	2.83	2.78	2.71	2.68	2.62	2.59	2.57
19	2.26	2.21	2.15	2.11	2.07	2.02	2.00	1.96	1.94	1.91	1.90	1.88
	3.19	3.12	3.00	2.92	2.84	2.76	2.70	2.63	2.60	2.54	2.51	2.49
20	2.23	2.18	2.12	2.08	2.04	1.99	1.96	1.92	1.90	1.87	1.85	1.84
	3.13	3.05	2.94	2.86	2.77	2.69	2.63	2.56	2.53	2.47	2.44	2.42
21	2.20	2.15	2.09	2.05	2.00	1.96	1.93	1.89	1.87	1.84	1.82	1.81
	3.07	2.99	2.88	2.80	2.72	2.63	2.58	2.51	2.47	2.42	2.38	2.36
22	2.18	2.13	2.07	2.03	1.98	1.93	1.91	1.87	1.84	1.81	1.80	1.78
	3.02	2.94	2.83	2.75	2.67	2.58	2.53	2.46	2.42	2.37	2.33	2.31
23	2.14	2.10	2.04	2.00	1.96	1.91	1.88	1.84	1.82	1.79	1.77	1.76
	2.97	2.89	2.78	2.70	2.62	2.53	2.48	2.41	2.37	2.32	2.28	2.26
24	2.13	2.09	2.02	1.98	1.94	1.89	1.86	1.82	1.80	1.76	1.74	1.73
	2.93	2.85	2.74	2.66	2.58	2.49	2.44	2.36	2.33	2.27	2.23	2.21
25	2.11	2.06	2.00	1.96	1.92	1.87	1.84	1.80	1.77	1.74	1.72	1.71
	2.89	2.81	2.70	2.62	2.54	2.45	2.40	2.32	2.29	2.23	2.19	2.17

分母的自由度 υ_2	分子的自由度 υ_1											
	1	2	3	4	5	6	7	8	9	10	11	12
26	4.22	3.37	2.98	2.74	2.59	2.47	2.39	2.32	2.27	2.22	2.18	2.15
	7.72	5.53	4.64	4.14	3.82	3.59	3.42	3.29	3.17	3.09	3.02	2.96
27	4.21	3.35	2.96	2.73	2.57	2.46	2.37	2.30	2.25	3.20	2.16	2.13
	7.68	5.49	4.60	4.11	3.79	3.56	3.39	3.26	3.14	3.06	2.98	2.93
28	4.20	3.34	2.95	2.71	2.56	2.44	2.36	2.29	2.24	2.19	2.15	2.12
	7.64	5.45	4.57	4.07	3.76	3.53	3.36	3.23	3.11	3.03	2.95	2.90
29	4.18	3.33	2.93	2.70	2.54	2.43	2.35	2.28	2.22	2.18	2.14	2.10
	7.60	5.42	4.54	4.04	3.73	3.50	3.33	3.20	3.08	3.00	2.92	2.87
30	4.17	3.32	2.92	2.69	2.53	2.42	2.34	2.27	2.21	2.16	2.12	2.09
	7.56	5.39	4.51	4.02	3.70	3.47	3.30	3.17	3.06	2.98	2.90	2.84
32	4.15	3.30	2.90	2.67	2.51	2.40	2.32	2.25	2.19	2.14	2.10	2.07
	7.50	5.34	4.46	3.97	3.66	3.42	3.25	3.12	3.01	2.94	2.86	2.80
34	4.13	3.28	2.88	2.65	2.49	2.38	2.30	2.23	2.17	2.12	2.08	2.05
	7.44	5.29	4.42	3.93	3.61	3.38	3.21	3.08	2.97	2.89	2.82	2.76
36	4.11	3.26	2.86	2.63	2.48	2.36	2.28	2.21	2.15	2.10	2.06	2.03
	7.39	5.25	4.38	3.89	3.58	3.35	8.18	3.04	2.94	2.86	2.78	2.72
38	4.10	3.25	2.85	2.62	2.46	2.35	2.26	2.19	2.14	2.09	2.05	2.02
	7.35	5.21	4.34	3.86	3.54	3.32	3.15	3.02	2.91	2.82	2.75	2.69
40	4.08	3.23	2.84	2.61	2.45	2.34	2.25	2.18	2.12	2.07	2.04	2.00
	7.31	5.18	4.31	3.83	3.51	3.29	3.12	2.99	2.88	2.80	2.73	2.66
42	4.07	3.22	2.83	2.59	2.44	2.32	2.24	2.17	2.11	2.06	2.02	1.99
	7.27	5.15	4.29	3.80	3.49	3.26	3.10	2.96	2.86	2.77	2.70	2.64
44	4.06	3.21	2.82	2.58	2.43	2.31	2.23	2.16	2.10	2.05	2.01	1.98
	7.24	5.12	4.26	3.78	3.46	3.24	3.07	2.94	2.84	2.75	2.68	2.02
46	4.05	3.20	2.81	2.57	2.42	2.30	2.22	2.14	2.09	2.04	2.00	1.97
	7.21	5.10	4.24	3.76	3.44	3.22	3.05	2.92	2.82	2.73	2.66	2.60
48	4.04	3.19	2.80	2.56	2.41	2.30	2.21	2.14	2.08	2.03	1.99	1.96
	7.19	5.08	4.22	3.74	3.42	3.20	3.04	2.90	2.80	2.71	2.64	2.58
50	4.03	3.18	2.79	2.56	2.40	2.29	2.20	2.13	2.07	2.02	1.98	1.95
	7.17	5.06	4.20	3.72	3.41	3.18	3.02	2.88	2.78	2.70	2.62	2.56
60	4.00	3.15	2.76	2.52	2.37	2.25	2.17	2.10	2.04	1.99	1.95	1.92
	7.08	4.98	4.13	3.65	3.34	3.12	2.95	2.82	2.72	2.63	2.56	2.50
70	3.98	3.13	2.74	2.50	2.35	2.23	2.14	2.07	2.01	1.97	1.93	1.89
	7.01	4.92	4.08	3.60	3.29	3.07	2.91	2.77	2.67	2.59	2.51	2.45
80	3.96	3.11	2.72	2.48	2.33	2.21	2.12	2.05	1.99	1.95	1.91	1.88
	6.96	4.88	4.04	3.56	3.25	3.04	2.87	2.74	2.64	2.55	2.48	2.41
100	3.94	3.09	2.70	2.46	2.30	2.19	2.10	2.03	1.97	1.92	1.88	1.85
	6.90	4.82	3.98	3.51	3.20	2.99	2.82	2.69	2.59	2.51	2.43	2.36
125	3.92	3.07	2.68	2.44	2.29	2.17	2.08	2.01	1.95	1.90	1.86	1.83
	6.84	4.78	3.94	3.47	3.17	2.95	2.79	2.65	2.56	2.47	2.40	2.33
150	3.91	3.06	2.67	2.43	2.27	2.16	2.07	2.00	1.94	1.89	1.85	1.82
	6.81	4.75	3.91	3.44	3.14	2.92	2.76	2.62	2.53	2.44	2.37	2.30
200	3.89	3.04	2.65	2.41	2.26	2.14	2.05	1.98	1.92	1.87	1.83	1.80
	6.76	4.71	3.88	3.41	3.11	2.90	2.73	2.60	2.50	2.41	2.34	2.28
400	3.86	3.02	2.62	2.39	2.23	2.12	2.03	1.96	1.90	1.85	1.81	1.78
	6.70	4.66	3.83	3.36	3.06	2.85	2.69	2.55	2.46	2.37	2.29	2.23
1000	3.85	3.00	2.61	2.38	2.22	2.10	2.02	1.95	1.89	1.84	1.80	1.76
	6.66	4.62	3.80	3.34	3.04	2.82	2.66	2.53	2.43	2.34	2.26	2.20
∞	3.84	2.99	2.60	2.37	2.21	2.09	2.01	1.94	1.88	1.83	1.79	1.75
	6.64	4.60	3.78	3.32	3.02	2.80	2.64	2.51	2.41	2.32	2.24	2.18

分母的自由度 υ_2	分子的自由度 υ_1											
	14	16	20	24	30	40	50	75	100	200	500	∞
26	2.10	2.05	1.99	1.95	1.90	1.85	1.82	1.78	1.76	1.72	1.70	1.69
	2.86	2.77	2.66	2.58	2.50	2.41	2.36	2.28	2.25	2.19	2.15	2.13
27	2.08	2.03	1.97	1.93	1.88	1.84	1.80	1.76	1.74	1.71	1.68	1.67
	2.83	2.74	2.63	2.55	2.47	2.38	2.33	2.25	2.21	2.16	2.12	2.10
28	2.06	2.02	1.96	1.91	1.87	1.81	1.78	1.75	1.72	1.69	1.67	1.65
	2.80	2.71	2.60	2.52	2.44	2.35	2.30	2.22	2.18	2.13	2.09	2.06
29	2.05	2.00	1.94	1.90	1.85	1.80	1.77	1.73	1.71	1.68	1.65	1.64
	2.77	2.68	2.57	2.49	2.41	2.32	2.27	2.19	2.15	2.10	2.06	2.03
30	2.04	1.99	1.93	1.89	1.84	1.79	1.76	1.72	1.69	1.66	1.64	1.62
	2.74	2.66	2.55	2.47	2.38	2.29	2.24	2.16	2.13	2.07	2.03	2.01
32	2.02	1.97	1.91	1.86	1.82	1.76	1.74	1.69	1.67	1.64	1.61	1.59
	2.70	2.62	2.51	2.42	2.34	2.25	2.20	2.12	2.08	2.02	1.98	1.96
34	2.00	1.95	1.89	1.84	1.80	1.74	1.71	1.67	1.64	1.61	1.59	1.57
	2.66	2.58	2.47	2.38	2.30	2.21	2.15	2.08	2.04	1.98	1.94	1.91
36	1.98	1.93	1.87	1.82	1.78	1.72	1.69	1.65	1.62	1.59	1.56	1.55
	2.62	2.54	2.43	2.35	2.26	2.17	2.12	2.04	2.00	1.94	1.90	1.87
38	1.96	1.92	1.85	1.80	1.76	1.71	1.67	1.63	1.60	1.57	1.54	1.53
	2.59	2.51	2.40	2.32	2.22	2.14	2.08	2.00	1.97	1.90	1.86	1.84
40	1.95	1.90	1.84	1.79	1.74	1.69	1.66	1.61	1.59	1.55	1.53	1.51
	2.56	2.49	2.37	2.29	2.20	2.11	2.05	1.97	1.94	1.88	1.84	1.81
42	1.94	1.89	1.82	1.78	1.73	1.68	1.64	1.60	1.57	1.54	1.51	1.49
	2.54	2.46	2.35	2.26	2.17	2.08	2.02	1.94	1.91	1.85	1.80	1.78
44	1.92	1.88	1.81	1.76	1.72	1.66	1.63	1.58	1.56	1.52	1.50	1.48
	2.52	2.44	2.32	2.24	2.15	2.06	2.00	1.92	1.88	1.82	1.78	1.75
46	1.91	1.87	1.80	1.75	1.71	1.65	1.62	1.57	1.54	1.51	1.48	1.46
	2.50	2.42	2.30	2.22	2.13	2.04	1.98	1.90	1.86	1.80	1.76	1.72
48	1.90	1.86	1.79	1.74	1.70	1.64	1.61	1.56	1.53	1.50	1.47	1.45
	2.48	2.40	2.28	2.20	2.11	2.02	1.96	1.88	1.84	1.78	1.73	1.70
50	1.90	1.85	1.78	1.74	1.69	1.63	1.60	1.55	1.52	1.48	1.46	1.44
	2.46	2.39	2.26	2.18	2.10	2.00	1.94	1.86	1.82	1.76	1.71	1.68
60	1.86	1.81	1.75	1.70	1.65	1.59	1.56	1.50	1.48	1.44	1.41	1.39
	2.40	2.32	2.20	2.12	2.03	1.93	1.87	1.79	1.74	1.68	1.63	1.60
70	1.84	1.79	1.72	1.67	1.62	1.56	1.53	1.47	1.45	1.40	1.37	1.35
	2.35	2.28	2.15	2.07	1.98	1.88	1.82	1.74	1.69	1.62	1.56	1.53
80	1.82	1.77	1.70	1.65	1.60	1.54	1.51	1.45	1.42	1.38	1.35	1.32
	2.32	2.24	2.11	2.03	1.94	1.84	1.78	1.70	1.65	1.57	1.52	1.49
100	1.79	1.75	1.68	1.63	1.57	1.51	1.48	1.42	1.39	1.34	1.30	1.28
	2.26	2.19	2.06	1.98	1.89	1.79	1.73	1.64	1.59	1.51	1.46	1.43
125	1.77	1.72	1.65	1.60	1.55	1.49	1.45	1.39	1.36	1.31	1.27	1.25
	2.23	2.15	2.03	1.94	1.85	1.75	1.68	1.59	1.54	1.46	1.40	1.37
150	1.76	1.71	1.64	1.59	1.54	1.47	1.44	1.37	1.34	1.29	1.25	1.22
	2.20	2.12	2.00	1.91	1.83	1.72	1.66	1.56	1.51	1.43	1.37	1.33
200	1.74	1.69	1.62	1.57	1.52	1.45	1.42	1.35	1.32	1.26	1.22	1.19
	2.17	2.09	1.97	1.88	1.79	1.69	1.62	1.53	1.48	1.39	1.33	1.28
400	1.72	1.67	1.60	1.54	1.49	1.42	1.38	1.32	1.28	1.22	1.16	1.13
	2.12	2.04	1.92	1.84	1.74	1.64	1.57	1.47	1.42	1.32	1.24	1.19
1000	1.70	1.65	1.58	1.53	1.47	1.41	1.36	1.30	1.26	1.19	1.13	1.08
	2.09	2.01	1.89	1.81	1.71	1.61	1.54	1.44	1.38	1.28	1.19	1.11
∞	1.69	1.64	1.57	1.52	1.46	1.40	1.35	1.28	1.24	1.17	1.11	1.00
	2.07	1.99	1.87	1.79	1.69	1.59	1.52	1.41	1.36	1.25	1.15	1.00

附表 8 Dunnett 检验 q 界值表(双侧)

上行 $P=0.05$,下行 $P=0.01$

误差的自由度 υ	处理数(不包括对照组)T								
	1	2	3	4	5	6	7	8	9
5	2.57	3.03	3.29	3.48	3.62	3.73	3.82	3.90	3.97
	4.03	4.63	4.98	5.22	5.41	5.56	5.69	5.80	5.89
6	2.45	2.86	3.10	3.26	3.39	3.49	3.57	3.64	3.71
	3.71	4.21	4.51	4.7	14.87	5.00	5.10	5.20	5.28
7	2.36	2.75	2.97	3.12	3.24	3.33	3.41	3.47	3.53
	3.50	3.95	4.21	4.39	4.53	4.64	4.74	4.82	4.89
8	2.31	2.67	2.88	3.02	3.13	3.22	3.29	3.35	3.41
	3.36	3.77	4.00	4.17	4.29	4.40	4.48	4.56	4.62
9	2.26	2.61	2.81	2.95	3.05	3.14	3.20	3.26	3.32
	3.25	3.63	3.85	4.01	4.12	4.22	4.30	4.37	4.43
10	2.23	2.57	2.76	2.89	2.99	3.07	3.14	3.19	3.24
	3.17	3.53	3.74	3.88	3.99	4.08	4.16	4.22	4.28
11	2.20	2.53	2.72	2.84	2.94	3.02	3.08	3.14	3.19
	3.11	3.45	3.65	3.79	3.88	3.98	4.05	4.11	4.16
12	2.18	2.50	2.68	2.81	2.90	2.98	3.04	3.09	3.14
	3.05	3.39	3.58	3.71	3.81	3.89	3.96	4.02	4.07
13	2.16	2.48	2.65	2.78	2.87	2.94	3.00	3.06	3.10
	3.01	3.33	3.52	3.65	3.74	3.82	3.89	3.94	3.99
14	2.14	2.46	2.63	2.75	2.84	2.91	2.97	3.02	3.07
	2.98	3.29	3.47	3.59	3.69	3.76	3.83	3.88	3.93
15	2.13	2.44	2.61	2.73	2.82	2.89	2.95	3.00	3.04
	2.95	3.25	3.43	3.55	3.64	3.71	3.78	3.83	3.88
16	2.12	2.42	2.59	2.71	2.80	2.87	2.92	2.97	3.02
	2.92	3.22	3.39	3.51	3.60	3.67	3.73	3.78	3.83
17	2.11	2.41	2.58	2.69	2.78	2.85	2.90	2.95	3.00
	2.90	3.19	3.36	3.47	3.56	3.63	3.69	3.74	3.79
18	2.10	2.40	2.56	2.68	2.76	2.83	2.89	2.94	2.98
	2.88	3.17	3.33	3.44	3.53	3.60	3.66	3.71	3.75
19	2.09	2.39	2.55	2.66	2.75	2.81	2.87	2.92	2.96
	2.86	3.15	3.31	3.42	3.50	3.57	3.63	3.68	3.72
20	2.09	2.38	2.54	2.65	2.73	2.80	2.86	2.90	2.95
	2.85	3.13	3.29	3.40	3.48	3.55	3.60	3.65	3.69
24	2.06	2.35	2.51	2.61	2.70	2.76	2.81	2.86	2.90
	2.80	3.07	3.22	3.32	3.40	3.47	3.52	3.57	3.61
30	2.04	2.32	2.47	2.58	2.66	2.72	2.77	2.82	2.86
	2.75	3.01	3.15	3.25	3.33	3.39	3.44	3.49	3.52
40	2.02	2.29	2.44	2.54	2.62	2.68	2.73	2.77	2.81
	2.70	2.95	3.09	3.19	3.26	3.32	3.37	3.41	3.44
60	2.00	2.27	2.41	2.51	2.58	2.64	2.69	2.73	2.77
	2.66	2.90	3.03	3.12	3.19	3.25	3.29	3.33	3.37
120	1.98	2.24	2.38	2.47	2.55	2.60	2.65	2.69	2.73
	2.62	2.85	2.97	3.06	3.12	3.18	3.22	3.26	3.29
∞	1.96	2.21	2.35	2.44	2.51	2.57	2.61	2.65	2.69
	2.58	2.79	2.92	3.00	3.06	3.11	3.15	3.19	3.22

附表 9 q 界值表(Newman-Keuls 法用)

上行:$P=0.05$ 下行:$P=0.01$

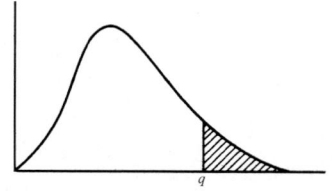

ν	组数 a								
	2	3	4	5	6	7	8	9	10
5	3.64	4.60	5.22	5.67	6.03	6.33	6.58	6.80	6.99
	5.70	6.98	7.80	8.42	8.91	9.32	9.67	9.97	10.24
6	3.46	4.34	4.90	5.30	5.63	5.90	6.12	6.32	6.49
	5.24	6.33	7.03	7.56	7.97	8.32	8.61	8.87	9.10
7	3.34	4.16	4.68	5.06	5.36	5.61	5.82	6.00	6.16
	4.95	5.92	6.54	7.01	7.37	7.68	7.94	8.17	8.37
8	3.26	4.04	4.53	4.89	5.17	5.40	5.60	5.77	5.92
	4.75	5.64	6.20	6.62	6.96	7.24	7.47	7.68	7.86
9	3.20	3.95	4.41	4.76	5.02	5.24	5.43	5.59	5.74
	4.60	5.43	5.96	6.35	6.66	6.91	7.13	7.33	7.49
10	3.15	3.88	4.33	4.65	4.91	5.12	5.30	5.46	5.60
	4.48	5.27	5.77	6.14	6.43	6.67	6.87	7.05	7.21
12	3.08	3.77	4.20	4.51	4.75	4.95	5.12	5.27	5.39
	4.32	5.05	5.50	5.84	6.10	6.32	6.51	6.67	6.81
14	3.03	3.70	4.11	4.41	4.64	4.83	4.99	5.13	5.25
	4.21	4.89	5.32	5.63	5.88	6.08	6.26	6.41	6.54
16	3.00	3.65	4.05	4.33	4.56	4.74	4.90	5.03	5.15
	4.13	4.79	5.19	5.49	5.72	5.92	6.08	6.22	6.35
18	2.97	3.61	4.00	4.28	4.49	4.67	4.82	4.96	5.07
	4.07	4.70	5.09	5.38	5.60	5.79	5.94	6.08	6.20
20	2.95	3.58	3.96	4.23	4.45	4.62	4.77	4.90	5.01
	4.02	4.64	5.02	5.29	5.51	5.69	5.84	5.97	6.09
30	2.89	3.49	3.85	4.10	4.30	4.46	4.60	4.72	4.82
	3.89	4.45	4.80	5.05	5.24	5.40	5.54	5.65	5.76
40	2.86	3.44	3.79	4.04	4.23	4.39	4.52	4.63	4.73
	3.82	4.37	4.70	4.93	5.11	5.26	5.39	5.50	5.60
60	2.83	3.40	3.74	3.98	4.16	4.31	4.44	4.55	4.65
	3.76	4.28	4.59	4.82	4.99	5.13	5.25	5.36	5.45
120	2.80	3.36	3.68	3.92	4.10	4.24	4.36	4.47	4.56
	3.70	4.20	4.50	4.71	4.87	5.01	5.12	5.21	5.30
∞	2.77	3.31	3.63	3.86	4.03	4.17	4.29	4.39	4.47
	3.64	4.12	4.40	4.60	4.76	4.88	4.99	5.08	5.16

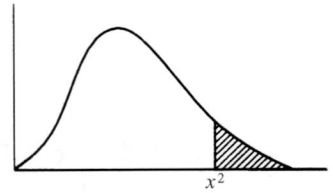

附表 10 χ^2 界值表

自由度	概率 P												
υ	0.995	0.990	0.975	0.950	0.900	0.750	0.500	0.250	0.100	0.050	0.025	0.010	0.005
1					0.02	0.10	0.45	1.32	2.71	3.84	5.02	6.63	7.88
2	0.01	0.02	0.05	0.10	0.21	0.58	1.39	2.77	4.61	5.99	7.38	9.21	10.60
3	0.07	0.11	0.22	0.35	0.58	1.21	2.37	4.11	6.25	7.81	9.35	11.34	12.84
4	0.21	0.30	0.48	0.71	1.06	1.92	3.36	5.39	7.78	9.49	11.14	13.28	14.86
5	0.41	0.55	0.83	1.15	1.61	2.67	4.35	6.63	9.24	11.07	12.83	15.09	16.75
6	0.68	0.87	1.24	1.64	2.20	3.45	5.35	7.84	10.64	12.59	14.45	16.81	18.55
7	0.99	1.24	1.69	2.17	2.83	4.25	6.35	9.04	12.02	14.07	16.01	18.48	20.28
8	1.34	1.65	2.18	2.73	3.49	5.07	7.34	10.22	13.36	15.51	17.53	20.09	21.95
9	1.73	2.09	2.70	3.33	4.17	5.90	8.34	11.39	14.68	16.92	19.02	21.67	23.59
10	2.16	2.56	3.25	3.94	4.87	6.74	9.34	12.55	15.99	18.31	20.48	23.21	25.19
11	2.60	3.05	3.82	4.57	5.58	7.58	10.34	13.70	17.28	19.68	21.92	24.72	26.76
12	3.07	3.57	4.40	5.23	6.30	8.44	11.34	14.85	18.55	21.03	23.34	26.22	28.30
13	3.57	4.11	5.01	5.89	7.04	9.30	12.34	15.98	19.81	22.36	24.74	27.69	29.82
14	4.07	4.66	5.63	6.57	7.79	10.17	13.34	17.12	21.06	23.68	26.12	29.14	31.32
15	4.60	5.23	6.26	7.26	8.55	11.04	14.34	18.25	22.31	25.00	27.49	30.58	32.80
16	5.14	5.81	6.91	7.96	9.31	11.91	15.34	19.37	23.54	26.30	28.85	32.00	34.27
17	5.70	6.41	7.56	8.67	10.09	12.79	16.34	20.49	24.77	27.59	30.19	33.41	35.72
18	6.26	7.01	8.23	9.39	10.86	13.68	17.34	21.60	25.99	28.87	31.53	34.81	37.16
19	6.84	7.63	8.91	10.12	11.65	14.56	18.34	22.72	27.20	30.14	32.85	36.19	38.58
20	7.43	8.26	9.59	10.85	12.44	15.45	19.34	23.83	28.41	31.41	34.17	37.57	40.00
21	8.03	8.90	10.28	11.59	13.24	16.34	20.34	24.93	29.62	32.67	35.48	38.93	41.40
22	8.64	9.54	10.98	12.34	14.04	17.24	21.34	26.04	30.81	33.92	36.78	40.29	42.80
23	9.26	10.20	11.69	13.09	14.85	18.14	22.34	27.14	32.01	35.17	38.08	41.64	44.18
24	9.89	10.86	12.40	13.85	15.66	19.04	23.34	28.24	33.20	36.42	39.36	42.98	45.56
25	10.52	11.52	13.12	14.61	16.47	19.94	24.34	29.34	34.38	37.65	40.65	44.31	46.93
26	11.16	12.20	13.84	15.38	17.29	20.84	25.34	30.43	35.56	38.89	41.92	45.64	48.29
27	11.81	12.88	14.57	16.15	18.11	21.75	26.34	31.53	36.74	40.11	43.19	46.96	49.64
28	12.46	13.56	15.31	16.93	18.94	22.66	27.34	32.62	37.92	41.34	44.46	48.28	50.99
29	13.12	14.26	16.05	17.71	19.77	23.57	28.34	33.71	39.09	42.56	45.72	49.59	52.34
30	13.79	14.95	16.79	18.49	20.60	24.48	29.34	34.80	40.26	43.77	46.98	50.89	53.67
40	20.71	22.16	24.43	26.51	29.05	33.66	39.34	45.62	51.81	55.76	59.34	63.69	66.77
50	27.99	29.71	32.36	34.76	27.69	42.94	49.33	56.33	63.17	67.50	71.42	76.15	79.49
60	35.53	37.48	40.48	43.19	46.46	52.29	59.33	66.98	74.40	79.08	83.30	88.38	91.95
70	43.28	45.44	48.76	51.74	55.33	61.70	69.33	77.58	85.53	90.53	95.02	100.42	104.22
80	51.17	53.54	57.15	60.39	64.28	71.14	79.33	88.13	96.58	101.88	106.63	112.33	116.32
90	59.20	61.75	65.65	69.13	73.29	80.62	89.33	98.65	107.56	113.14	118.14	124.12	128.30
100	67.33	70.06	74.22	77.93	82.36	90.13	99.33	109.14	118.50	124.34	129.56	135.81	140.17

附表 11　T 界值表（配对比较的符号秩和检验用）

N	单侧:0.05 双侧:0.10	0.025 0.05	0.01 0.02	0.005 0.010
5	0—15	—	—	—
6	2—19	0—21	—	—
7	3—25	2—26	0—28	—
8	5—31	3—33	1—35	0—36
9	8—37	5—40	3—42	1—44
10	10—45	8—47	5—50	3—52
11	13—53	10—56	7—59	5—61
12	17—61	13—65	9—69	7—71
13	21—70	17—74	12—79	9—82
14	25—80	21—84	15—90	12—93
15	30—90	25—95	19—101	15—105
16	35—101	29—107	23—113	19—117
17	41—112	34—119	27—126	23—130
18	47—124	40—131	32—139	27—144
19	53—137	46—144	37—153	32—158
20	60—150	52—158	43—167	37—173
21	67—164	58—173	49—182	42—189
22	75—178	65—188	55—198	48—205
23	83—193	73—203	62—214	54—222
24	91—209	81—219	69—231	61—239
25	100—225	89—236	76—249	68—257
26	110—241	98—253	84—267	75—276
27	119—259	107—271	92—286	83—295
28	130—276	116—290	101—305	91—315
29	140—295	126—309	110—325	100—335
30	151—314	137—328	120—345	109—356
31	163—333	147—349	130—366	118—378
32	175—353	159—369	140—388	128—400
33	187—374	170—391	151—410	138—423
34	200—395	182—413	162—433	148—447
35	213—417	195—435	173—457	159—471
36	227—439	208—458	185—481	171—495
37	241—462	221—482	198—505	182—521
38	256—485	235—506	211—530	194—547
39	271—509	249—531	224—556	207—573
40	286—534	264—556	238—582	220—600
41	302—559	279—582	252—609	233—628
42	319—584	294—609	266—637	247—656
43	336—610	310—636	281—665	261—685
44	353—637	327—663	296—694	276—714
45	371—664	343—692	312—723	291—744
46	389—692	361—720	328—753	307—774
47	407—721	378—750	345—783	322—806
48	426—750	396—780	362—814	339—837
49	446—779	415—810	379—846	355—870
50	466—809	434—841	397—878	373—902

附表 12 T 界值表（两样本比较的秩和检验用）

	单侧	双侧
1 行	$P=0.05$	$P=0.10$
2 行	$P=0.025$	$P=0.05$
3 行	$P=0.01$	$P=0.02$
4 行	$P=0.005$	$P=0.01$

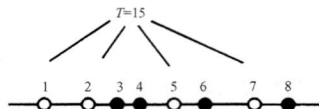

n_1 （较小 n）	n_2-n_1 0	1	2	3	4	5	6	7	8	9	10
2				3—13	3—15	3—17	4—18	4—20	4—22	4—24	5—25
					3—19	3—21	3—23	3—25	4—26		
3	6—15	6—18	7—20	8—22	8—25	9—27	10—29	10—32	11—34	11—37	12—39
			6—21	7—23	7—26	8—28	8—31	9—33	9—36	10—38	10—41
				6—27	6—30	7—32	7—35	7—38	8—40	8—43	
					6—33	6—36	6—39	7—41	7—44		
4	11—25	12—28	13—31	14—34	15—37	16—40	17—43	18—46	19—49	20—52	21—55
	10—26	11—29	12—32	13—35	14—38	14—42	15—45	16—48	17—51	18—54	19—57
		10—30	11—33	11—37	12—40	13—43	13—47	14—50	15—53	15—57	16—60
			10—34	10—38	11—41	11—45	12—48	12—52	13—55	13—59	14—62
5	19—36	20—40	21—44	23—47	24—51	26—54	27—58	28—62	30—65	31—69	33—72
	17—38	18—42	20—45	21—49	22—53	23—57	24—61	26—64	27—68	28—72	29—76
	16—39	17—43	18—47	19—51	20—55	21—59	22—63	23—67	24—71	25—75	26—79
	15—40	16—44	16—49	17—53	18—57	19—61	20—65	21—69	22—73	22—78	23—82
6	28—50	29—55	31—59	33—63	35—67	37—71	38—76	40—80	42—84	44—88	46—92
	26—52	27—57	29—61	31—65	32—70	34—74	35—79	37—83	38—88	40—92	42—96
	24—54	25—59	27—63	28—68	29—73	30—78	32—82	33—87	34—92	36—96	37—101
	23—55	24—60	25—65	26—70	27—75	28—80	30—84	31—89	32—94	33—99	34—104
7	39—66	41—71	43—76	45—81	47—86	49—91	52—95	54—100	56—105	58—110	61—114
	36—69	38—74	40—79	42—84	44—89	46—94	48—99	50—104	52—109	54—114	56—119
	34—71	35—77	37—82	39—87	40—93	42—98	44—103	45—109	47—114	49—119	51—124
	32—73	34—78	35—84	37—89	38—95	40—100	41—106	43—111	44—117	45—122	47—128
8	51—85	54—90	56—96	59—101	62—106	64—112	67—117	69—123	72—128	75—133	77—139
	49—87	51—93	53—99	55—105	58—110	60—116	62—122	65—127	67—133	70—138	72—144
	45—91	47—97	49—103	51—109	53—115	56—120	58—126	60—132	62—138	64—144	66—150
	43—93	45—99	47—105	49—111	51—117	53—123	54—130	56—136	58—142	60—148	62—154
9	66—105	69—111	72—117	75—123	78—129	81—135	84—141	87—147	90—153	93—159	96—165
	62—109	65—115	68—121	71—127	73—134	76—140	79—146	82—152	84—159	87—165	90—171
	59—112	61—119	63—126	66—132	68—139	71—145	73—152	76—158	78—165	81—171	83—178
	56—115	58—122	61—128	63—135	65—142	67—149	69—156	72—162	74—169	76—176	78—183
10	82—128	86—134	89—141	92—148	96—154	99—161	103—167	106—174	110—180	113—187	117—193
	78—132	81—139	84—146	88—152	91—159	94—166	97—173	100—180	103—187	107—193	110—200
	74—136	77—143	79—151	82—158	85—165	88—172	91—179	93—187	96—194	99—201	102—208
	71—139	73—147	76—154	79—161	81—169	84—176	86—184	89—191	92—198	94—206	97—213

附表 13 *H* 界值表(三样本比较的秩和检验用)

n	n_1	n_2	n_3	P	
				0.05	0.01
7	3	2	2	4.71	
	3	3	1	5.14	
8	3	3	2	5.36	
	4	2	2	5.33	
	4	3	1	5.21	
	5	2	1	5.00	
9	3	3	3	5.60	7.20
	4	3	2	5.44	6.44
	4	4	1	4.97	6.67
	5	2	2	5.16	6.53
	5	3	1	4.96	
10	4	3	3	5.73	6.75
	4	4	2	5.45	7.04
	5	3	2	5.25	6.82
	5	4	1	4.99	6.95
11	4	4	3	5.60	7.14
	5	3	3	5.65	7.08
	5	4	2	5.27	7.12
	5	5	1	5.13	7.31
12	4	4	4	5.69	7.65
	5	4	3	5.63	7.44
	5	5	2	5.34	7.27
13	5	4	4	5.62	7.76
	5	5	3	5.71	7.54
14	5	5	4	5.64	7.79
15	5	5	5	5.78	7.98

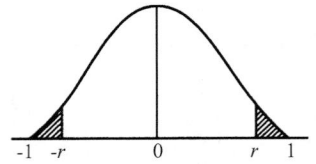

附表 14　r 界值表

自由度单侧:	0.25	0.10	0.05	0.025	0.01	0.005	0.0025	0.001	0.000
υ 双侧:	0.50	0.20	0.10	0.05	0.02	0.01	0.005	0.002	0.001
1	0.707	0.951	0.988	0.997	1.000	1.000	1.000	1.000	1.000
2	0.500	0.800	0.900	0.950	0.980	0.990	0.995	0.998	0.999
3	0.404	0.687	0.805	0.878	0.934	0.959	0.974	0.986	0.991
4	0.347	0.608	0.729	0.811	0.882	0.917	0.942	0.963	0.974
5	0.309	0.551	0.669	0.755	0.833	0.875	0.906	0.935	0.951
6	0.281	0.507	0.621	0.707	0.789	0.834	0.870	0.905	0.925
7	0.260	0.472	0.582	0.666	0.750	0.798	0.836	0.875	0.898
8	0.242	0.443	0.549	0.632	0.715	0.765	0.805	0.847	0.872
9	0.228	0.419	0.521	0.602	0.685	0.735	0.776	0.820	0.847
10	0.216	0.398	0.497	0.576	0.658	0.708	0.750	0.795	0.823
11	0.206	0.380	0.476	0.553	0.634	0.684	0.726	0.772	0.801
12	0.197	0.365	0.457	0.532	0.612	0.661	0.703	0.750	0.780
13	0.189	0.351	0.441	0.514	0.592	0.641	0.683	0.730	0.760
14	0.182	0.338	0.426	0.497	0.574	0.623	0.664	0.711	0.742
15	0.176	0.327	0.412	0.482	0.558	0.606	0.647	0.694	0.725
16	0.170	0.317	0.400	0.468	0.542	0.590	0.631	0.678	0.708
17	0.165	0.308	0.389	0.456	0.529	0.575	0.616	0.662	0.693
18	0.160	0.299	0.378	0.444	0.515	0.561	0.602	0.648	0.679
19	0.156	0.291	0.369	0.433	0.503	0.549	0.589	0.635	0.665
20	0.152	0.284	0.360	0.423	0.492	0.537	0.576	0.622	0.652
21	0.148	0.277	0.352	0.413	0.482	0.526	0.565	0.610	0.640
22	0.145	0.271	0.344	0.404	0.472	0.515	0.554	0.599	0.629
23	0.141	0.265	0.337	0.396	0.462	0.505	0.543	0.588	0.618
24	0.138	0.260	0.330	0.388	0.453	0.496	0.534	0.578	0.607
25	0.136	0.255	0.323	0.381	0.445	0.487	0.524	0.568	0.597
26	0.133	0.250	0.317	0.374	0.437	0.479	0.515	0.559	0.588
27	0.131	0.245	0.311	0.367	0.430	0.471	0.507	0.550	0.579
28	0.128	0.241	0.306	0.361	0.423	0.463	0.499	0.541	0.570
29	0.126	0.237	0.301	0.355	0.416	0.456	0.491	0.533	0.562
30	0.124	0.233	0.296	0.349	0.409	0.449	0.484	0.526	0.554
31	0.122	0.229	0.291	0.344	0.403	0.442	0.477	0.518	0.546
32	0.120	0.225	0.287	0.339	0.397	0.436	0.470	0.511	0.539
33	0.118	0.222	0.283	0.334	0.392	0.430	0.464	0.504	0.532
34	0.116	0.219	0.279	0.329	0.386	0.424	0.458	0.498	0.525
35	0.115	0.216	0.275	0.325	0.381	0.418	0.452	0.492	0.519
36	0.113	0.213	0.271	0.320	0.376	0.413	0.446	0.486	0.513
37	0.111	0.210	0.267	0.316	0.371	0.408	0.441	0.480	0.507
38	0.110	0.207	0.264	0.312	0.367	0.403	0.435	0.474	0.501
39	0.108	0.204	0.261	0.308	0.362	0.398	0.430	0.469	0.495
40	0.107	0.202	0.257	0.304	0.358	0.393	0.425	0.463	0.490
41	0.106	0.199	0.254	0.301	0.354	0.389	0.420	0.458	0.484
42	0.104	0.197	0.251	0.297	0.350	0.384	0.416	0.453	0.479
43	0.103	0.195	0.248	0.294	0.346	0.380	0.411	0.449	0.474
44	0.102	0.192	0.246	0.291	0.342	0.376	0.407	0.444	0.469
45	0.101	0.190	0.243	0.288	0.338	0.372	0.403	0.439	0.465
46	0.100	0.188	0.240	0.285	0.335	0.368	0.399	0.435	0.460
47	0.099	0.186	0.238	0.282	0.331	0.365	0.395	0.431	0.456
48	0.098	0.184	0.235	0.279	0.328	0.361	0.391	0.427	0.451
49	0.097	0.182	0.233	0.276	0.325	0.358	0.387	0.423	0.447
50	0.096	0.181	0.231	0.273	0.322	0.354	0.384	0.419	0.443

附表 15 r_s 界值表

n	单侧: 双侧:	0.25 0.50	0.10 0.20	0.05 0.10	0.025 0.05	0.01 0.02	0.005 0.01	0.0025 0.005	0.001 0.002	0.0005 0.001
4		0.600	1.000	1.000						
5		0.500	0.800	0.900	1.000	1.000				
6		0.371	0.657	0.829	0.886	0.943	1.000	1.000		
7		0.321	0.571	0.714	0.786	0.893	0.929	0.964	1.000	1.000
8		0.310	0.524	0.643	0.738	0.833	0.881	0.905	0.952	0.976
9		0.267	0.483	0.600	0.700	0.783	0.833	0.867	0.917	0.933
10		0.248	0.455	0.564	0.648	0.745	0.794	0.830	0.879	0.903
11		0.236	0.427	0.536	0.618	0.709	0.755	0.800	0.845	0.873
12		0.217	0.406	0.503	0.587	0.678	0.727	0.769	0.818	0.846
13		0.209	0.385	0.484	0.560	0.648	0.703	0.747	0.791	0.824
14		0.200	0.367	0.464	0.538	0.626	0.679	0.723	0.771	0.802
15		0.189	0.354	0.446	0.521	0.604	0.654	0.700	0.750	0.779
16		0.182	0.341	0.429	0.503	0.582	0.635	0.679	0.729	0.762
17		0.176	0.328	0.414	0.485	0.566	0.615	0.662	0.713	0.748
18		0.170	0.317	0.401	0.472	0.550	0.600	0.643	0.695	0.728
19		0.165	0.309	0.391	0.460	0.535	0.584	0.628	0.677	0.712
20		0.161	0.299	0.380	0.447	0.520	0.570	0.612	0.662	0.696
21		0.156	0.292	0.370	0.435	0.508	0.556	0.599	0.648	0.681
22		0.152	0.284	0.361	0.425	0.496	0.544	0.586	0.634	0.667
23		0.148	0.278	0.353	0.415	0.486	0.532	0.573	0.622	0.654
24		0.144	0.271	0.344	0.406	0.476	0.521	0.562	0.610	0.642
25		0.142	0.265	0.337	0.398	0.466	0.511	0.551	0.598	0.630
26		0.138	0.259	0.331	0.390	0.457	0.501	0.541	0.587	0.619
27		0.136	0.255	0.324	0.382	0.448	0.491	0.531	0.577	0.608
28		0.133	0.250	0.317	0.375	0.440	0.483	0.522	0.567	0.598
29		0.130	0.245	0.312	0.368	0.433	0.475	0.513	0.558	0.589
30		0.128	0.240	0.306	0.362	0.425	0.467	0.504	0.549	0.580
31		0.126	0.236	0.301	0.356	0.418	0.459	0.496	0.541	0.571
32		0.124	0.232	0.296	0.350	0.412	0.452	0.489	0.533	0.563
33		0.121	0.229	0.291	0.345	0.405	0.446	0.482	0.525	0.554
34		0.120	0.225	0.287	0.340	0.399	0.439	0.475	0.517	0.547
35		0.118	0.222	0.283	0.335	0.394	0.433	0.468	0.510	0.539
36		0.116	0.219	0.279	0.330	0.388	0.427	0.462	0.504	0.533
37		0.114	0.216	0.275	0.325	0.382	0.421	0.456	0.497	0.526
38		0.113	0.212	0.271	0.321	0.378	0.415	0.450	0.491	0.519
39		0.111	0.210	0.267	0.317	0.373	0.410	0.444	0.485	0.513
40		0.110	0.207	0.264	0.313	0.368	0.405	0.439	0.479	0.507
41		0.108	0.204	0.261	0.309	0.364	0.400	0.433	0.473	0.501
42		0.107	0.202	0.257	0.305	0.359	0.395	0.428	0.468	0.495
43		0.105	0.199	0.254	0.301	0.355	0.391	0.423	0.463	0.490
44		0.104	0.197	0.251	0.298	0.351	0.386	0.419	0.458	0.484
45		0.103	0.194	0.248	0.294	0.347	0.382	0.414	0.453	0.479
46		0.102	0.192	0.246	0.291	0.343	0.378	0.410	0.448	0.474
47		0.101	0.190	0.243	0.288	0.340	0.374	0.405	0.443	0.469
48		0.100	0.188	0.240	0.285	0.336	0.370	0.401	0.439	0.465
49		0.098	0.186	0.238	0.282	0.333	0.366	0.397	0.434	0.460
50		0.097	0.184	0.235	0.279	0.329	0.363	0.393	0.430	0.456

参考文献

[1]陈启光.医学统计方法[M].2版.南京:东南大学出版社,2007.

[2]金丕焕,陈峰.医学统计方法[M].3版.上海:复旦大学出版社,2009.

[3]孙振球,徐勇勇.医学统计学[M].3版.北京:人民卫生出版社,2002.

[4]陆守曾.医学统计学[M].北京:中国统计出版社,2002.

[5]茆诗松,周纪芗.概率论与数理统计[M].2版.北京:中国统计出版社,2000.

[6]徐勇勇.医学统计学[M].北京:高等教育出版社,2001.

[7]CCTS工作组.临床试验中多重性问题的统计学考虑[J].中国卫生统计,2012,29(3):445-450.

[8]颜虹.医学统计学[M].2版.北京:人民卫生出版社,2010.

[9]孙振球.医学统计学[M].3版.北京:人民卫生出版社,2010.

[10]张文彤.世界优秀统计工具SPSSⅡ统计分析教程[M].北京:北京希望电子出版社,2002.

[11]倪宗瓒.医学统计学[M].北京:人民卫生出版社,1998.

[12]国家食品药品监督管理局.药物临床试验质量管理规范[R],2003.

[13]国家食品药品监督管理局.化学药物和生物制品临床试验的生物统计学技术指导原则[R],2005.

[14]国家食品药品监督管理局.药品注册管理办法[R],2007.

[15]刘玉秀,洪立基.新药临床研究设计与统计分析[M].南京:南京大学出版社,1999.

[16] Hosmer DW, Lemeshow S. Applied Logistic Regression[M]. 2nd Edition. New Jersey:John Wiley & Sons,2000.

[17]Newman SC. Biostatistical Methods in Epidemiology[M]. New Jersey:John Wiley & Sons,2001.